サルでもととのうサウナ教室

SARU DEMO TOTONOU
SAUNA KYOSHITSU

もくじ

サウナのギモン

一問一答

水風呂なんて拷問でしょ!!

なんで今、サウナが流行ってるの??

身体に悪いんじゃない?

せる?

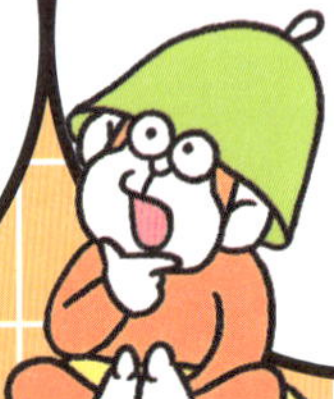

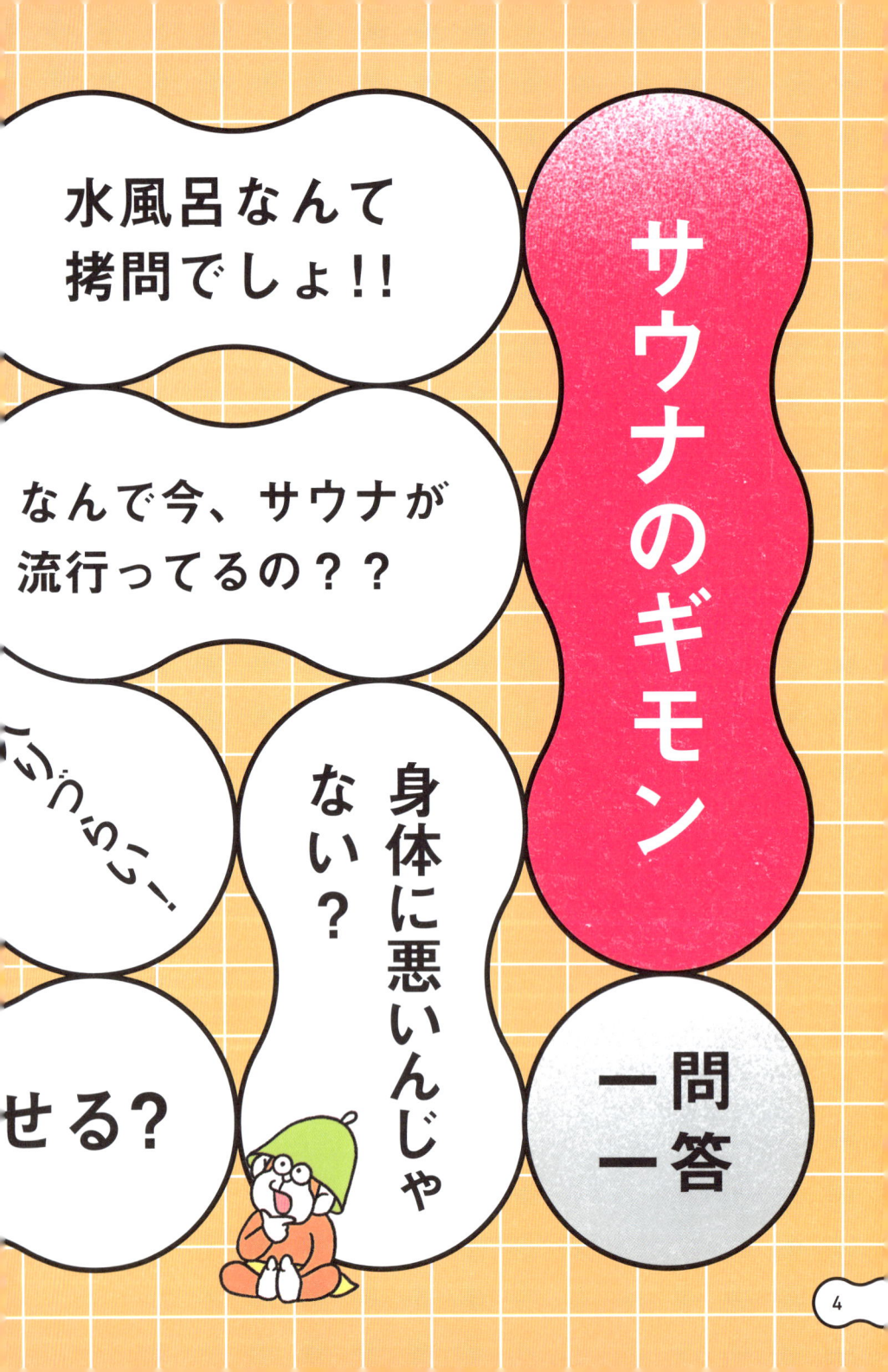

サウナ施設ってなんか

サウナってや

「ととのう」って結局、何？

お答えします

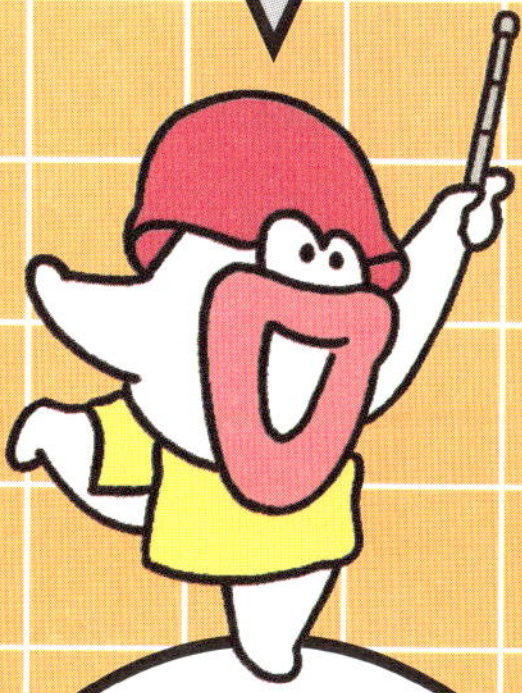

男性専用施設、多すぎじゃない？

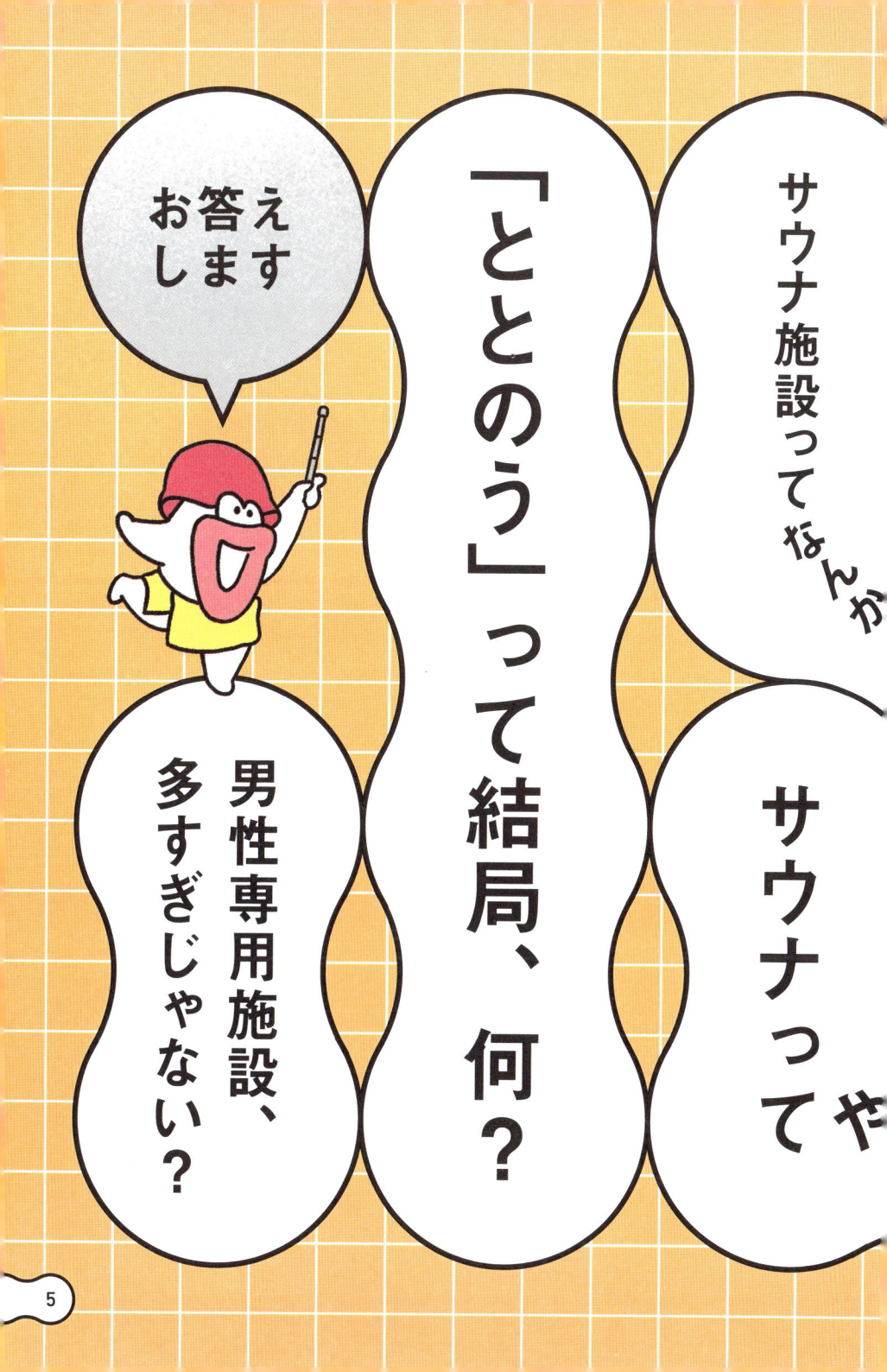

Q.1 身体に悪いんじゃない？

ANSWER

適度なサウナは身体にいい！！

Point-1 肉体の活性化！

Point-2 血流UP！ 自律神経も整う！

Point-3 肉体疲労・脳疲労の回復！

サウナの熱気は、普段は活動していない身体機能を目覚めさせ、活性化させるんだ！ その健康効果は、肉体疲労・脳疲労の回復、安眠効果、肩こり解消、美肌・リラックス効果など、枚挙にいとまがない。

体内で何が起きているかざっくり説明すると、サウナ→水風呂の温冷刺激によって「血行をよくして、自律神経の調節力が高まる」という現象が起きてるんだ。最強のお手軽健康法だね！（ただ、高血圧や心臓疾患のある方は医師に相談だ。健康な人も、無理なサウニングには注意しよう）

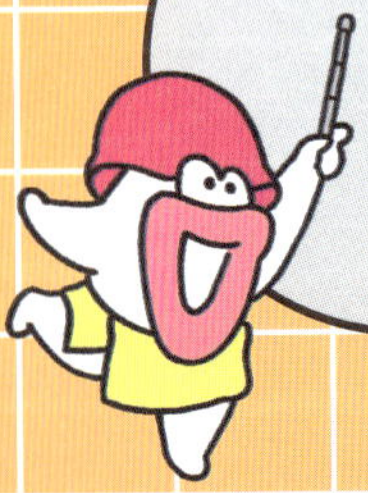

Q.2 なんで今、サウナが流行ってるの？？

ANSWER

きっかけはドラマ「サ道」！！

- Point-1 サウナの楽しみ方が明確になった
- Point-2 ストレス社会とマッチしている
- Point-3 アウトドア、旅行との相性がいい

大きな要因は、２０１９年に放送されたドラマ「サ道」で、サウナの楽しみ方を分かりやすく示してくれた影響が大きいと考えられるんだ！

それまでの「サウナ」＝「我慢大会」などの良くないイメージを払拭して温冷交代浴を広め、若者世代にも広く浸透して、口コミからブームが発展していったんだ。

「サ道」のロケ地、「サウナ＆カプセルホテル北欧」などはドラマ放送が終わった現在でも聖地として連日大盛況の人気ぶり！ リノベーション銭湯やオシャレな施設も増え続けており、このムーブメントはこれからもきっと続いていくぞ！

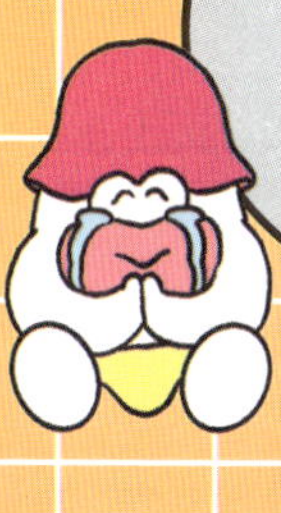

Q.3 「ととのう」って結局、何？

ANSWER

脳内物質の分泌による トランス状態

- **Point-1** サウナ→水風呂→休憩で得られる境地！
- **Point-2** β-エンドルフィンの分泌が快感のカギ！
- **Point-3** 言葉では表せない心地よさ！

「ととのう」とは、サウナ↓水風呂↓休憩を3回ほど繰り返すことで訪れる快感・トランス状態のことをいうんだ。サウナと水風呂の温冷刺激によって脳内で分泌されるのは、「β-エンドルフィン」「オキシトシン」「セロトニン」の3つの物質。

「β-エンドルフィン」は、モルヒネと同じような作用をする物質で、鎮痛効果や気分の高揚・幸福感が得られる「脳内麻薬」なんだ。「オキシトシン」はストレス緩和、「セロトニン」はうつ症状の改善・精神安定の効果があるんだって！

まさに生命の神秘だね！

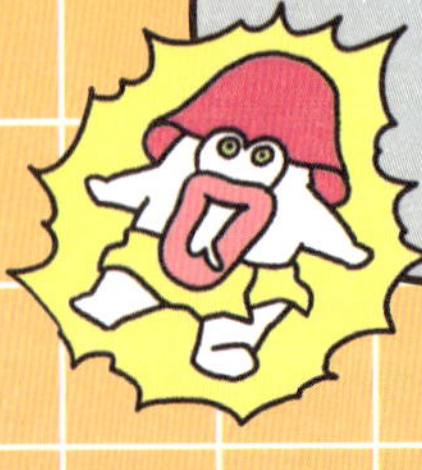

Q.4 サウナってやせる？

ANSWER

サウナ「だけ」じゃ痩せない！

Point-1 数分のサウナでは脂肪は燃焼しない！

Point-2 代謝は上がる！　運動との組み合わせ◎

Point-3 塩分排出でむくみはとれる！

「内臓脂肪や皮下脂肪が落ちる」という噂もあるけど、残念ながら数分サウナに入っただけでは脂肪は燃焼されないんだ。

でも、「サウナ→水風呂→休憩」という行為の中には、体の代謝に関わる「甲状腺ホルモン」の働きを促す効果があるんだ。サウナを習慣化している人は代謝が上がるので、運動と組み合わせると効率的にダイエットできるんだって！

また、余分な塩分を排出できるので、むくみが改善されてすっきり効果はあるみたい！

やはりダイエットは一日にして成らず…。世知辛いね！

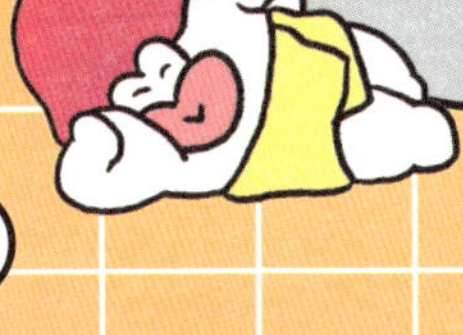

Q.5 水風呂なんて拷問でしょ!!

ANSWER

違います。水風呂はご褒美です！

Point-1 要は“慣れ”

Point-2 “羽衣”を身にまとおう！

Point-3 コツを掴もう！

プールには皆入れるでしょ？慣れて感覚さえ掴めば恐るるに足りないぞ。最初は20度越えのぬるめの水風呂で慣らしてみよう。水風呂に入ってしばらくじっとしていると、冷たさをやわらげてくれる温度の膜が発生する。サウナーはそれを「温度の羽衣」と呼ぶんだ！ その状態では冷たさは感じなくなり、水と一体になったような、と〜っても心地よい感覚なんだ。

水風呂攻略のコツとしては、①サウナでしっかりと温まる。②掛け水をする。③息を吐きながら入る。④両手だけ水につけない。など！ 是非試してみて！

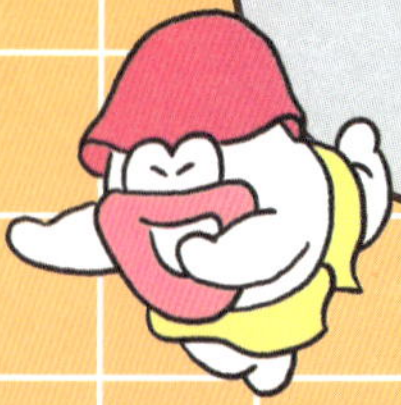

Q.6 男性専用施設、多すぎじゃない？

ANSWER

女性サウナーの増加に現実がついていけてない

Point-1 訪問前のリサーチが超重要！

Point-2 レディースデイを利用する！

Point-3 女性専用施設もある！

人気施設ではレディースデイなども実施されているけど、新しいお店でさえ男性専用施設が多い現実があり、女性サウナーがやり切れない思いを抱いているのは事実だ。昨今のサウナブームは、20〜30代男女がブームを牽引しているようだけど、中高年層を含む全体の男女比では女性ユーザーの方が少ないことが分かっているそう。若年層〜高齢者層まで取り込みやすいことで、ビジネス的観点でも男湯優位の実情が窺える…。しかし、中には女性専用施設や、男湯より女湯の方が充実度の高い施設も生まれてきている。女性サウナーの盛り上がりにより古いサウナのイメージを壊して、未来のサウナ文化を築いていこう！

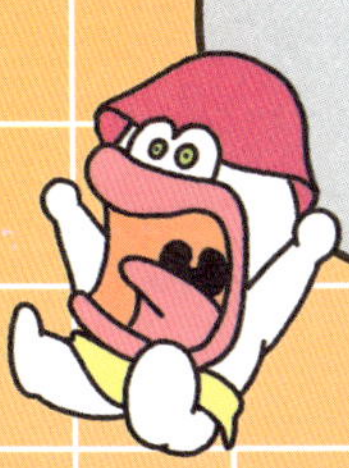

Q.7 サウナ施設ってなんか入りづらい！

ANSWER

案ずるより産むが易し！

Point-1　手ぶらで気軽に行ってみよう！

Point-2　おしゃべりは控えよう！

Point-3　マナーよく、みんなで楽しもう！

実際、拍子抜けするほど普通だぞ！　受付からビジネスホテルのような感じなので、心配することはなにもない！　まずは気軽に2時間コースなどのショートプランを試してみよう。お食事処がある施設も多いので、食事を兼ねて時間の余裕をもって滞在するのもいいかもね！

初めて行く施設では、特に「おしゃべり」に注意しよう。真剣にととのいに来ている常連サウナーに怒られる可能性があるぞ。また、複数人で連れ立って行動すると、サウナ室や水風呂を占拠して混雑の原因になってしまうので気をつけよう。マナーよくみんなで気持ちよく利用しようね。

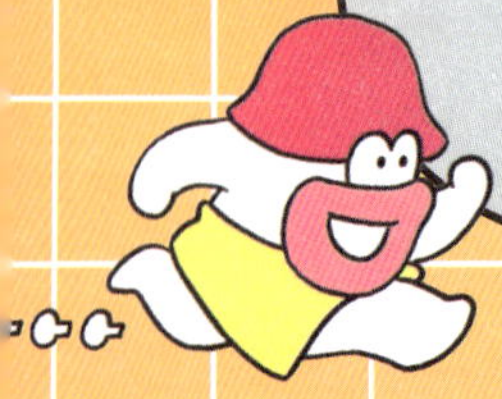

はじめに

すっかり現代に浸透したサウナ文化。その魅力にとりつかれたサウナーの中には、月に30回を超えるほど足しげくサウナに通う人もいます。本書を手に取ってくれた方も多少ならずともサウナが好き、または興味がある方でしょう。

入浴の方法や作法に絶対的な正解はなく、人それぞれの正解があるといえますが、公衆施設である以上、模範とされる振る舞いや、先人によって培われた効果的なメソッドがあります。

ブームに乗ってなんとなくノリで入浴して、サウナの良さを最大限に理解できないままの方もいるのではないか、または興味があっても乗り遅れて今更行くのも気が引ける…という人もいると思います。本書は、そんな方々へ向けて楽しくサウナ入浴法を解説していきます。

正しい知識を深く身につけ、より素敵なサウナライフを送る一助になれば幸いです。

[こんな入り方してませんか？]

サウナビギナーに告ぐ！

サウナには昔入ったことはあるけど、「熱いし辛いしイマイチ楽しみ方がわからない！」そんな気持ちになったことはない？
それはサウナの作法を知らないだけかも！？

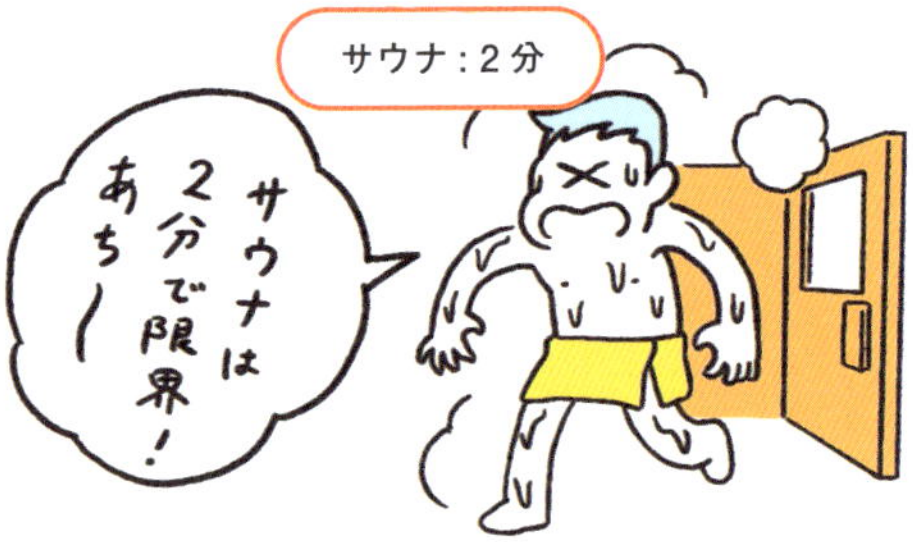
サウナ：2分
サウナは2分で限界！あちー

01 サウナに入ってもすぐに出ちゃう

サウナに入って12分計を見る。何分入れるかな…？ と思った矢先に早くも熱すぎてグロッキー…これは修行か拷問か？ すぐに限界を感じて耐えきれず、わずか2分で無念のKO…逃げるように退室。

02 水風呂は怖い！冷たくて入れない

水風呂こそが気持ちいい！ と聞いたので、怖いけど挑戦してみようと意気込むも、冷たすぎてちょっと無理かも…。なんでみんな水風呂に入れるのか理解できない。足を冷やしただけでKO…。

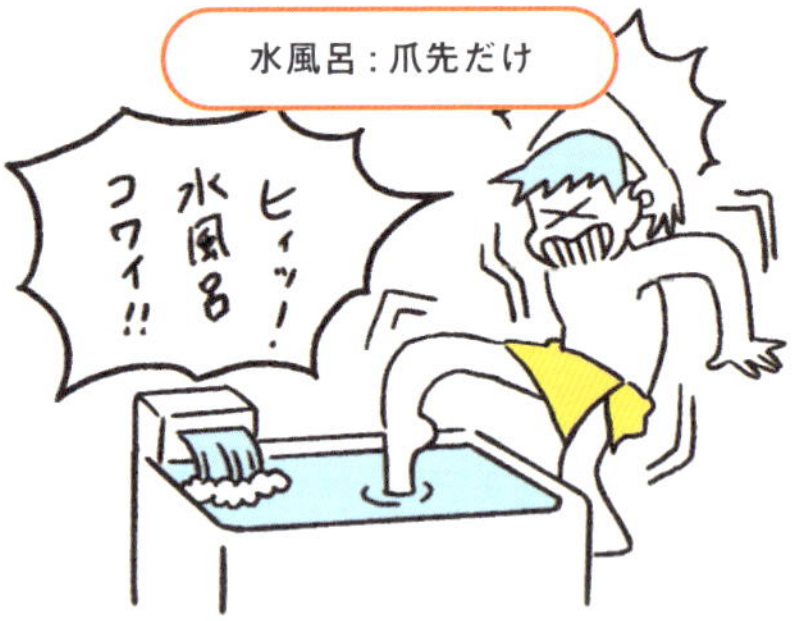
水風呂：爪先だけ
ヒィッ！水風呂コワイ!!

休憩：3分 → 変化なし
休憩？何が気持ちいいんだろ

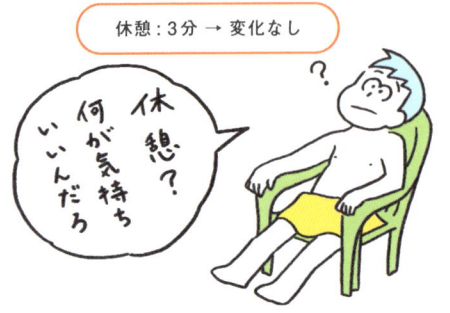

03 休憩の意味が分からない

ととのうって休憩時の話だよね？ とりあえず座ってみればいいのかな？ しかし何分経っても変化なし。時間だけが過ぎていき、身体も冷えてきた。何が気持ちいいのかわからずに帰路に着く…。

現代サウナの常識

温冷交代浴

サウナでよく温まり、水風呂でよく冷やし、休憩でよく休む…。これぞサウナを楽しむ上での三大原則だ！ この三要素をもって美しい黄金三角形を描いたとき、君にも真の「ととのい」が訪れるだろう！

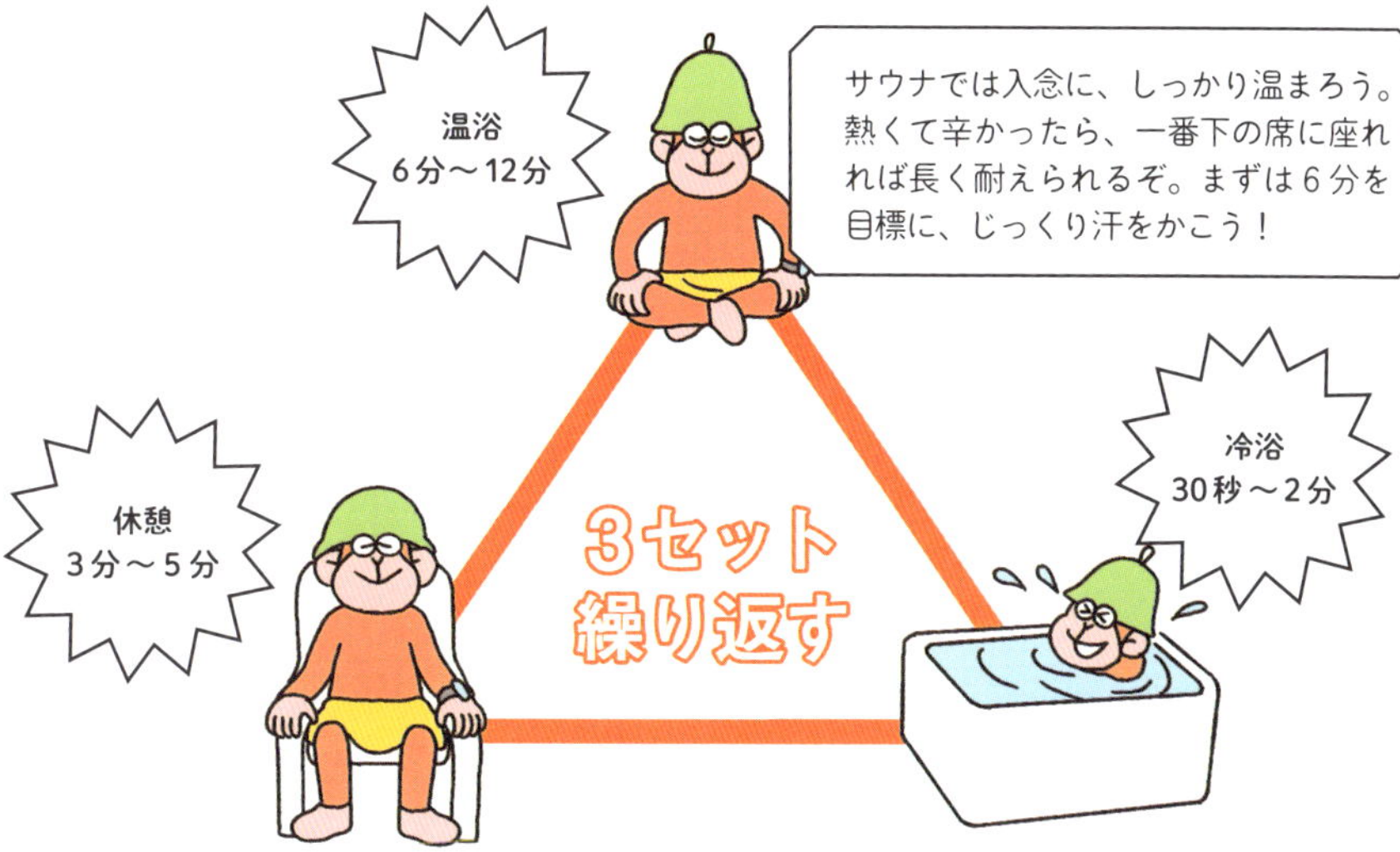
温浴
6分〜12分
冷浴
30秒〜2分
休憩
3分〜5分
3セット
繰り返す

サウナでは入念に、しっかり温まろう。熱くて辛かったら、一番下の席に座れば長く耐えられるぞ。まずは6分を目標に、じっくり汗をかこう！

体の水気を拭き取り、チェアに腰掛けリラックス。脱力して自然に身を任せよう。耳が良くなるような感覚があれば「ととのう」はすぐそこかも？

手足から胴体の順に掛け水をし、汗を流して水風呂へ。30秒以上を目標にしっかり肩まで浸かろう。吐く息が冷たくなってきたら水風呂から出る合図だ。

サウナ・水風呂は、人間にとって長くは耐えられない「極限状態」。日常生活にはない過酷な環境を通して身体は活性化する。その結果のひとつが「ととのう」なんだ。体調には気をつけて、無理しすぎないように楽しみながら身体を追い込んでみよう。

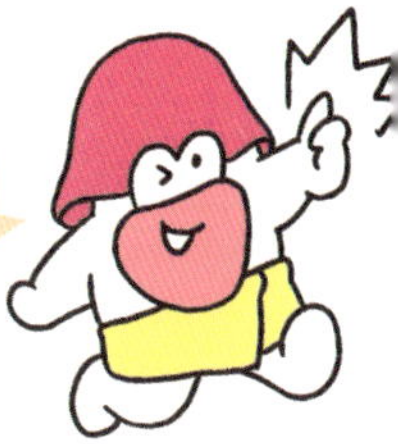

初心者向け

おすすめサウナフローチャート

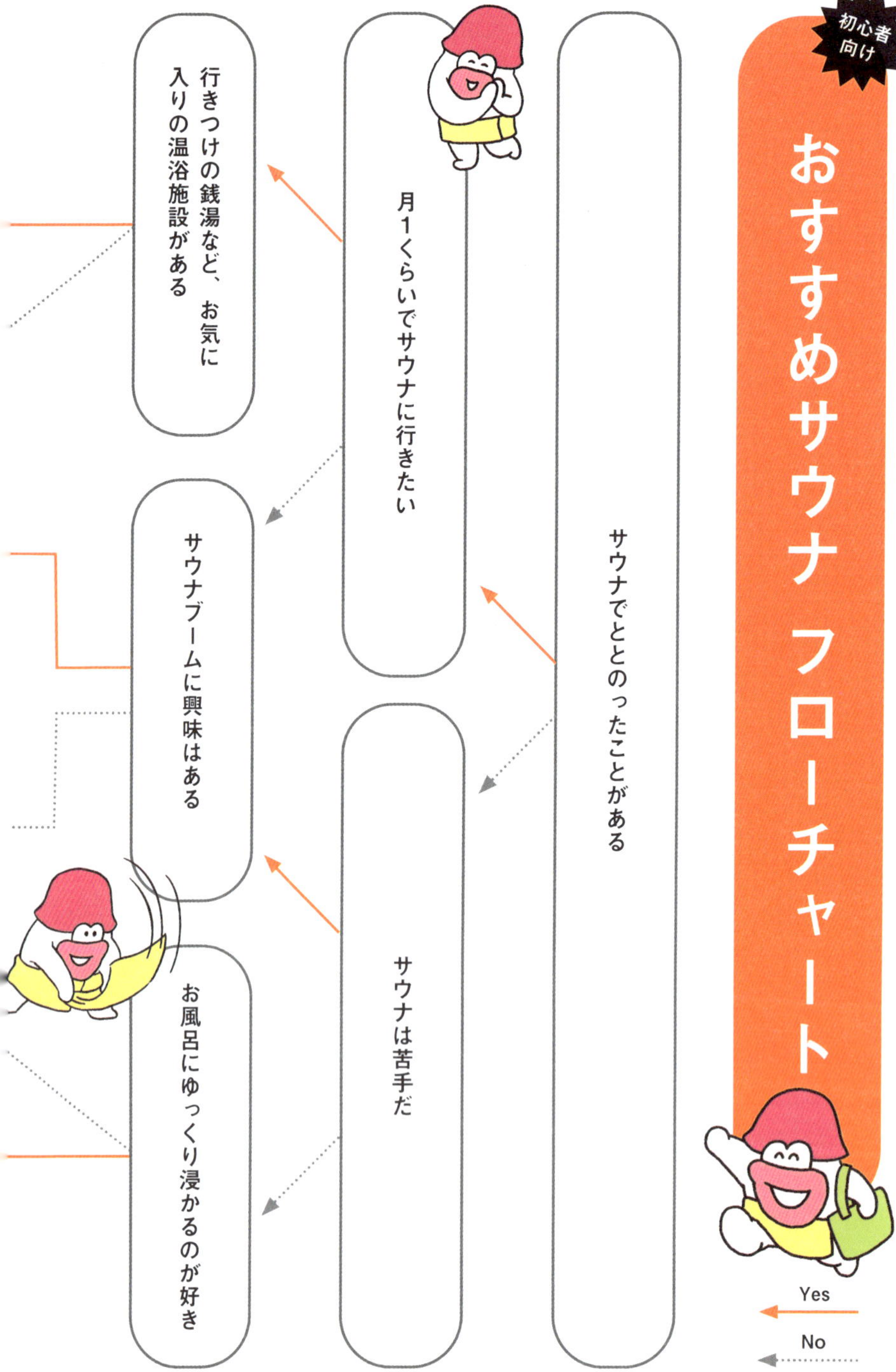
サウナでととのったことがある
月1くらいでサウナに行きたい
サウナは苦手だ
行きつけの銭湯など、お気に入りの温浴施設がある
サウナブームに興味はある
お風呂にゆっくり浸かるのが好き
Yes
No

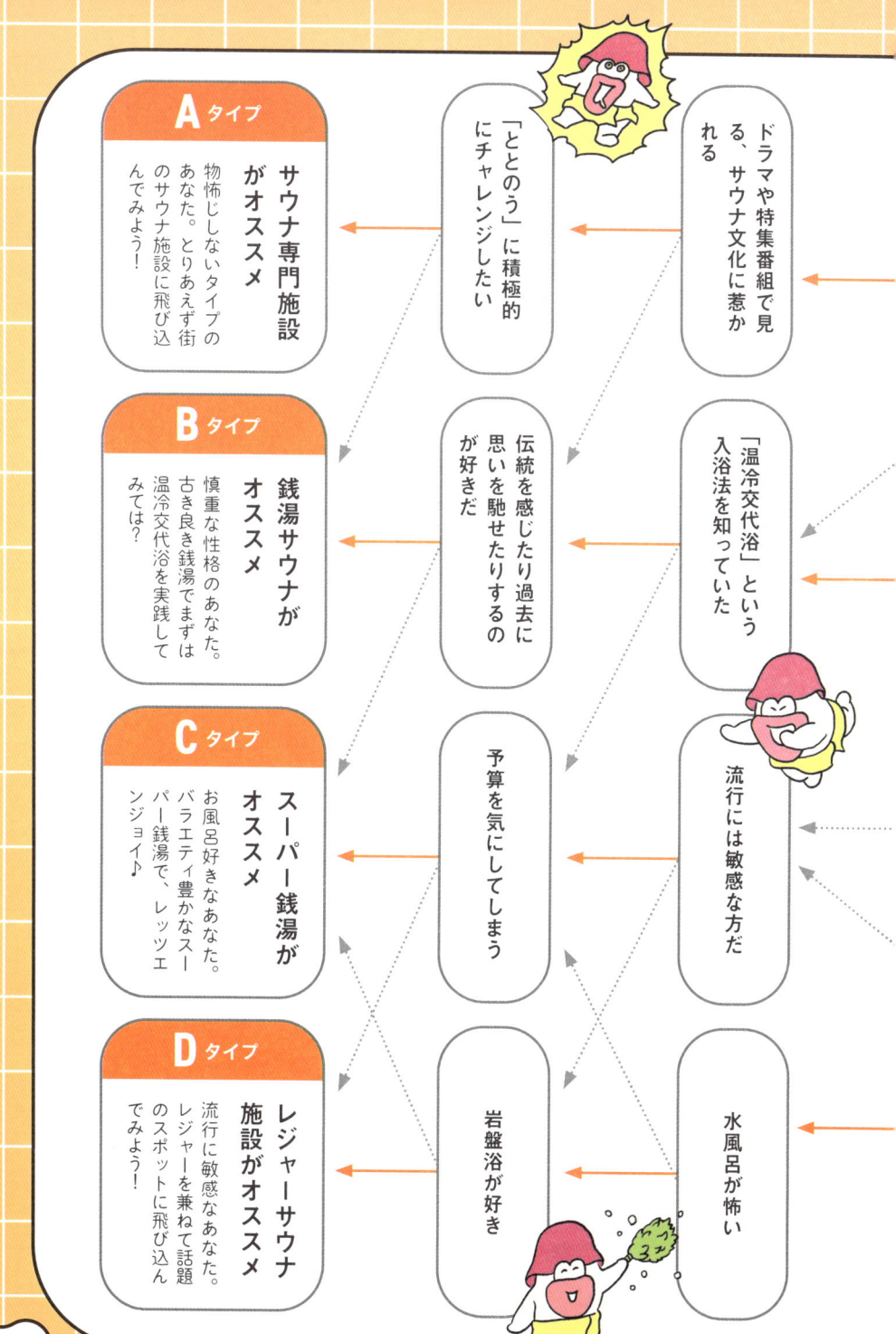

ドラマや特集番組で見る、サウナ文化に惹かれる

「温冷交代浴」という入浴法を知っていた

流行には敏感な方だ

水風呂が怖い

「ととのう」に積極的にチャレンジしたい

伝統を感じたり過去に思いを馳せたりするのが好きだ

予算を気にしてしまう

岩盤浴が好き

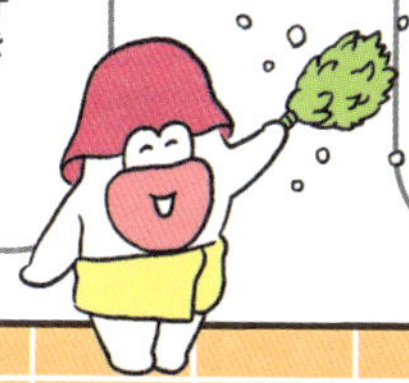

A タイプ

サウナ専門施設がオススメ

物怖じしないタイプのあなた。とりあえず街のサウナ施設に飛び込んでみよう！

B タイプ

銭湯サウナがオススメ

慎重な性格のあなた。古き良き銭湯でまずは温冷交代浴を実践してみては？

C タイプ

スーパー銭湯がオススメ

お風呂好きなあなた。バラエティ豊かなスーパー銭湯で、レッツエンジョイ♪

D タイプ

レジャーサウナ施設がオススメ

流行に敏感なあなた。レジャーを兼ねて話題のスポットに飛び込んでみよう！

[フローチャート結果 解説]

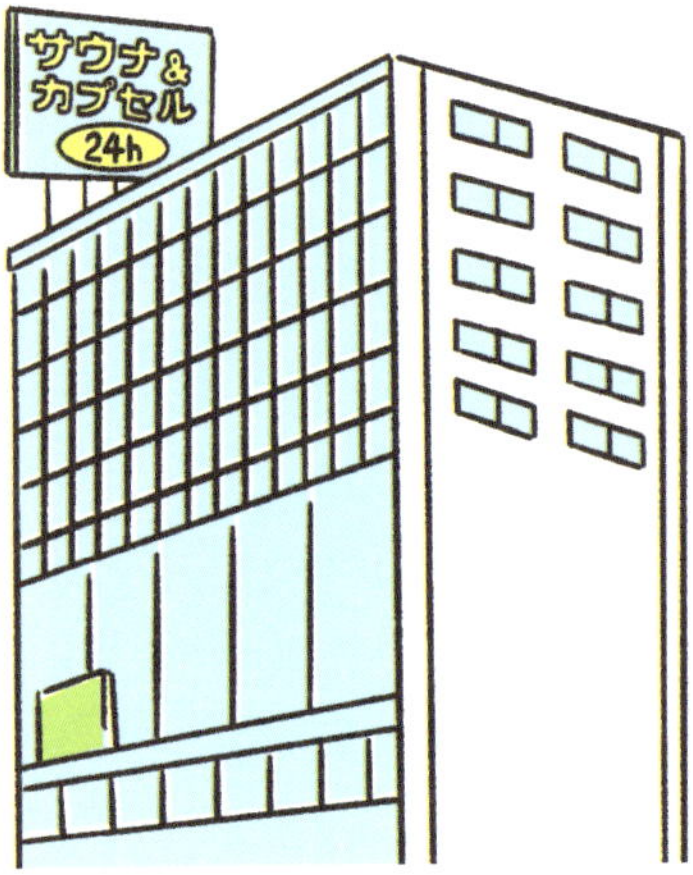

値段相場：2000円前後

A タイプ サウナ専門施設

サウナ室や水風呂が複数あったり、豊富な休憩椅子や外気浴スペースがあったりする施設もある。サウナーのために特化した施設だ。サウナ・水風呂に力を入れているので、普通の浴槽は軽んじられがち。男性専用の施設が多いが、人気施設はレディースデイの実施など女性サウナーへの配慮も見られる。お食事処や、休憩フロアに漫画を揃えている場合が多い。

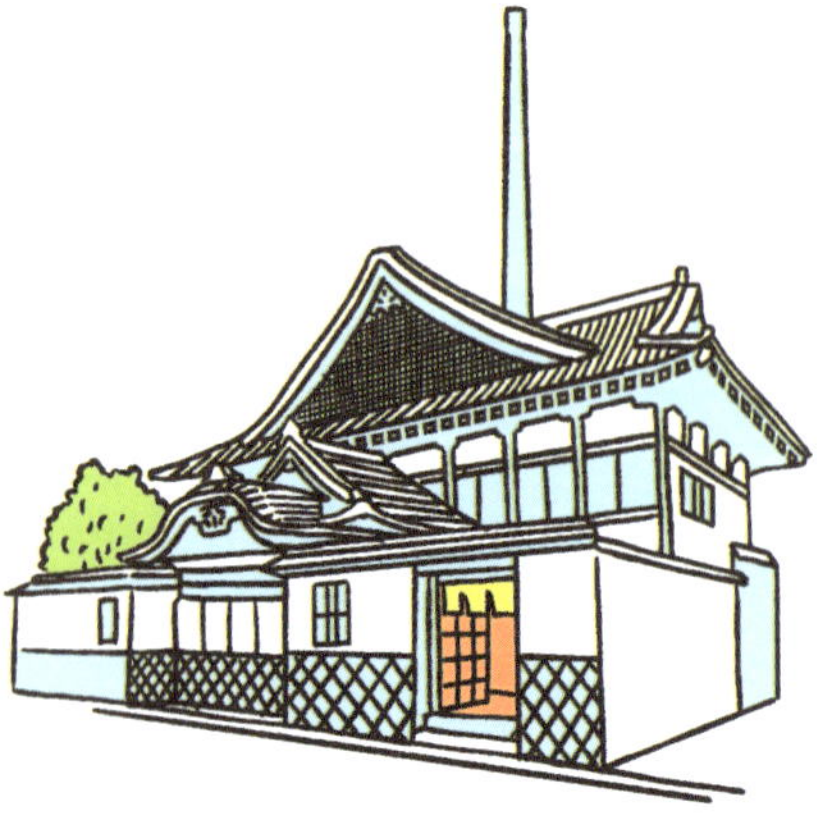

値段相場：800円前後

B タイプ 銭湯サウナ

サウナ付きの銭湯。入浴料＋サウナ料金を支払って利用できる。昔ながらの高温カラカラ系サウナが多いが、近年のサウナブームでフィンランド式サウナを導入したり、おしゃれにリノベーションしたりする銭湯も増えてきた。面積的にサウナ・水風呂は1つで休憩スペースが無い施設が多いので、流し場の椅子に腰掛けてととのおう。風呂上がりの瓶牛乳は何歳になっても格別だ！

C タイプ スーパー銭湯

郊外によくある中規模温浴施設。広い敷地でお風呂・温泉・サウナ・水風呂など全体的に種類が豊富でさまざまな需要を満たしてくれるのが嬉しい。食事処や、漫画・雑誌コーナー、ゲームセンター、休憩スペースのリクライニングチェアなど、一日中楽しめるところとなっている。

駅から遠い立地のところも多いが、施設によっては送迎バスがあったりもするぞ。週末はファミリー層や高齢者層で混み合うことが多いので、静かな施設が好きな人は注意。

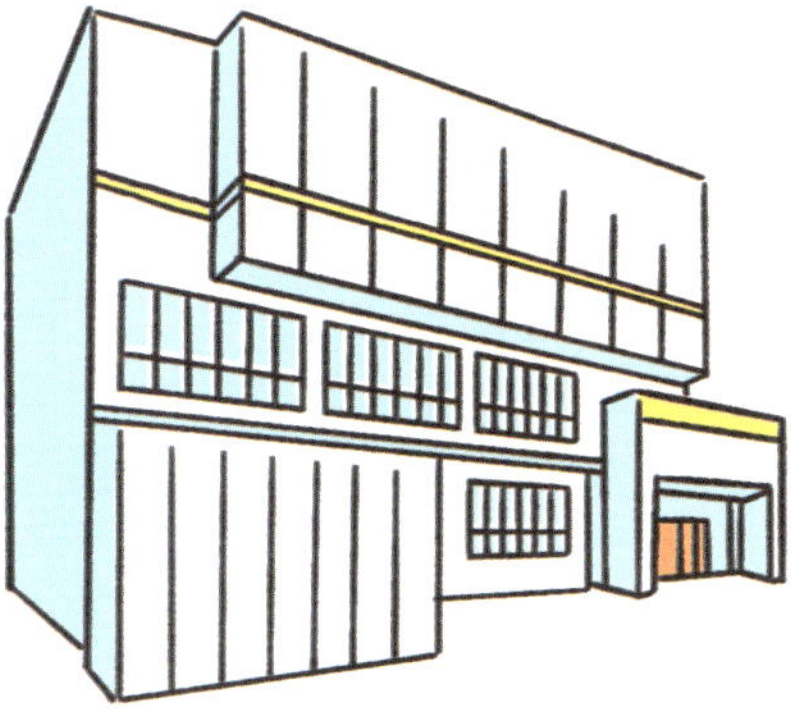

値段相場：1000 円前後

D タイプ レジャーサウナ施設

大規模温浴施設。メディアで紹介されるなど注目度が高い。広大な敷地でスーパー銭湯にあるものは全て網羅していることに加えて、岩盤浴やマッサージなども完備されたラグジュアリーな施設。落ち着いた空間で手軽に贅沢な気分を味わえる。デートに利用するのもオススメだ。

遊園地が隣接していたり、立派な庭園を備えていたりする場合が多い。

利用料はお高めなので、丸一日過ごさないと少しもったいないかも。

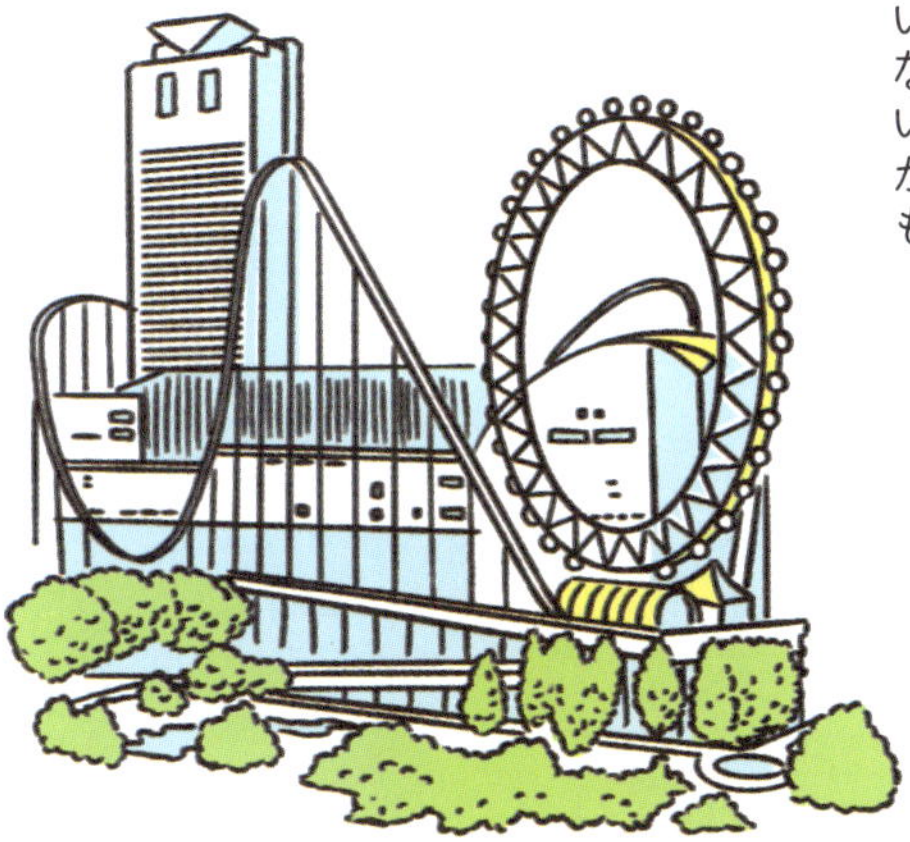

値段相場：3000 円前後

サウナ・スパのマメ、

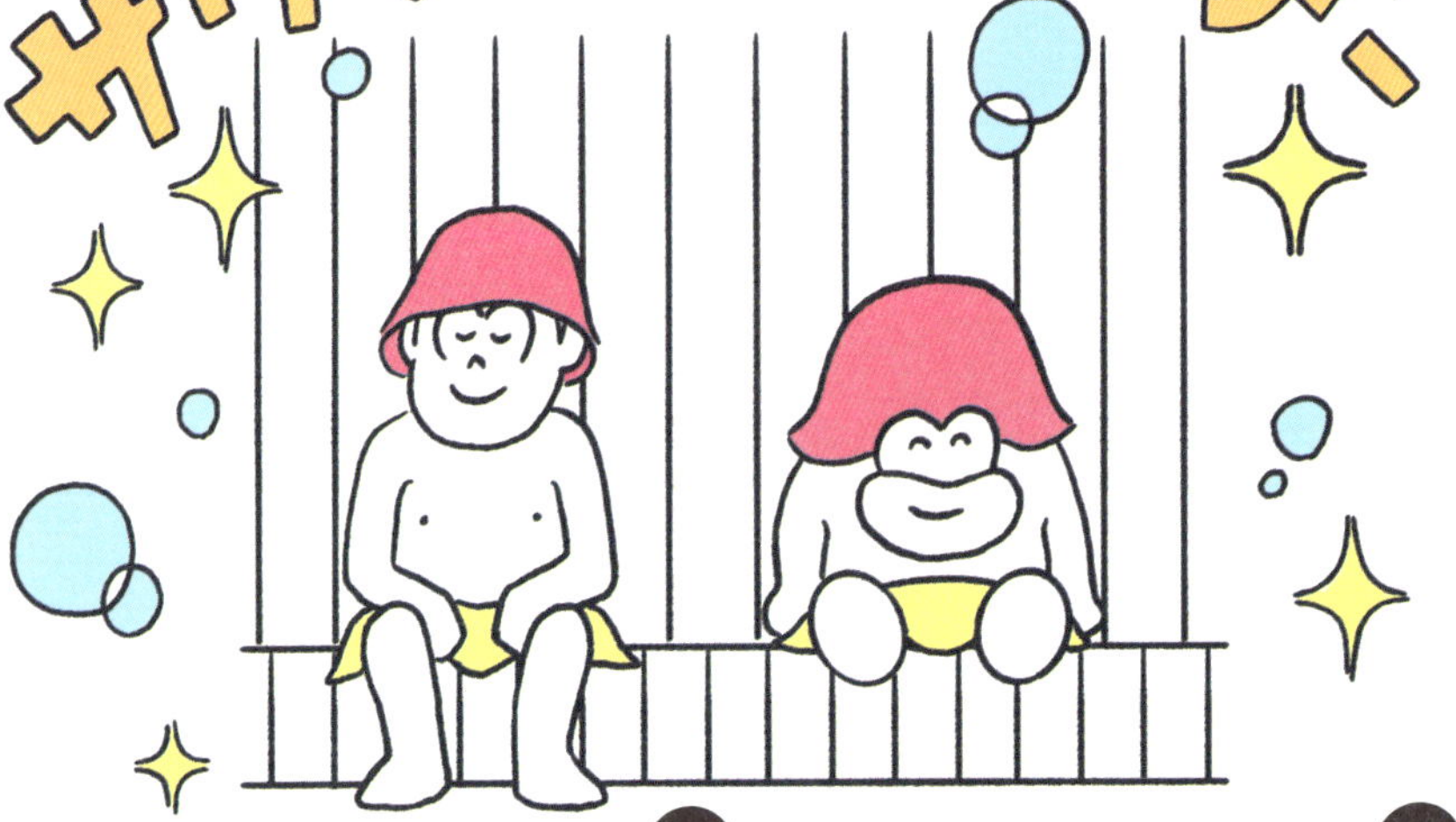

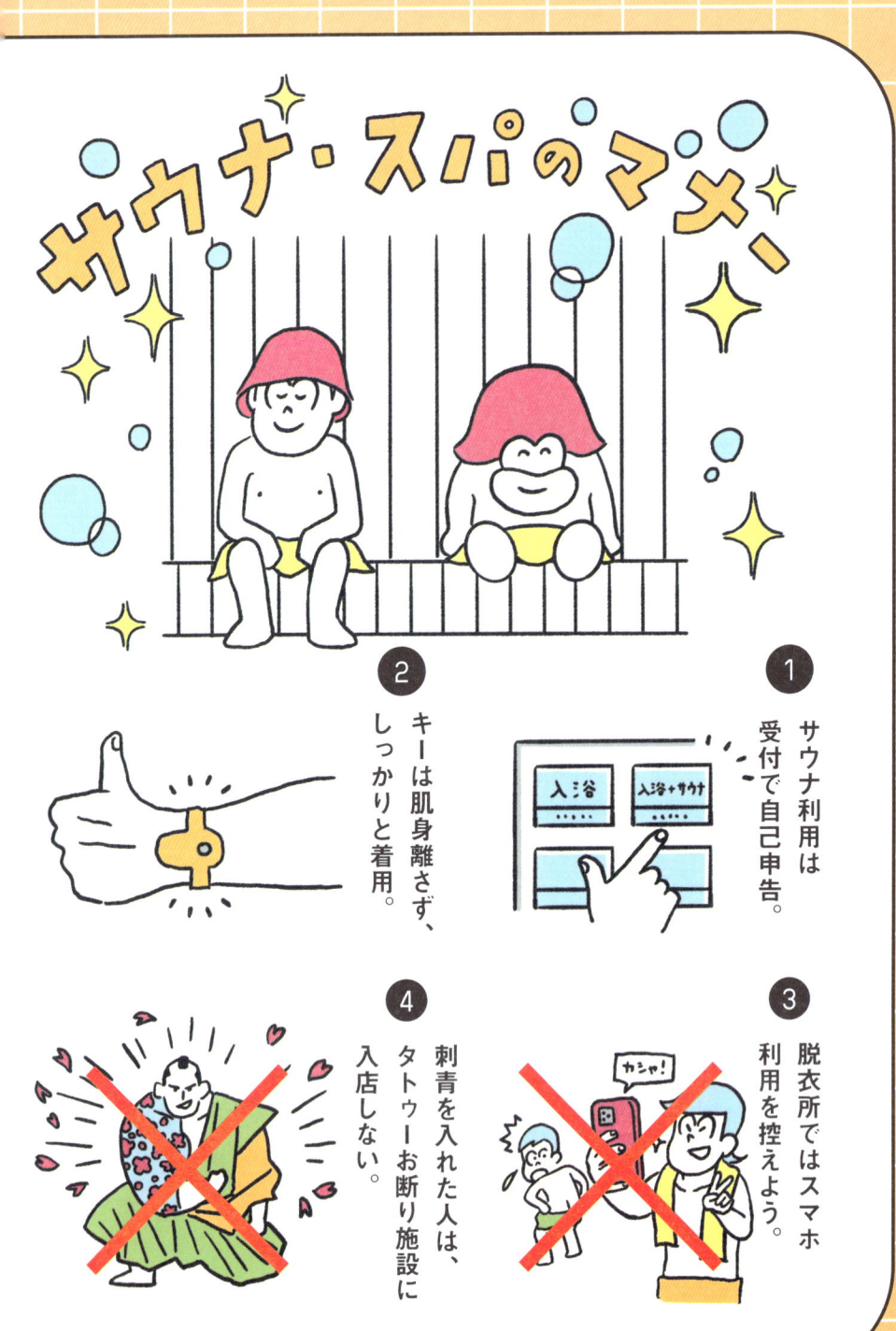

1

サウナ利用は受付で自己申告。

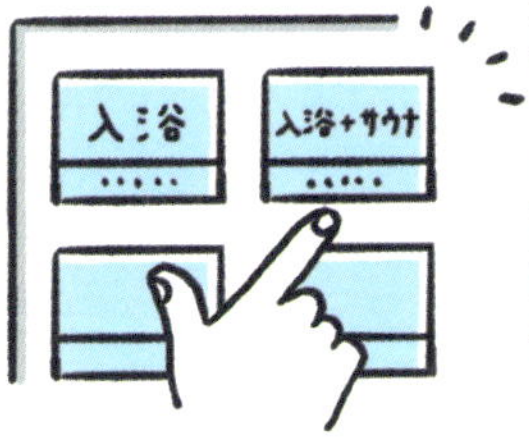

2

キーは肌身離さず、しっかりと着用。

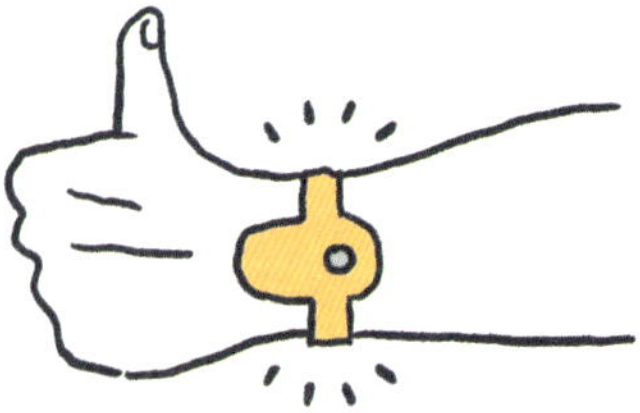

3

脱衣所ではスマホ利用を控えよう。

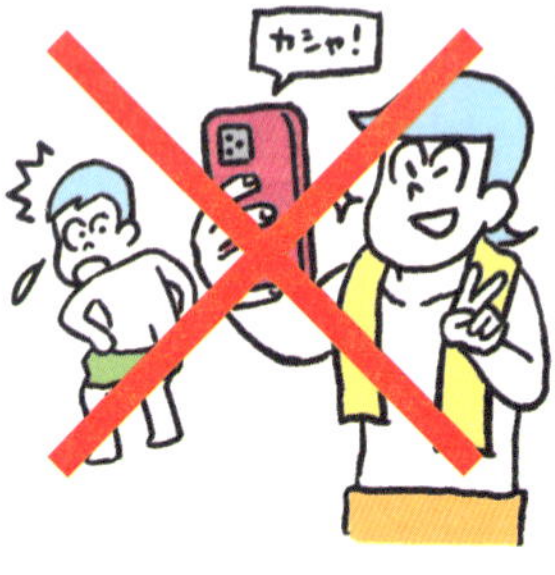

4

刺青を入れた人は、タトゥーお断り施設に入店しない。

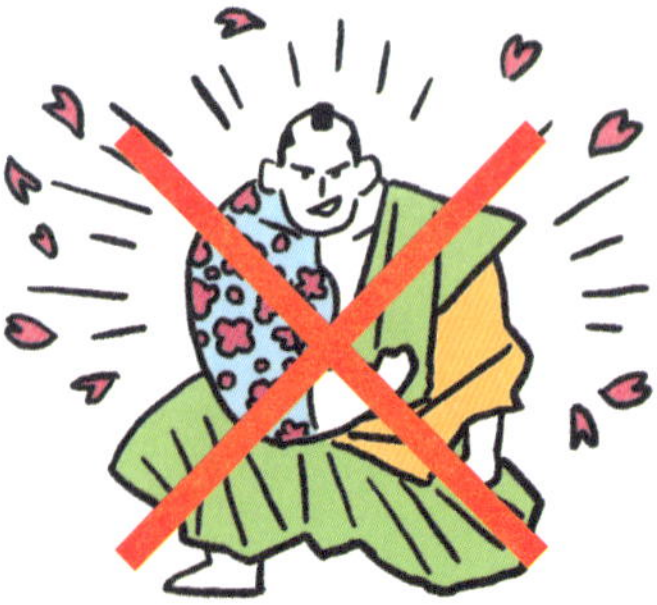

5

湯船やサウナに入る前にしっかり身体を洗おう！

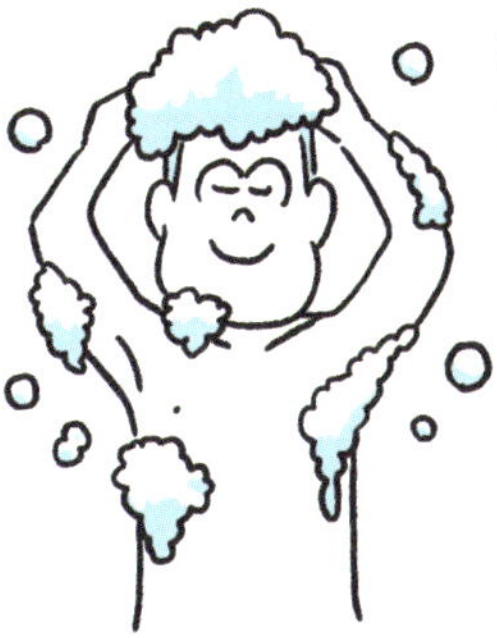

6

お湯をきれいに保つため、タオルや髪をお湯につけない。

7

譲り合いの精神で、場所取りをしない。

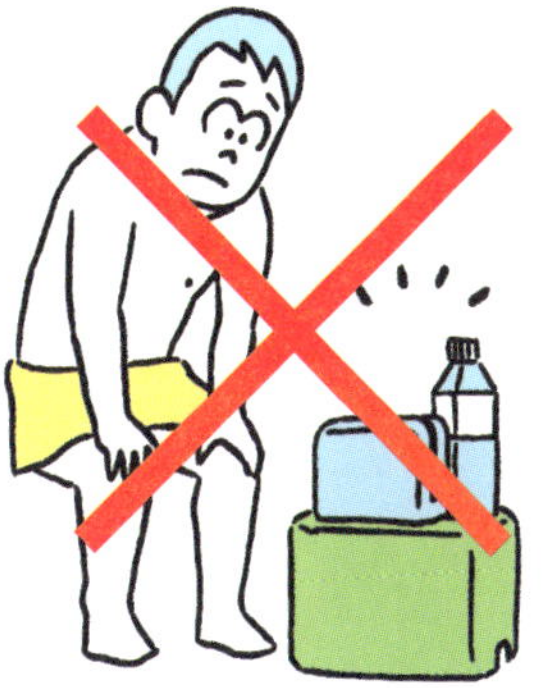

8

流し場使用後は次の人のために桶・椅子などを整えて。

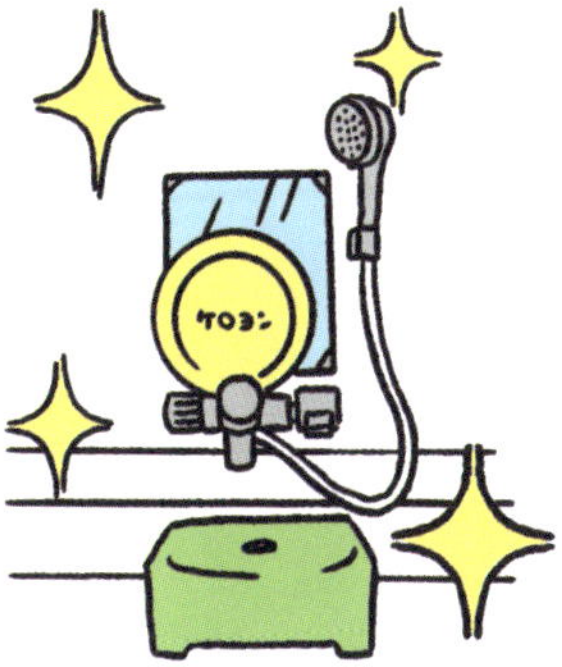

9

走らない。騒がない。

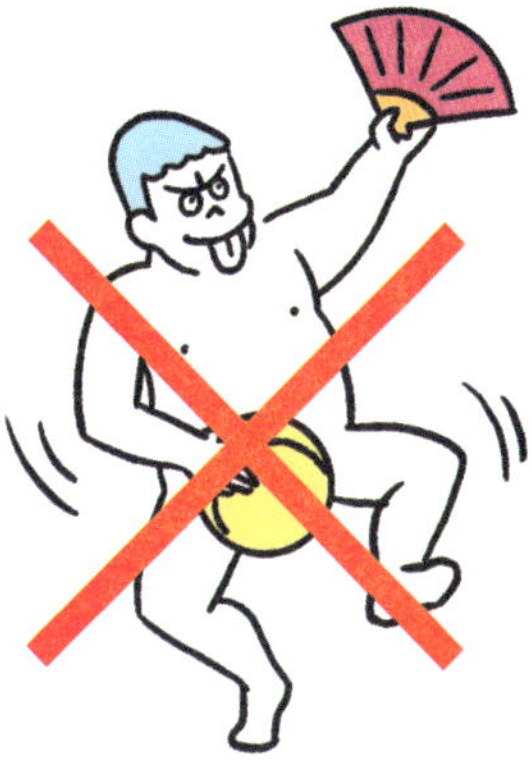

10

サウナ室に入る前は、体の水気を拭き取ろう。

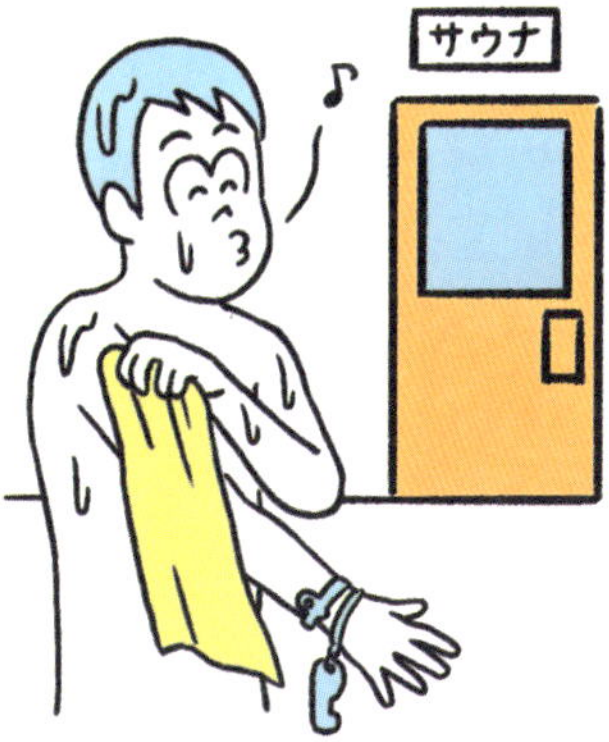

11

サウナ室では自分に合った高さに座ろう。

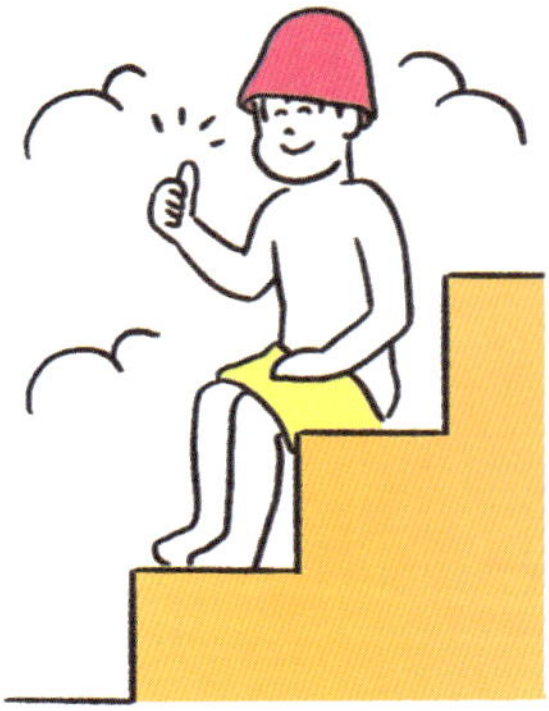

12

サウナ室では会話を控えよう。

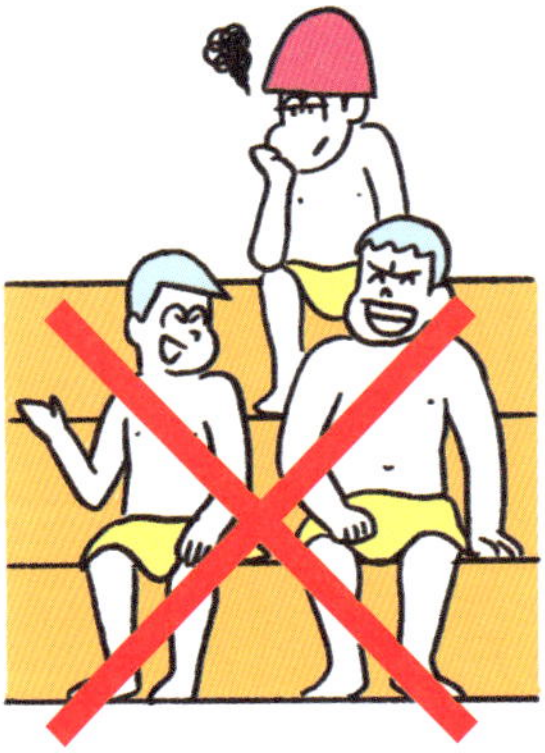

13

サウナ室でタオルを絞らない。干さない。

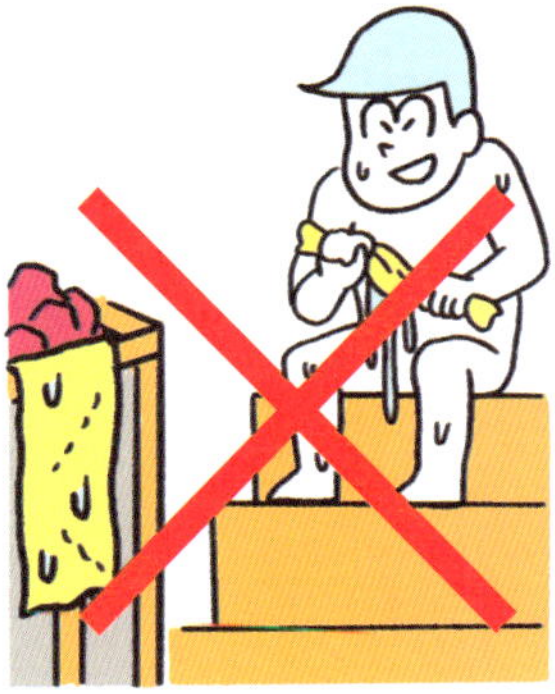

14

ロウリュ禁止のストーブには水をかけない。

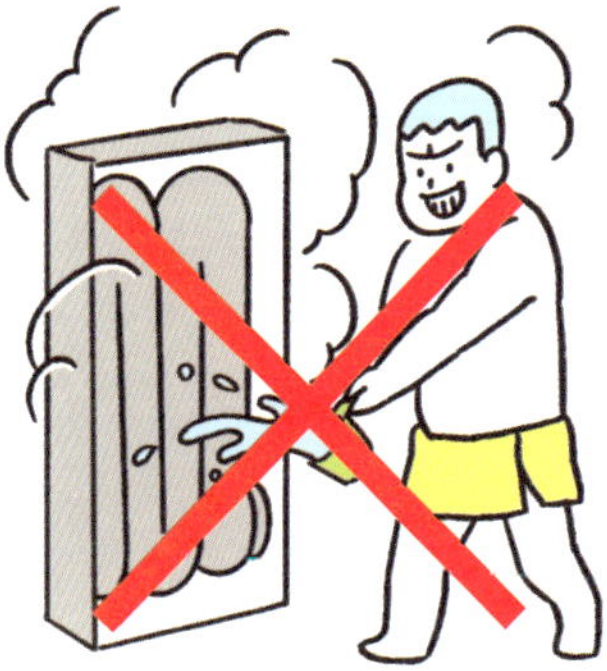

15

幅をとりすぎないようにしよう。

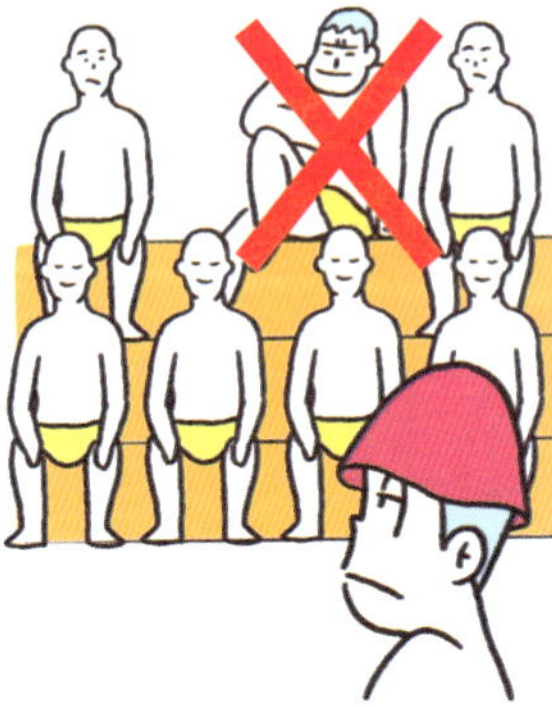

16

サウナ室へは素早く出入りしよう。

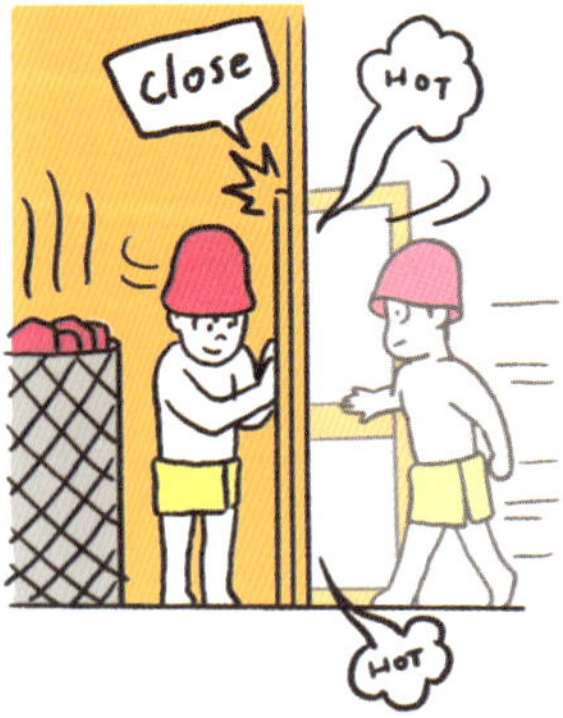

17

しっかり汗を流して水風呂に入ろう。

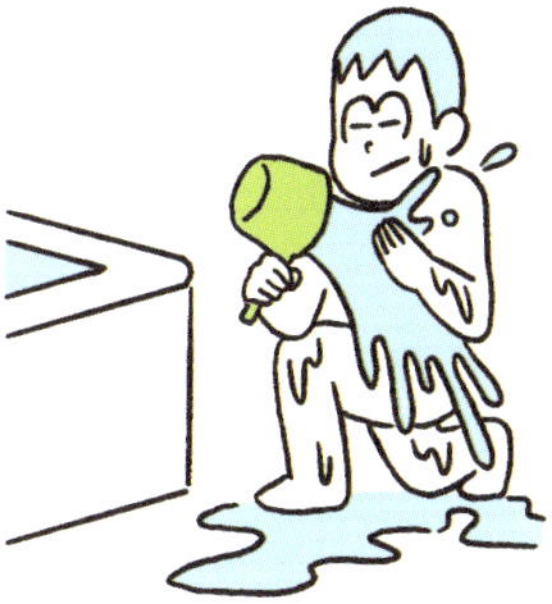

18

水風呂に飛び込まない。わざと波を立てない。

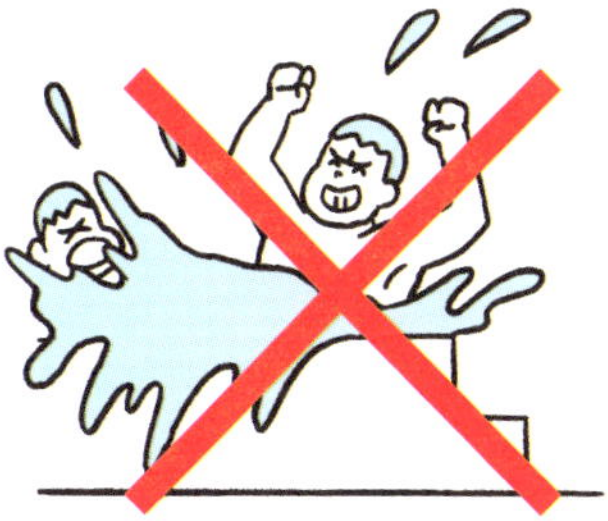

19

水風呂で泳がない。潜水しない。

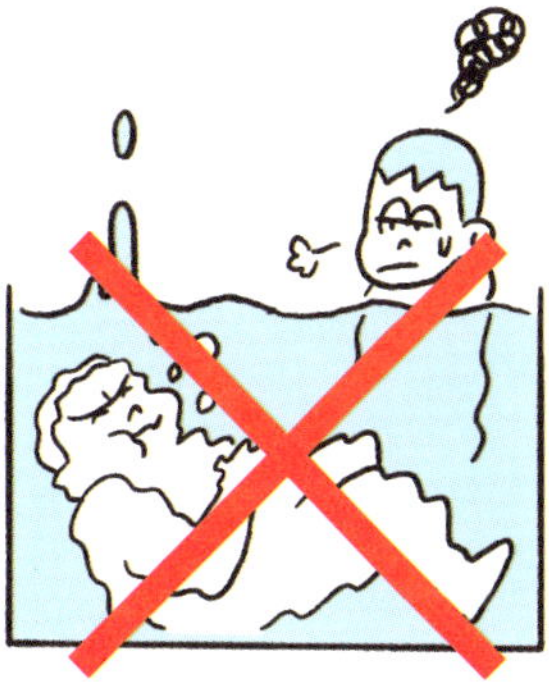

20

休憩するときは休憩椅子に座ろう。

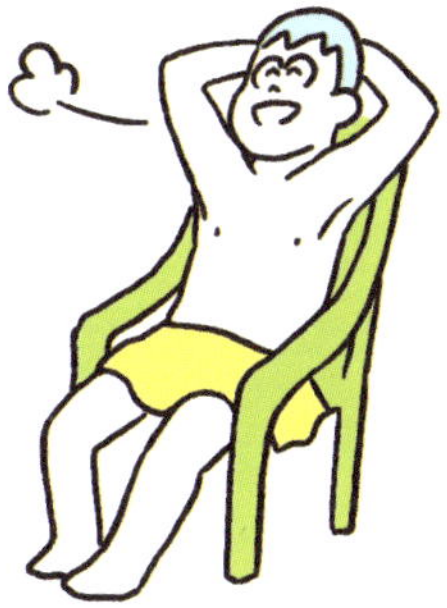

21

休憩椅子で熟睡しない。

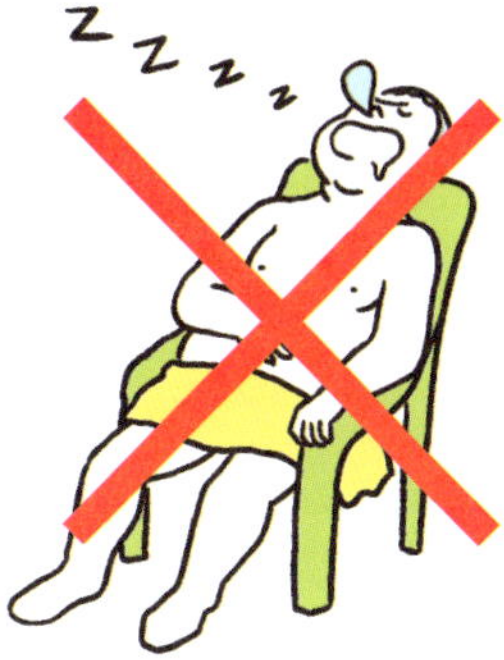

22

上がるときは、体の水気を拭き取ろう。

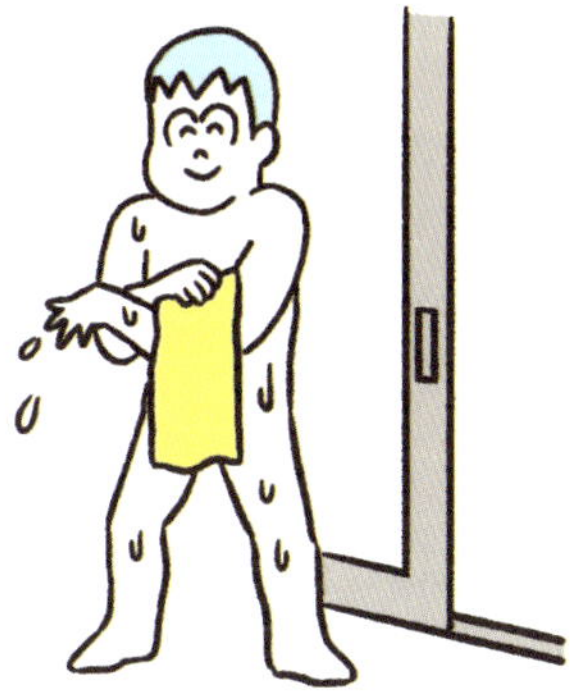

サウナーの解剖図解

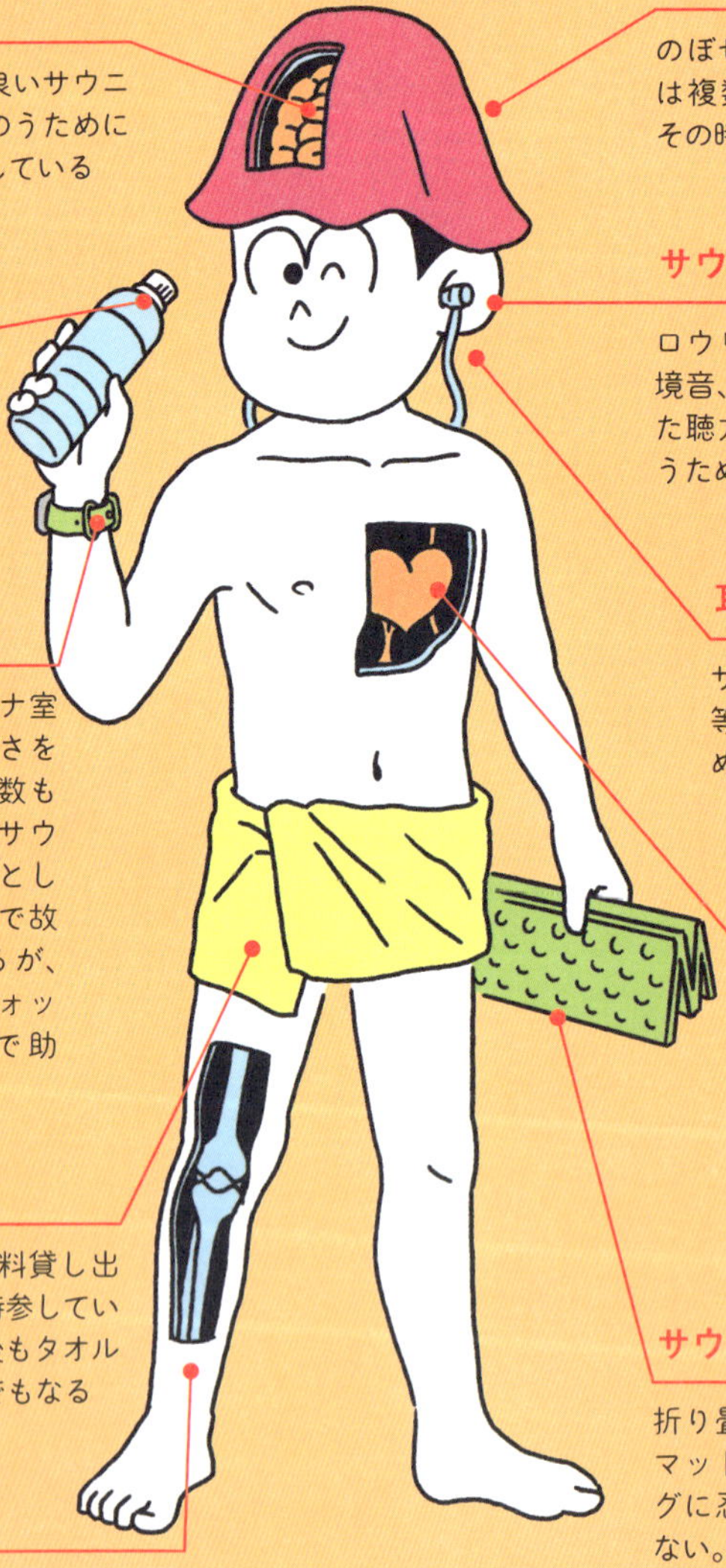

サウナ脳

常日頃から、より良いサウニングや最高にととのうためにできることを思考している

ドリンク

サウナ→水風呂→休憩の前後には忘れず水分補給。脱水症状を防ぐ

耐水ウォッチ

12分計の無いサウナ室では無類の頼もしさを発揮するし、心拍数もチェックできる。サウナでの利用を目的とした商品ではないので故障の可能性もあるが、最近のスマートウォッチは低価格なので助かっている

フェイスタオル

施設によっては有料貸し出しなので、いつも持参している。入浴中も入浴後もタオル1枚あればどうとでもなる

サウナー健脚

駅から離れた施設もなんのその。健康的な脚力で難なく到着できる。サウナ室では足先を温めることにも余念がない

サウナハット

のぼせを予防する。自宅には複数のハットを所有し、その時々で使い分けている

サウナーイヤー

ロウリュの音や、施設の環境音、自然音を研ぎ澄ました聴力で感じ取り、ととのうために利用している

耳栓

サウナでのおしゃべり等、雑音を遮断するための最終兵器

サウナー心臓

博愛と譲り合いの精神を宿し、命ある限りサウナへの愛を燃やし続けている

サウナマット

折り畳み式のポリエチレンマット。小さく畳めばバッグに忍ばせても邪魔にならない。サウナ室の座面のマットが利用者の汗で濡れていることが多いので、これを敷けばお尻の不快さに悩まされることはない

第一章

サウナ

[サウナの入り方]

昨今のブーム以前から、サウナに入ったことがある人は当然多いだろう。でも、なんとなく入って、なんとなく出るだけになってない？ より気持ちよくサウナを楽しむためのコツ・作法を紹介するぞ !!

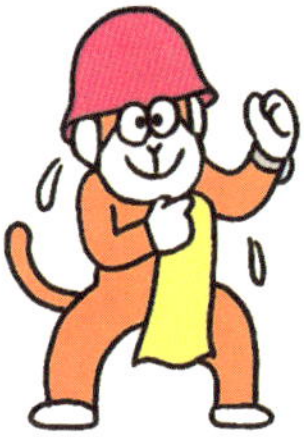

01 身体を洗い、お風呂で温まる

サウナに入る前のお風呂を「下茹で」というぞ。身体を温めてサウナ室に入った方がより温まることができるのでオススメ。

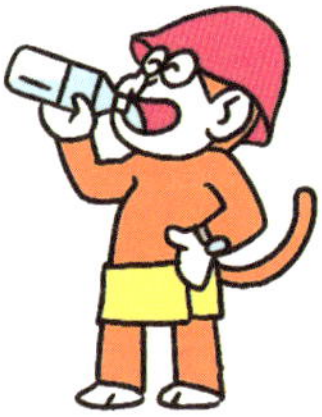

02 しっかり水分補給！

サウナ→水風呂→休憩の1セットで、発汗によって失われる水分量は 300 ～ 400ml ほど！ 水分補給は何よりも大切なんだ。

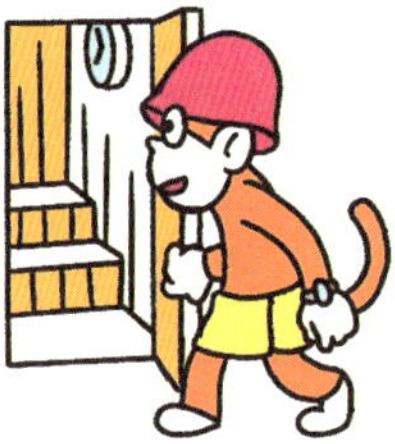

03 サウナ入室

サウナ室には身体の水気を拭いてから入室しよう。12 分計や温度計を確認したら、無理なく心地よい熱さの場所に座ろう。

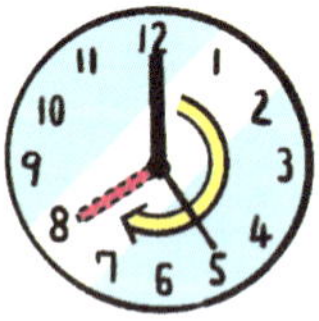

04 6 ～ 12 分を目標によく温まる

2分ほどで汗が吹き出して、熱くて辛い時間がやってくる。でもまだ表面が温まっただけ。身体の芯まで温まることが肝心だ。

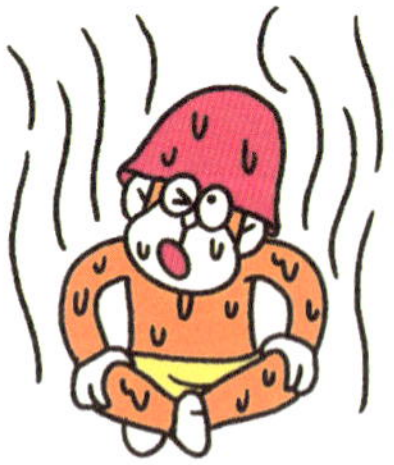

05 無理しすぎず限界を攻める！

もう無理！ からもうひと踏ん張り！ ここを耐えれば 最高の水風呂が待ってるぞ。でも体調次第で無理のしすぎは禁物だよ！

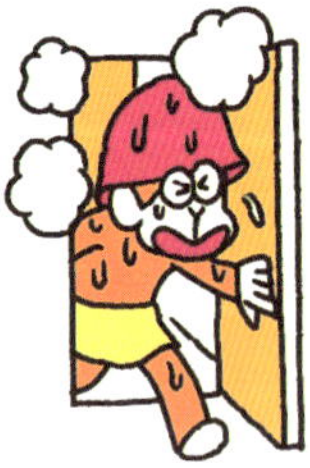

06 静かに退室

焦らず走らず退室しよう。サウナ室のドアを勢いよく開けると、思わぬ事故の恐れあり！ 汗を流して水風呂へ…。

サウナでの姿勢

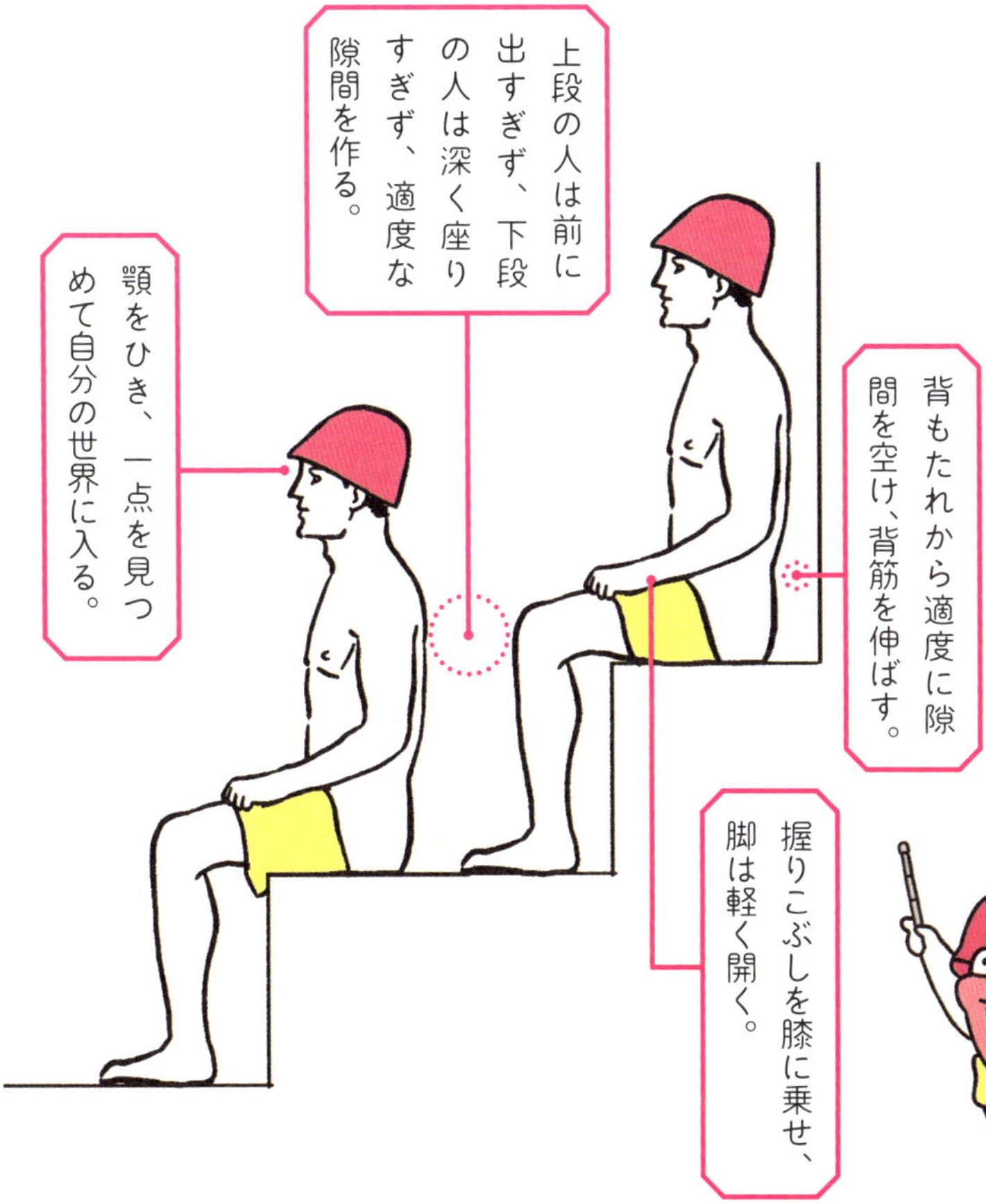
背もたれから適度に隙間を空け、背筋を伸ばす。
握りこぶしを膝に乗せ、脚は軽く開く。
上段の人は前に出すぎず、下段の人は深く座りすぎず、適度な隙間を作る。
顎をひき、一点を見つめて自分の世界に入る。

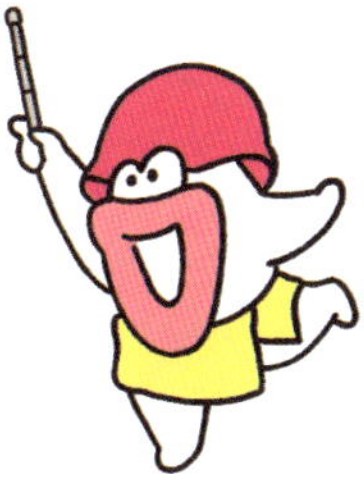

マナー違反サウナーTOP3

サウナ編

幅取り

人気施設では入室制限の「サウナ待ち」も日常の光景だ。必要以上に幅をとって座るのはNG。混んできたら、あぐらを組むのはやめてつめて座ろう。

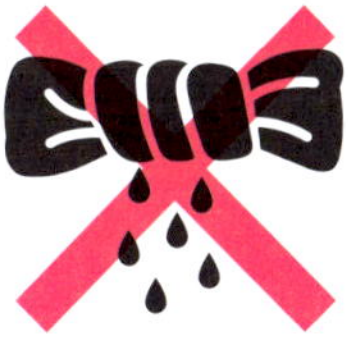

タオル絞り

サウナ室内でタオルを絞る行動はNG！ 汗を絞った水音は、他人をとても嫌な気分にさせる。また、座面が濡れて不衛生だし、板材も傷む。絶対に室外に出て絞ろう。

おしゃべり

しゃべらず入浴することを「黙浴」という。黙浴が徹底されている施設は多いが、店ごとにルールは異なる。ハウスルールに則って節度ある振る舞いをしよう。

図解 サウナ室

壁面

サウナ室の壁は火傷しそうなほど熱い！木や石など素材によって熱の感じ方が変わるぞ。木製の壁材に汗がつくと木肌の傷みが早くなるので、背もたれに見える板材は壁のガードの意味もあるんだ。

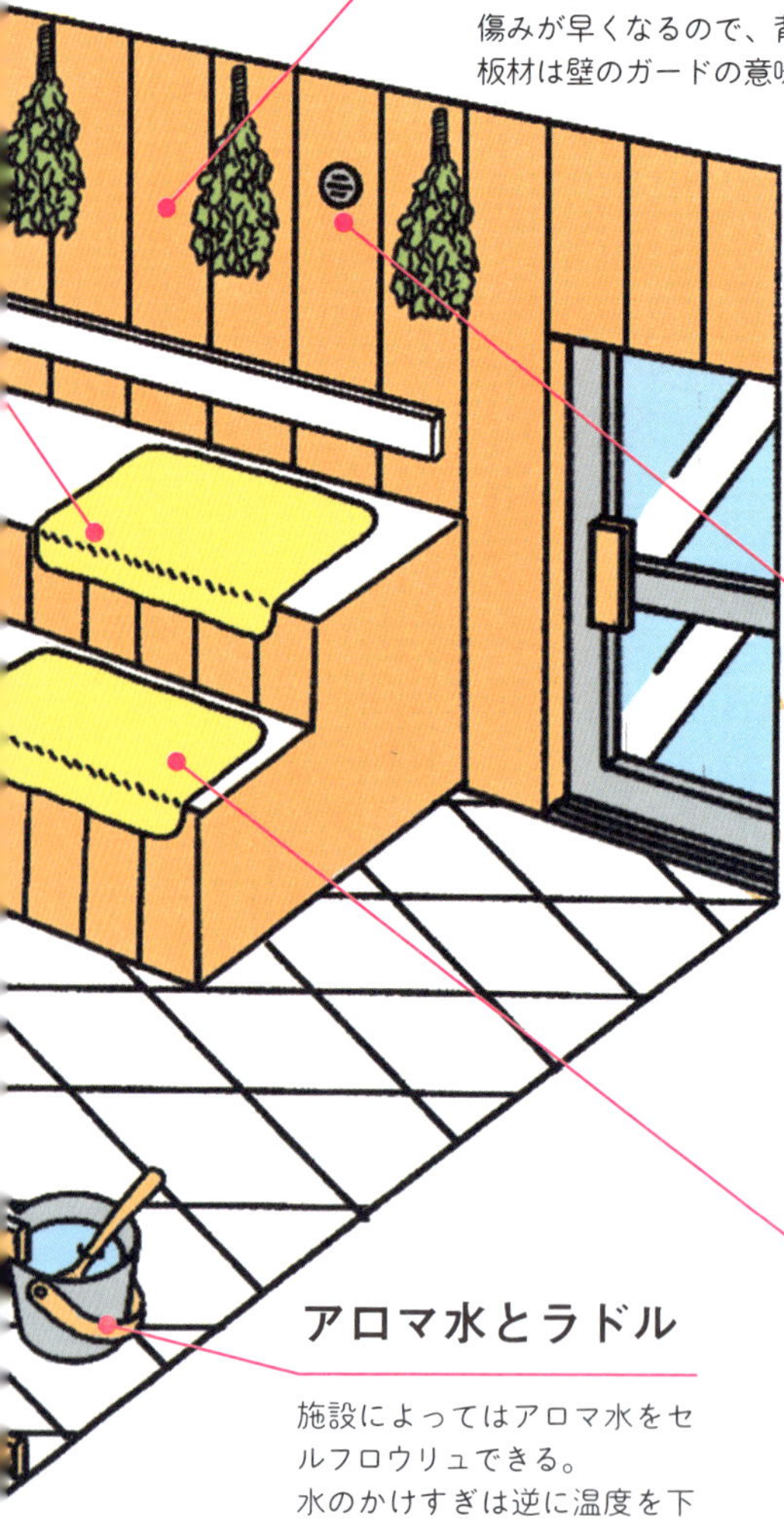

吸気口（排気口）

実は換気が大切なサウナ。常に新鮮な空気を循環しているんだ。

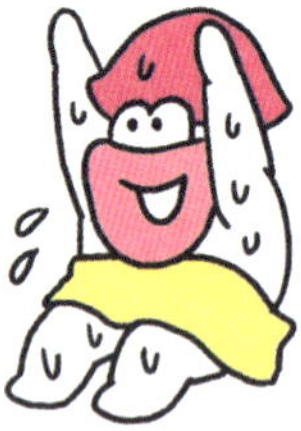

よくあるサウナ室の
設備を紹介するよ！
初めてのサウナ室で
慌てないように
予習しておこう！

座席

上段、中段、下段による3段の雛壇状のベンチが一般的。間接照明や、熱源が格納されたタイプも。

熱い空気は上に移動するという性質上、上段と下段では温度が異なる。場合によっては30℃以上も温度差があるぞ。

まずは下段から始めて、慣れてきたら中段や上段に移動するといいだろう。

アロマ水とラドル

施設によってはアロマ水をセルフロウリュできる。

水のかけすぎは逆に温度を下げたり、故障の原因になったりするのでロウリュは10～15分に一度くらいにしよう。

ロウリュの際は他のお客さんに一声かけて。

12分計

12分で針が一周する時計のこと。赤い針が一周すると1分で、黒い針が一周すると12分となるんだ。

「何分後には出よう」とプランを立てて、のぼせや脱水症状を防ごう。

座面・サウナマット

すでに入浴中の人と近づきすぎないよう、空いてるスペースを探そう。サウナ室を覗いてスペースがない場合は、サウナ室の前で人が出てくるまで待とう。サウナマットが無い施設もあるので持参すればより安心。

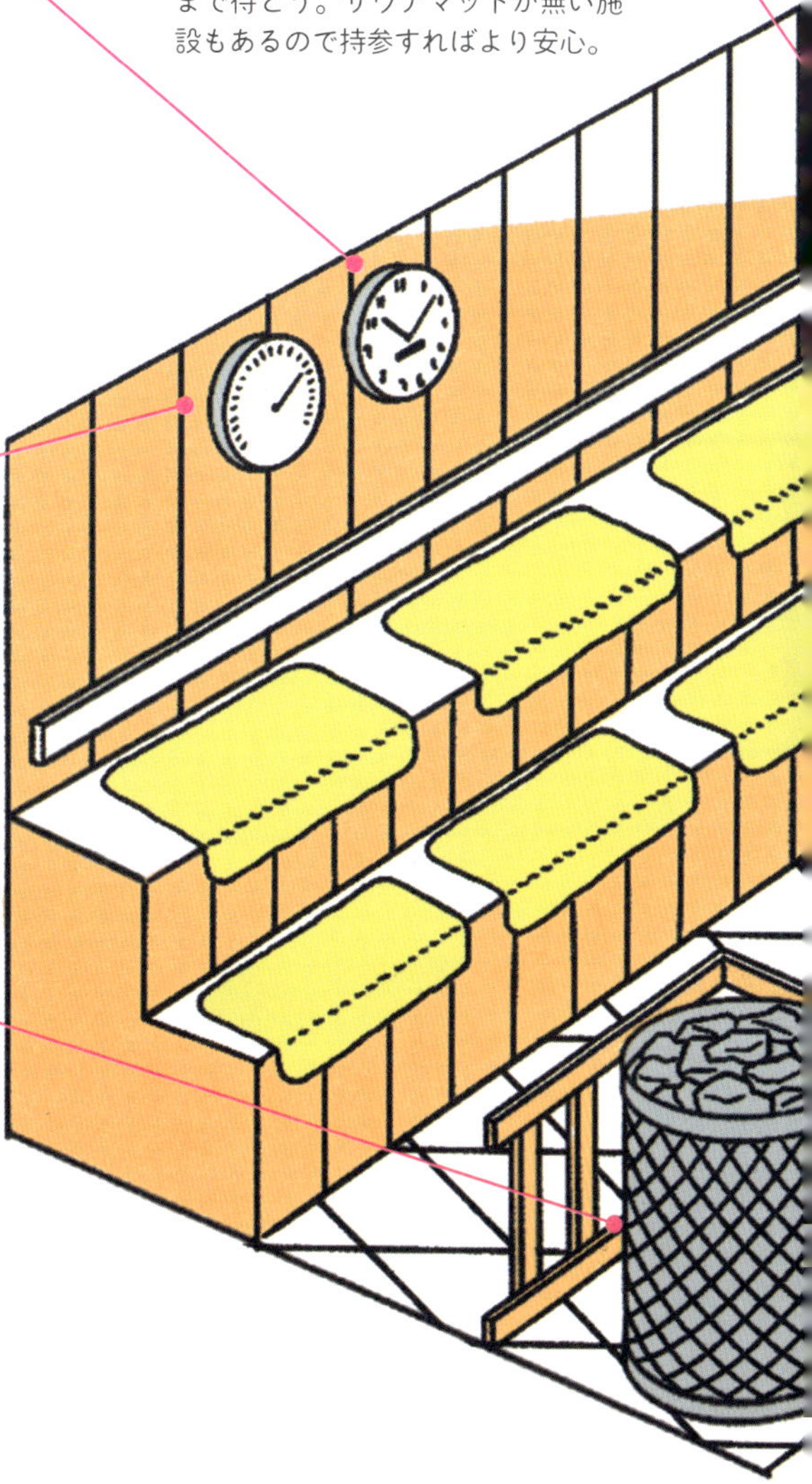

温度計

一般的なサウナは80度〜110度くらいの温度設定。天井付近に設置されているので、そのサウナ室の最高温度が表示されている。

湿度が高ければ低温でもかなり熱く感じるぞ。

サウナストーブ

サウナ室の心臓部。薪・電気・ガスなど、さまざまな熱源やバリエーションがある。こだわりのストーブはサウナ施設の顔といえるほど重要な存在だ。国内では高温低湿の遠赤外線ストーブが主流だ。ロウリュは、サウナストーンを熱するフィンランド式サウナでのみ可能だぞ。ストーブ上部に熱を反射する板がある場合や、オートロウリュ用の装置が設置されているものもある。

[サウナ前に“下茹で”]

浴室に入場し、手早く身体を洗ったらまずはウォームアップだ！
サウナの前にお風呂で温まることを、サウナー用語で「下茹で」というよ。

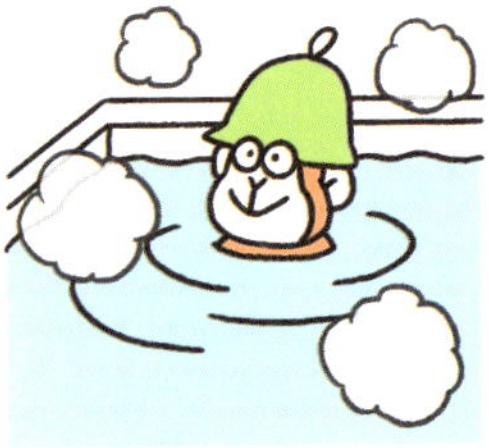

01 白湯

「さゆ」でも「ぱいたん」でもなく、銭湯版の白湯の読み方は「はくとう」。何も混ぜてない一番ノーマルなお風呂のこと。

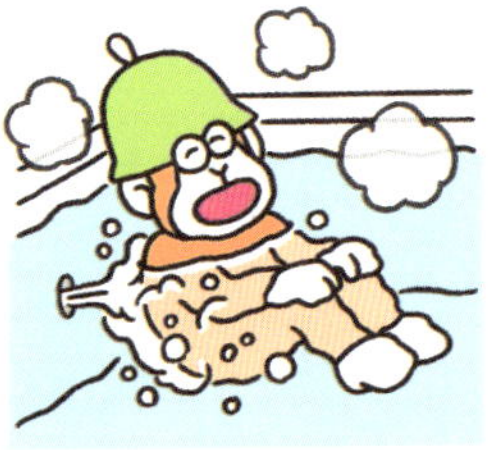

02 ジェットバス

老若男女、み〜んな大好きジェットバス。水流の刺激で、身体のコリを吹っ飛ばしてくれる！（気がする）占有しないで譲り合おう。

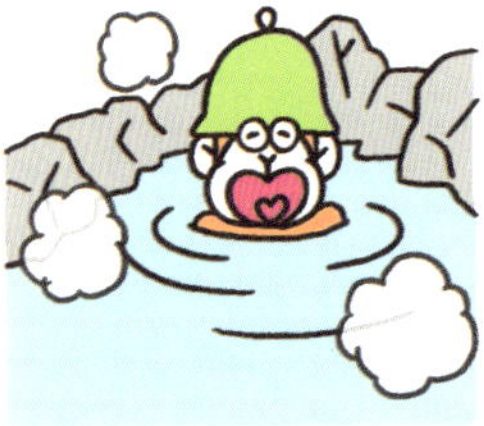

03 天然温泉

温泉大国ニッポン！ 銭湯、サウナ施設でも運が良ければ出合うことができる。有名温泉地からお湯を直送して沸かしている施設も！

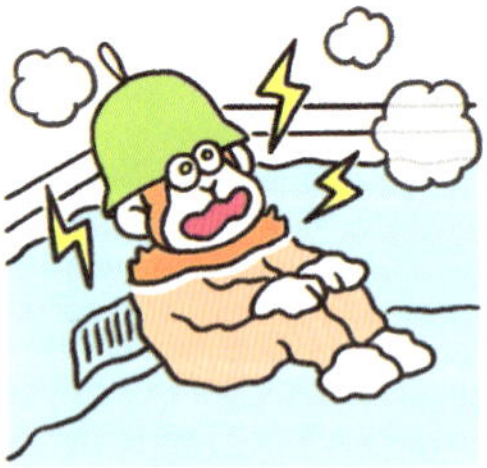

04 電気風呂

ほら！ 怖くないから入っておいで！ 電極からの電気刺激で血行改善・肩こり軽減！ お風呂好きの中でも好みが分かれるお風呂。

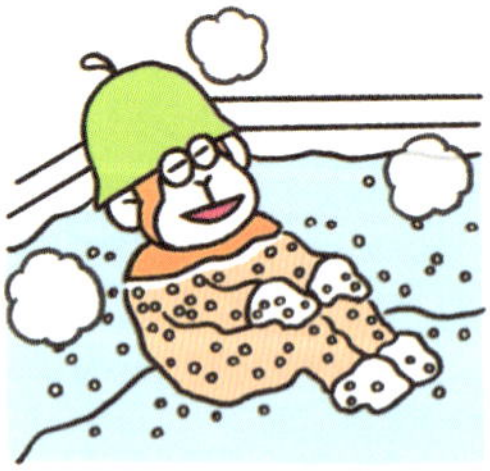

05 高濃度炭酸泉

炭酸ガスが1Lあたり1000ppm以上溶け込んだお風呂。34℃〜37℃のぬるま湯（不感温浴）の場合が多い。じっくりゆっくり温まろう。

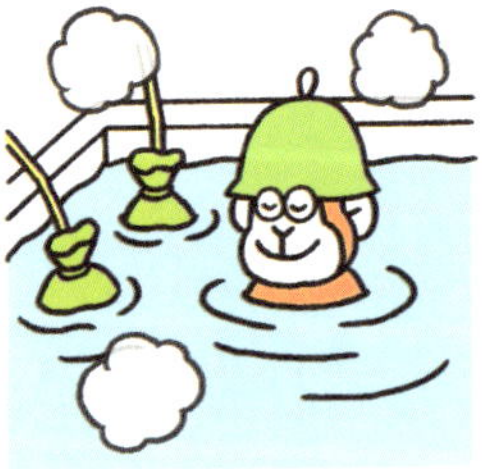

06 薬湯

菖蒲湯、柚子湯に始まり、入浴剤を入れたお風呂全般のこと。銭湯では日替わり薬湯のサービスも。数えきれないほどの種類があるぞ。

今からサウナで温まるのに湯船に浸かるの？

Point-1

サウナで汗をかく＝表面が熱くなってるだけ

サウナに入ればすぐに身体が温まると思うけど、実はそうでもない。すぐに温まるのは表皮ばかりで、体内の深部体温が上がる前に熱くて辛くなってしまうんだ。

Point-2

最高にととのうために、体の芯まで温める！

温まりが不十分だと、いかに有名で良い施設でもととのうことは難しい。湯船でよく温まってこそ、血行を良くして効率良く温まることができる。オススメはジェットバス。体をほぐしてくれる効果もあり、そのマッサージ効果も相まって、より理想的な「下茹で」が実現できるぞ！

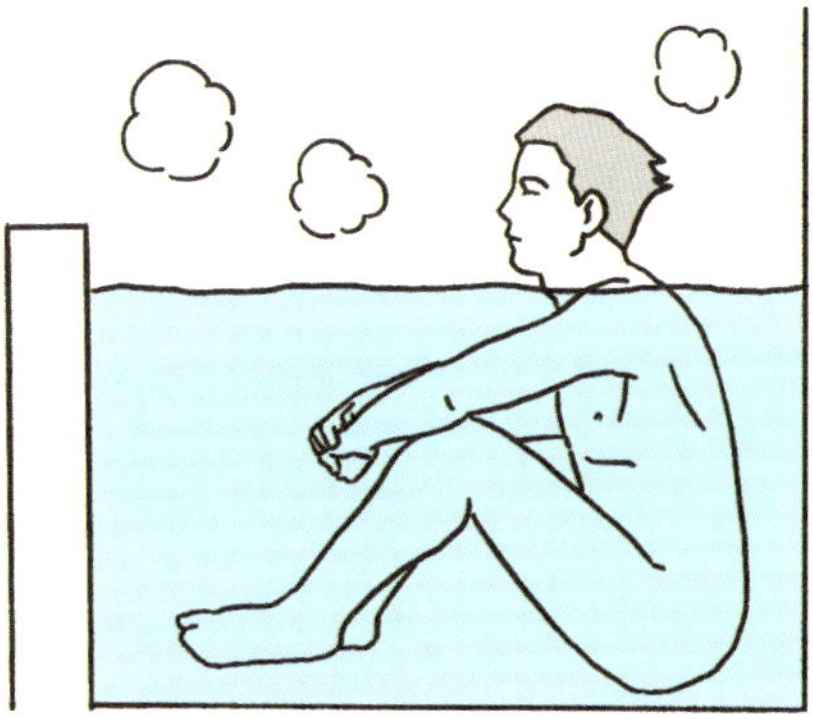

現代サウナの常識

痛熱い!?「チンピリ」

Why!? アソコがピリピリする!?

「チンピリ」とは、皮膚の粘膜が薄い部分（主に股間周り）にピリピリとした刺激を感じることである。その現象は、「漢方薬湯の濃度が高い」湯船に入浴し、その後のサウナ浴中にピリピリ刺激が発生することで起こる。その正体は、秘伝の生薬から溶け出したカプサイシンなどの成分によって引き起こされるんだ。薬湯入浴後のサウナでは、通常時とは比べ物にならないほどすぐに温まることができ、高温好きのサウナーにさえあっという間に滝汗を吹き出させる。通常のサウニングでは味わえない強刺激体験はサウナーとして必修項目なんだ。高濃度薬湯は、湯乃泉グループの「効仙薬湯」が有名だよ。

代表的な生薬

- 蕃椒（バンショウ）
- 茴香（ウイキョウ）
- 生姜（ショウキョウ）
- 蒼朮（ソウジュツ）
- 黄柏（オウバク）
- 甘草（カンゾウ）
- 陳皮（チンピ）
- 当帰（トウキ）

［サウナの種類］

一口に「サウナ」と言ってもいろいろな種類があるが、
おおざっぱに大別すると３タイプなんだ。
この３種類のシステムから、枝分かれしてバリエーションが増えていくぞ！

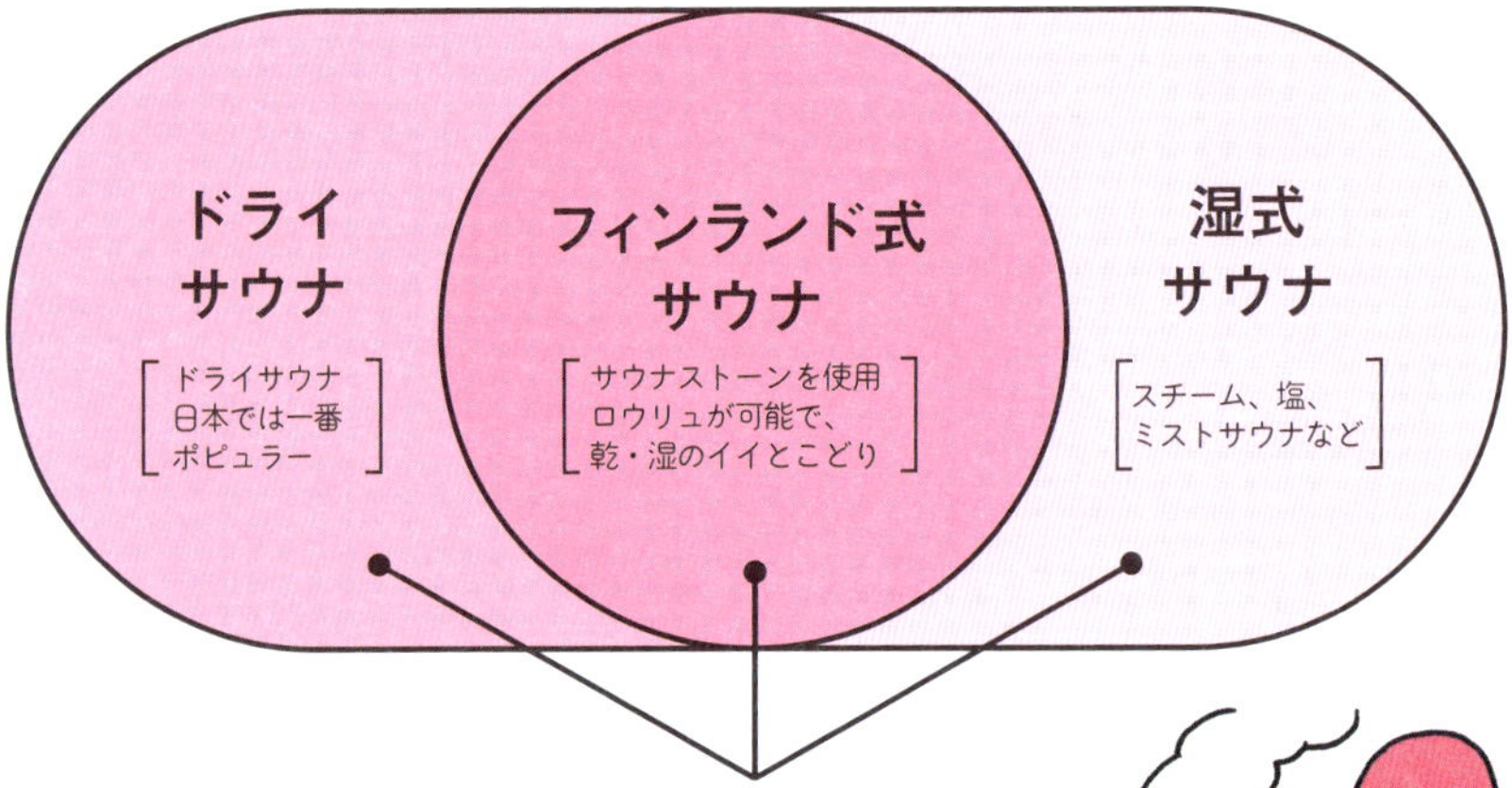

ドライ
サウナ
ドライサウナ
日本では一番
ポピュラー
フィンランド式
サウナ
サウナストーンを使用
ロウリュが可能で、
乾・湿のイイとこどり
湿式
サウナ
スチーム、塩、
ミストサウナなど

大きく分けて３タイプ！

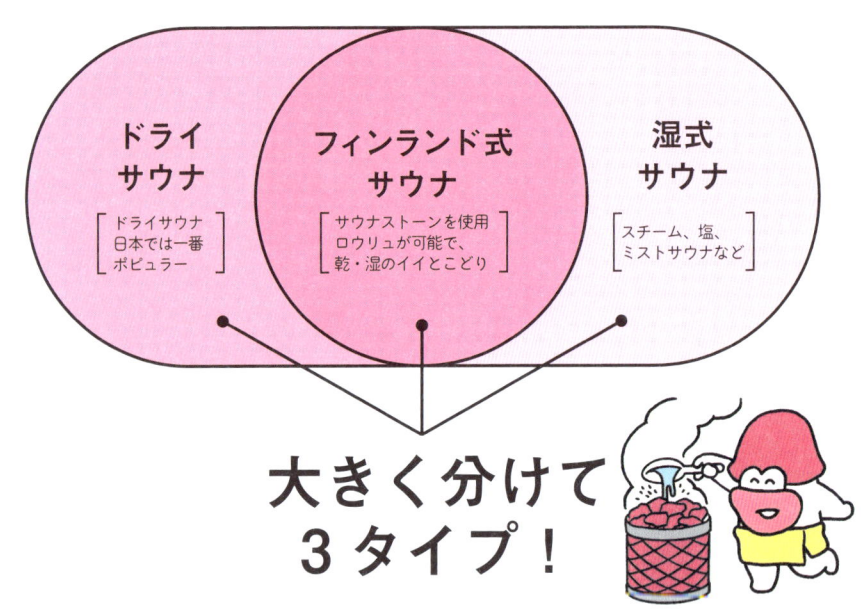

①銭湯サウナやサウナ専用施設に多く見られるアツアツカラカラの「ドライサウナ」。②スーパー銭湯などで見かける塩サウナや、自宅風呂に採用されることの多いミストサウナなどの「湿式サウナ」。③それぞれ日本のサウナの代表格であり、どちらも捨てがたい良さがあるが、最近の流行りはなんと言っても「フィンランド式サウナ」だ！

熱されたサウナストーンによるドライサウナ並の熱気と、湿式サウナ並の湿度が共存するフィンランド式サウナは、ロウリュやアウフグースなども可能でエンタメ性もバツグン！　昨今のサウナブームを牽引している存在と言っても過言ではないだろう！　温浴施設に出かける前に、どんなシステムが採用されている施設なのかチェックしてみるといいだろう！

[熱の種類と違い]

サウナではそもそも、どうやって体を温めているんだろう？
サウナの熱さはストーブ、ヒーターによって差がある！
この違いを把握してサウニングに活かすことが“ととのい”の世界への近道だ！

輻《ふく》射《しゃ》熱・対流熱

遠赤外線ヒーターのサウナ室

輻射熱で温めるサウナの代表格は遠赤外線サウナ。

輻射熱は、電磁波の状態で放出された熱が、離れたところに伝わる現象のこと。空気や風を媒介せず熱源に面した箇所を温めることができる。

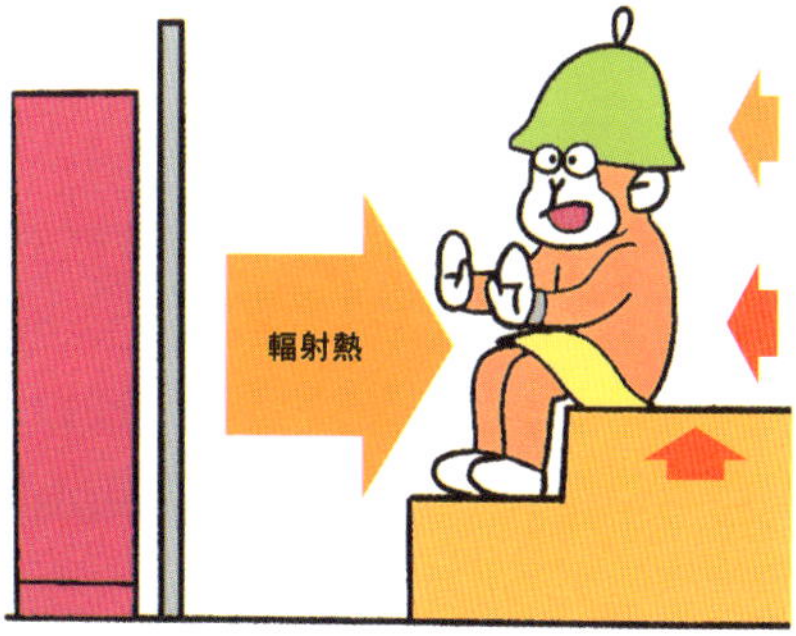

サウナストーンのサウナ室

対流熱で温めるサウナの代表格はサウナストーンを使ったサウナ。

対流熱は、気体の流れによって運ばれる熱のこと。熱源に面していない背中まで熱が伝わりやすい性質がある。昨今のサウナブームで勢力拡大。

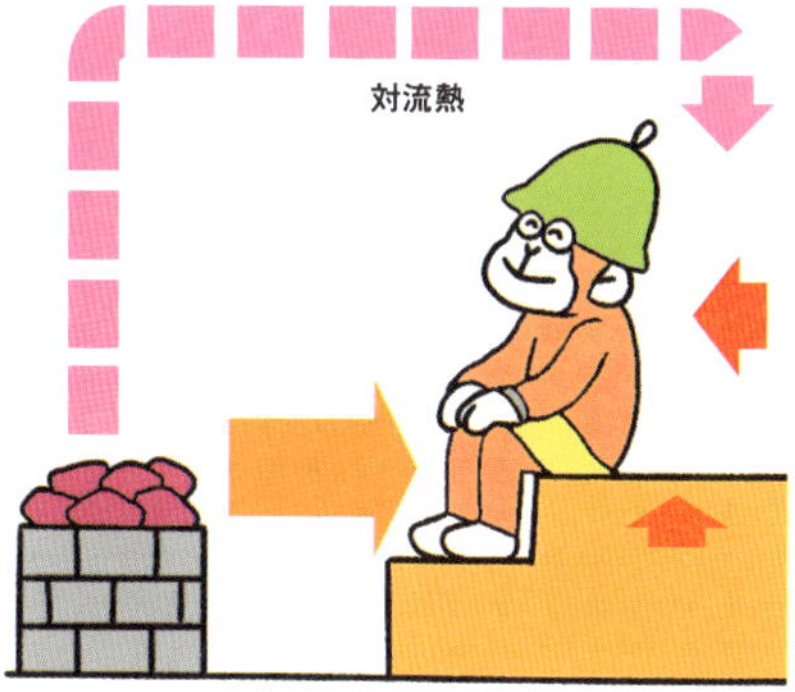

サウナの種類図鑑

TYPES OF SAUNA STOVE

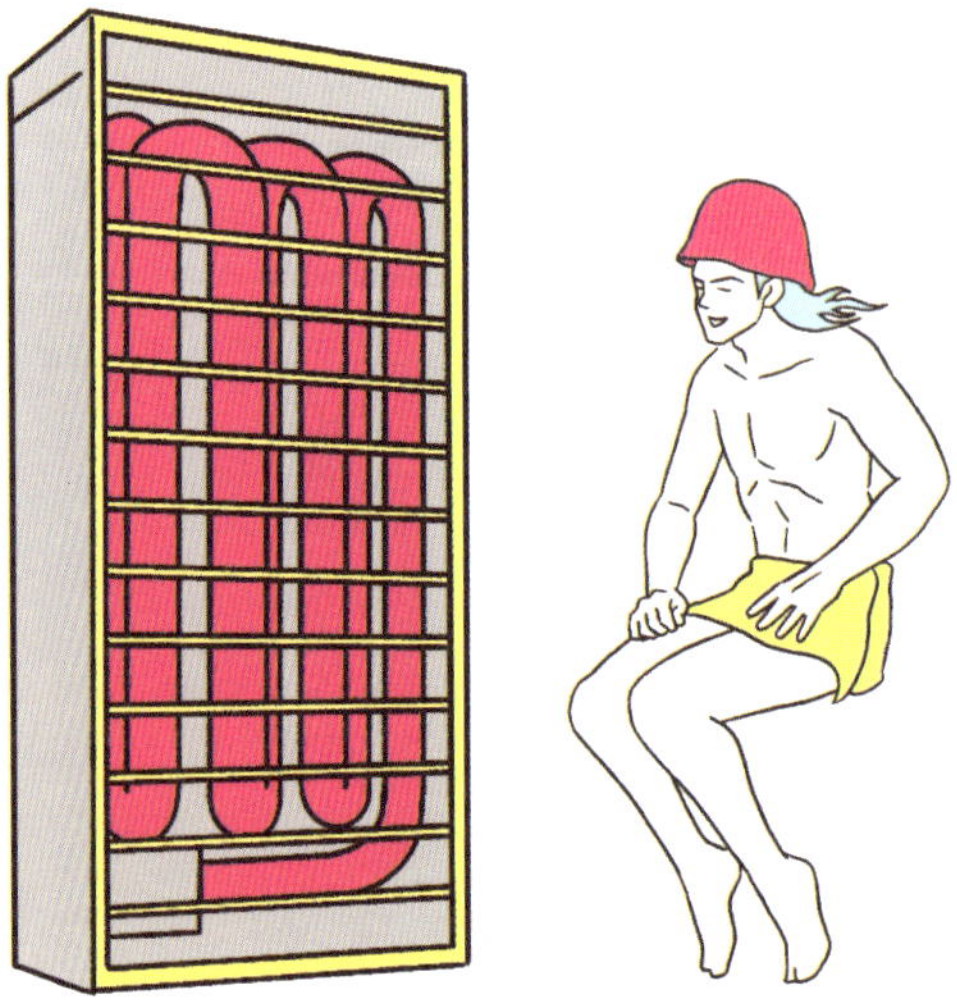

01
遠赤外線サウナ

レアリティ ★☆☆☆☆

ガスストーブからの遠赤外線を放射した輻射熱で温める方式のドライサウナ。熱効率が良く、最も多用されており、銭湯などでもよく見かけるタイプ。湿度を保つことはできない。

02
ロッキーサウナ

レアリティ ★★★☆☆

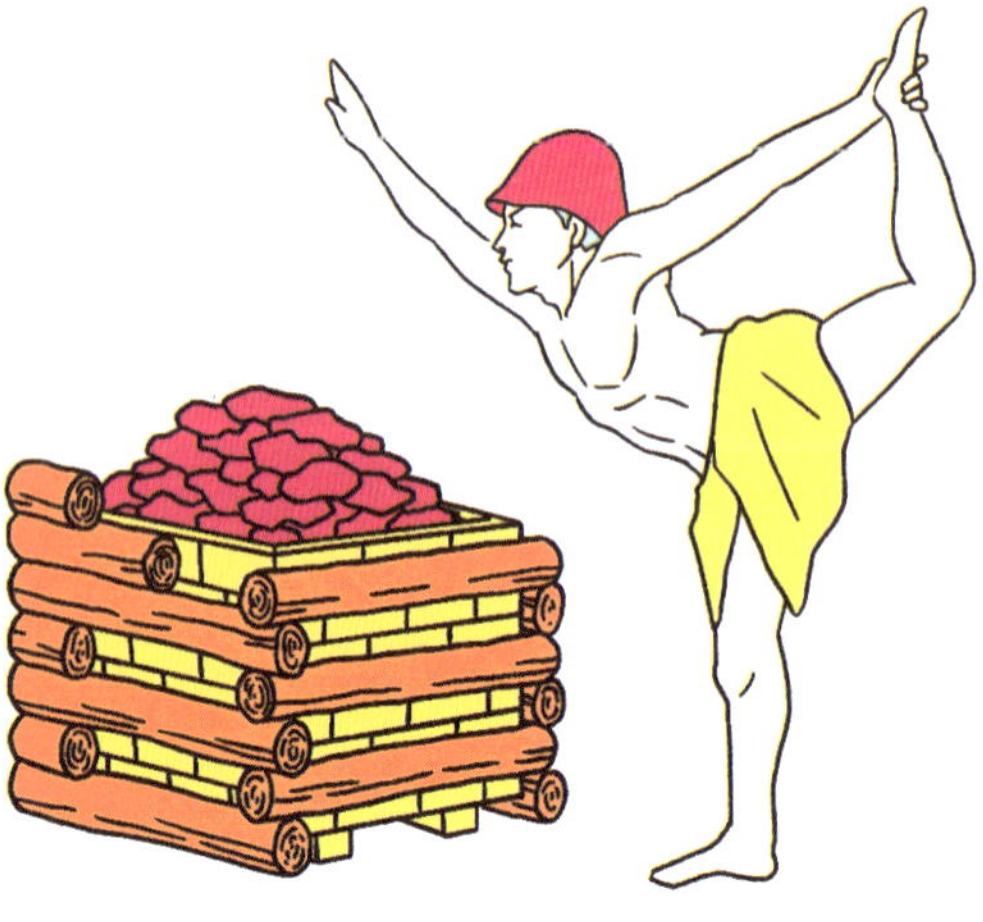

サウナストーンが「山」のように積み上げられているサウナストーブ。石が積まれ岩場のように見えることからロッキーサウナと呼ばれる。サウナストーンで湿度を維持しているので、ロウリュで湿度を保つことができる。

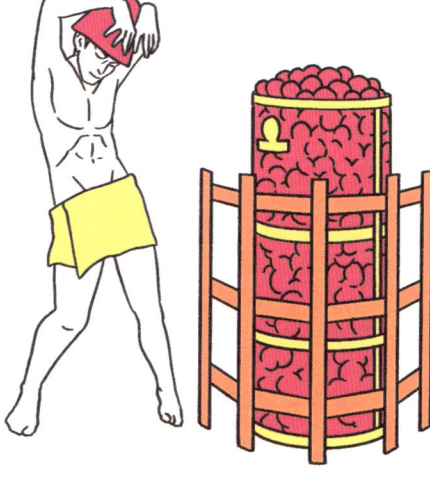

03 サウナストーンサウナ

レアリティ ★★☆☆☆

代表的なものは、METOS社のiki。サウナストーブをゲージで囲うことで、壁面だけでなくサウナの中央にも設置を可能にした、レイアウトの幅が広い近年の流行タイプ。もちろんロウリュ可能。

04 ボナサームサウナ

レアリティ ★★★☆☆

熱源が椅子の中に格納されているタイプ。サウナストーブが見当たらない場合はボナサームサウナだ。高温の空気が上に上がることを利用し、対流でサウナ室を温める。レイアウトの自由度が高く、サウナストーブの面積を節約できるんだ。

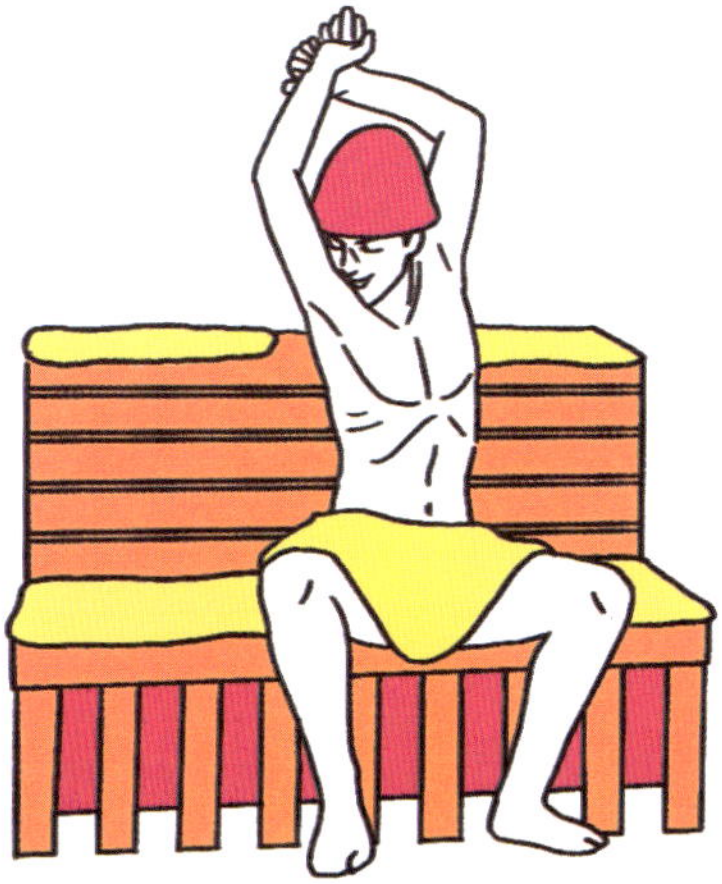

05 コンフォートサウナ

レアリティ ★★★☆☆

温度を控えめに設定し、特殊な蒸発皿を用いて湿度を上げることで体感温度を高めるタイプのサウナ。「comfort= 快適」の意味の通り、居心地のよさが特徴。パンチの効いたドライサウナとは違い、落ち着いてリラックスできる利点がある。

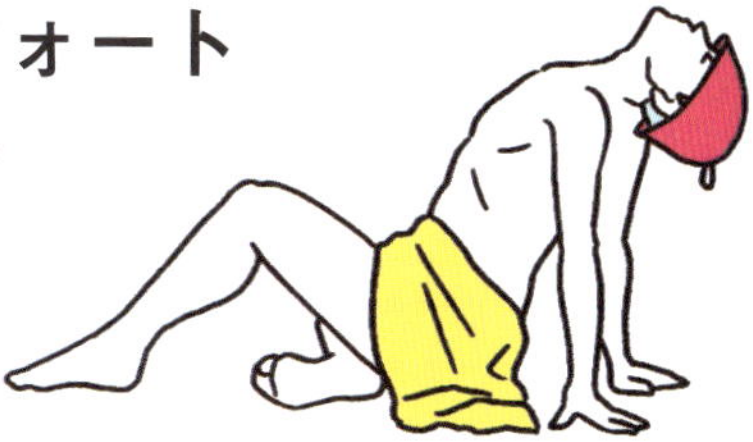

サウナの種類図鑑

TYPES OF SAUNA STOVE

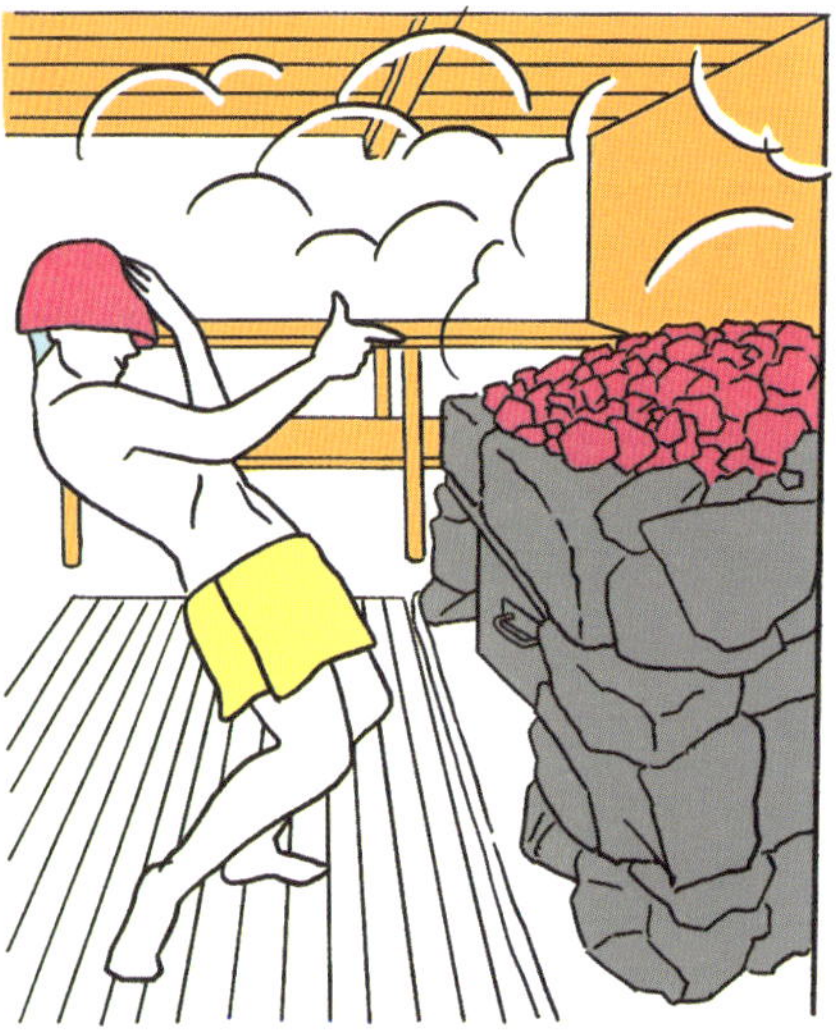

06 スモークサウナ

紀元前から存在する古式サウナ。キング・オブ・サウナと呼ばれ、サウナ文化の原点なんだ。その仕組みは、①サウナストーンの載ったストーブに薪をくべて温める。②煙突のない室内に煙が充満する（この間、人は入れない）。③薪が燃焼しきったら、小窓から煙を逃して準備完了!!（約7時間）。現代では激レアサウナだけど、日本にも少数ながら存在するぞ！

レアリティ ★★★★★

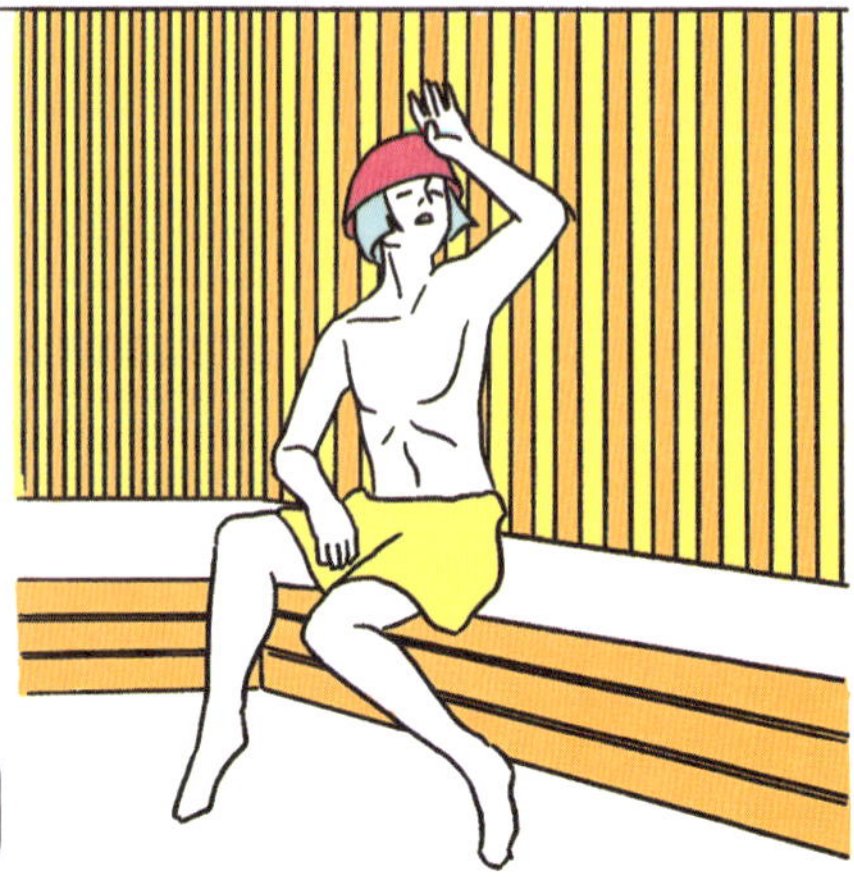

07 ケロサウナ

ケロという木材を使ったサウナ室。欧州赤松（パイン）が立ち枯れて枝や葉が全て落ち、さらに40年以上経ったものをケロという。「木の宝石」と言われ普通の木材のおおよそ6倍から10倍高価。美しい光沢と優れた断熱性、独特の甘く柔らかい香りでリラックスできる。

レアリティ ★★★★☆

08 薪サウナ

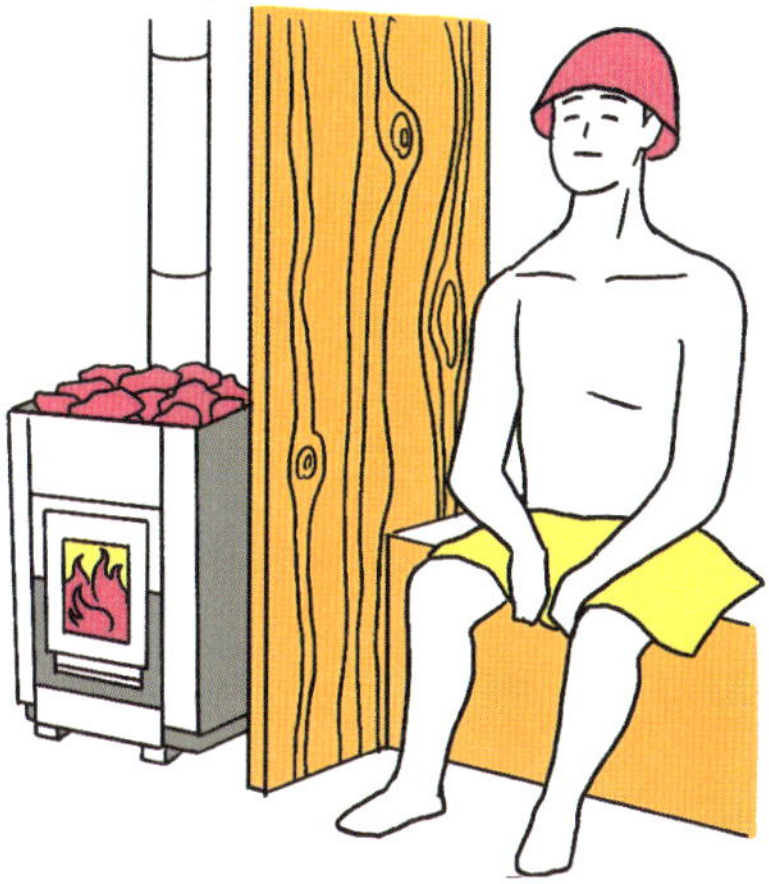

レアリティ ★★★★☆

最も原始的で伝統的なサウナ。ガスや電気と比べて手間がかかる反面、揺らめく炎と薪の爆ぜる音や香りがもたらすリラックス効果は絶大。本場のフィンランド人やサウナ愛好家の多くが、薪サウナならではの熱さとロウリュの素晴らしさは何ものにも代えがたいと語る。

09 スチームサウナ

レアリティ ★★☆☆☆

水を沸騰させて発生した蒸気により温めるサウナ。湿度は驚きの100%。蒸気は室内下部より吹き出し、視界が悪くなるほどの豊潤な蒸気を室内に満たす施設もある。設定次第ではかなり強力な熱さを感じることも可能。塩があれば塩サウナ、蒸気を薬草にくぐらせれば薬草サウナと派生する。

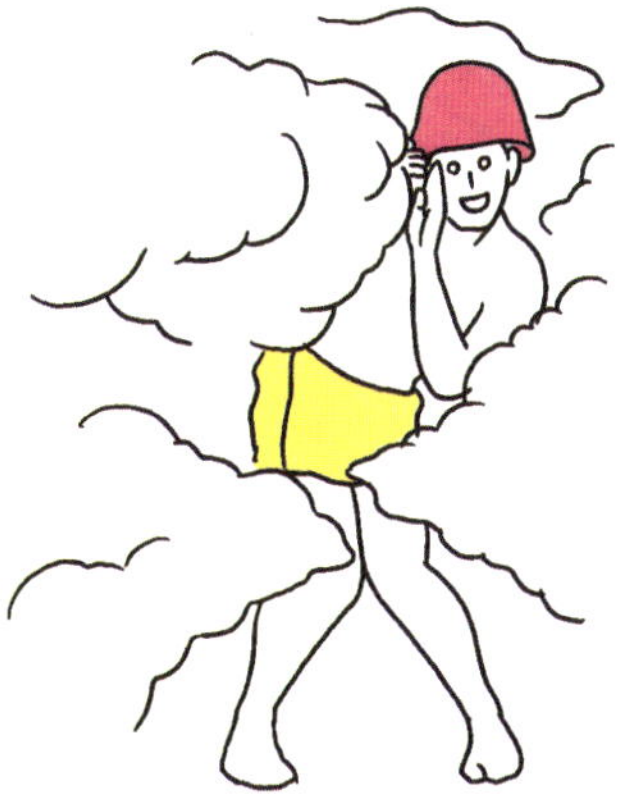

10 ミストサウナ

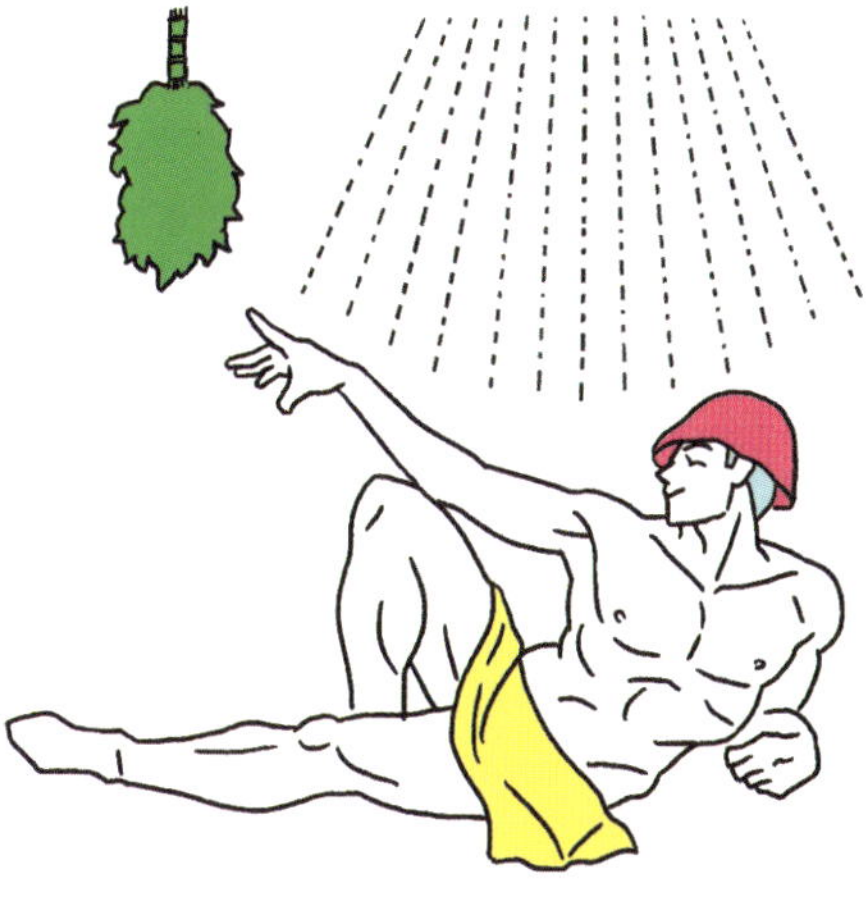

レアリティ ★★★☆☆

細かい霧状の温水を噴霧するサウナ。浴温は40度程度で、上方から温かい霧が降ってくるかのよう。ドライサウナより体への負担は軽い。スチームサウナとの分かりやすい違いは、ミストサウナの方が視界が良好な場合が多いこと。家庭風呂の設備として広く普及している。

[ロウリュとは]

昨今テレビなどでも取り上げられることの多い、「ロウリュ」。
現代サウナーを自称するためには必修項目だ！

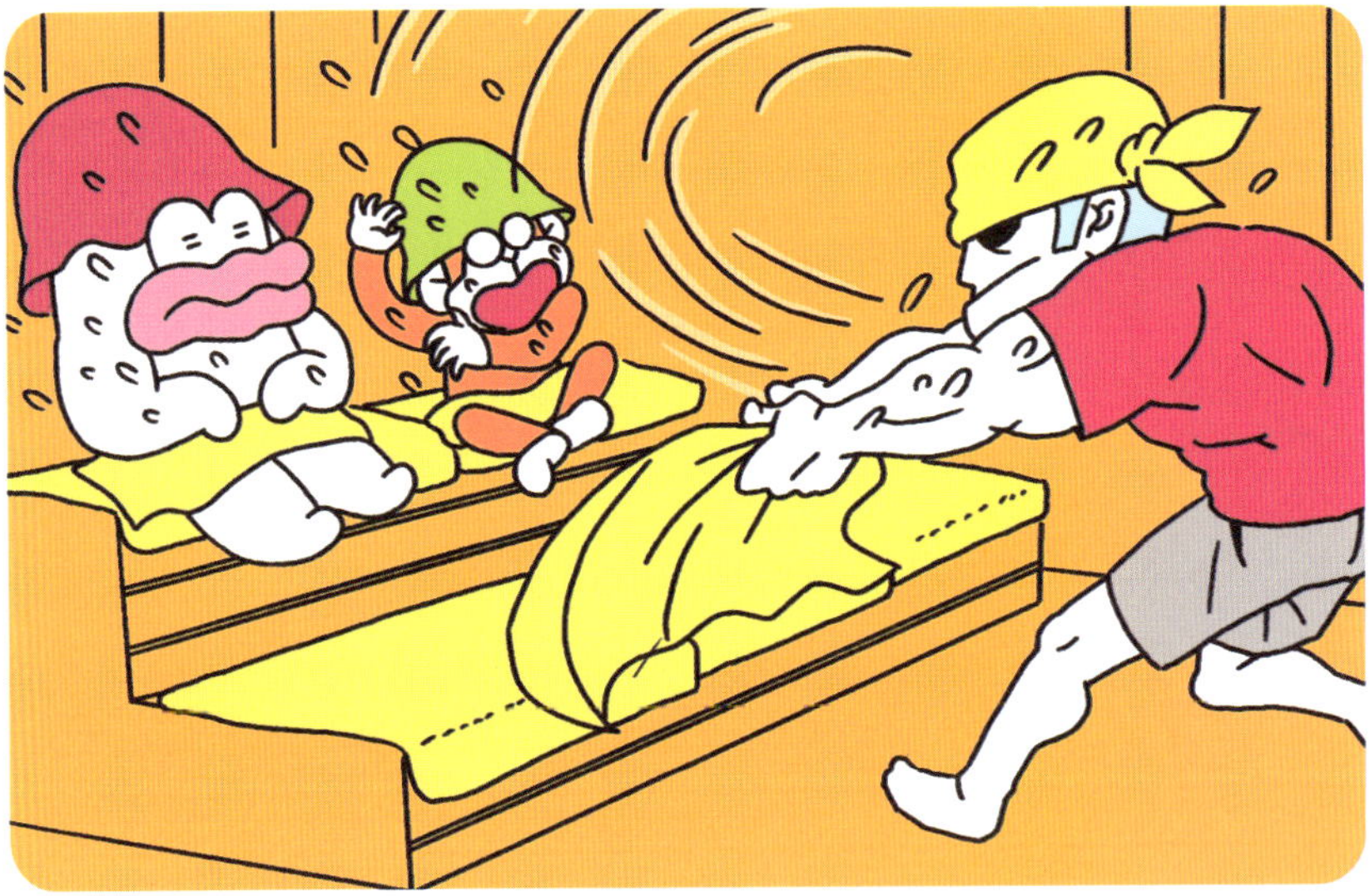

ただサウナに入るだけでも十分に温まることができるが、さらなる熱気を追求する行為がある。それがサウナストーン搭載のサウナ室にのみ許される秘儀、「ロウリュ」だ。

気候や体調によってイマイチ汗が出ない日もあるだろう。そんな経験のある方は、是非ロウリュを体験してほしい。アツアツの水蒸気がゆっくり降りてくる様は、目には見えない熱のカーテンが降りてくるよう…とでも言おうか。火照った身体にさらに熱を入れるとき、シビれるような感覚を体験できるぞ。その瞬間から、君もロウリュ無しでは生きていけない身体になるだろう！

自動給水機能の「オートロウリュ」がある施設や、「熱波師」を擁するホスピタリティ高い施設など、さまざまな施設があるのでまずは近所のサウナを調べてみよう！

ロウリュ

熱したサウナストーンに水をかけたときに発生する蒸気・行為のこと！「ロウリュウ」ということも。

　水蒸気を発生させることにより、体感温度を上げて発汗を促進する効果があるぞ。フィンランドに伝わる伝統的なサウナ入浴法で、もちろんフィンランド語。

　自由にロウリュできるものを「セルフロウリュ」、機械仕掛けで自動給水するものを「オートロウリュ」と呼ぶんだ。

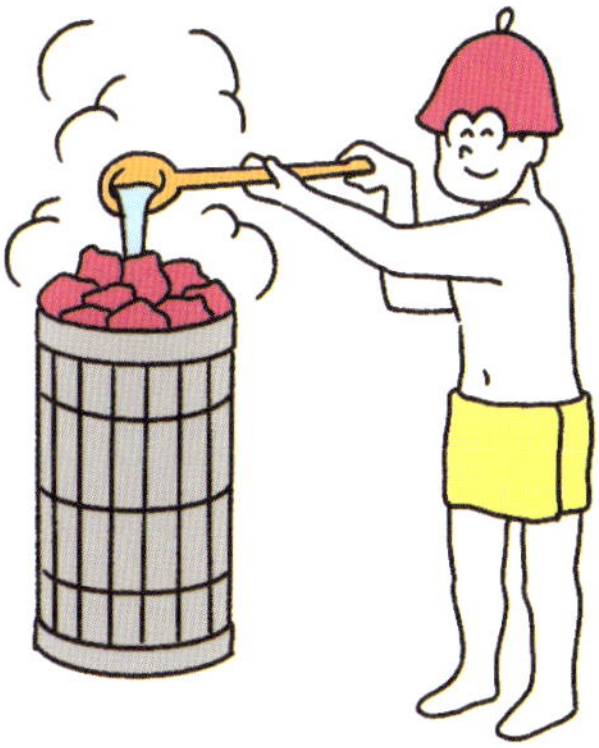

アウフグース

ロウリュ、または熱気を、タオルであおぐ行為のことだ！

　フィンランド発祥ではなく、ドイツ発の、ロウリュにパフォーマンス性をプラスさせたものだぞ！

　「アウフグース」はドイツ語。日本では「熱波」と呼ぶ場合もある。「ロウリュ」と混同している施設もあるのでややこしいが、スタッフによってイベント的に行われるものだと覚えておこう！

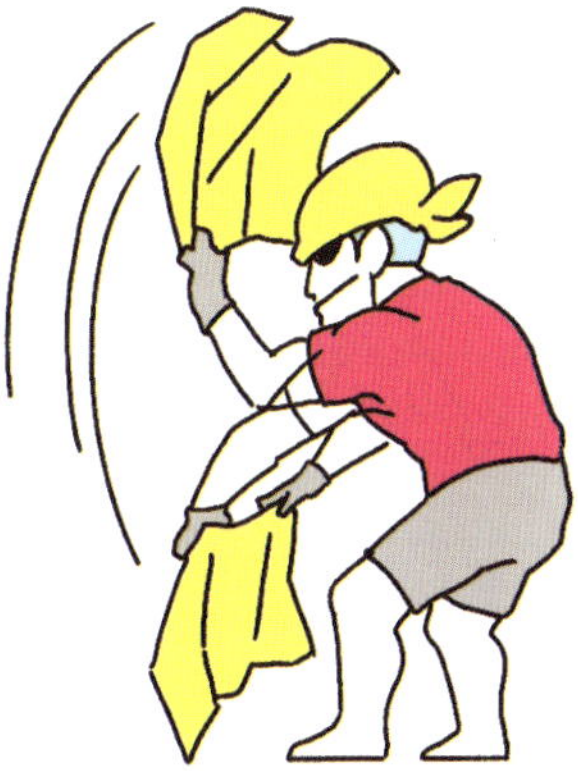

熱波師（アウフギーサー）

ロウリュの蒸気を、タオルやうちわなどであおぎ、風を送るスタッフ・エンターテイナーのことだ！

　室内に充満している激アツの水蒸気をかき回す行為は重労働。体力がないと務まらない仕事だ。コンテストも開催されていて、タオル捌きなどの技術に日々磨きをかけている。有名な熱波師にあおいでもらえばクセになること請け合いだ！

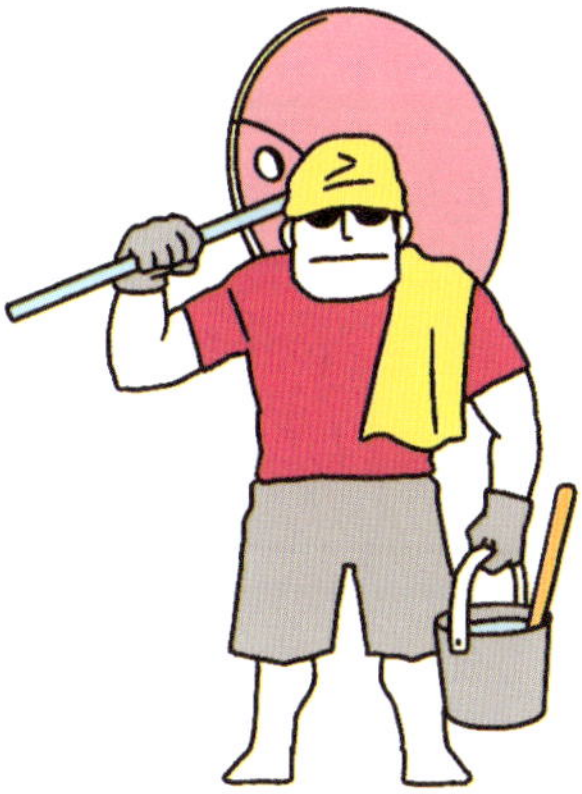

[アウフグースの受け方]

昨今TVなどでも取り上げられることの多い「アウフグース」や「熱波」。
お気に入りの熱波の受け方を見つけてみよう！

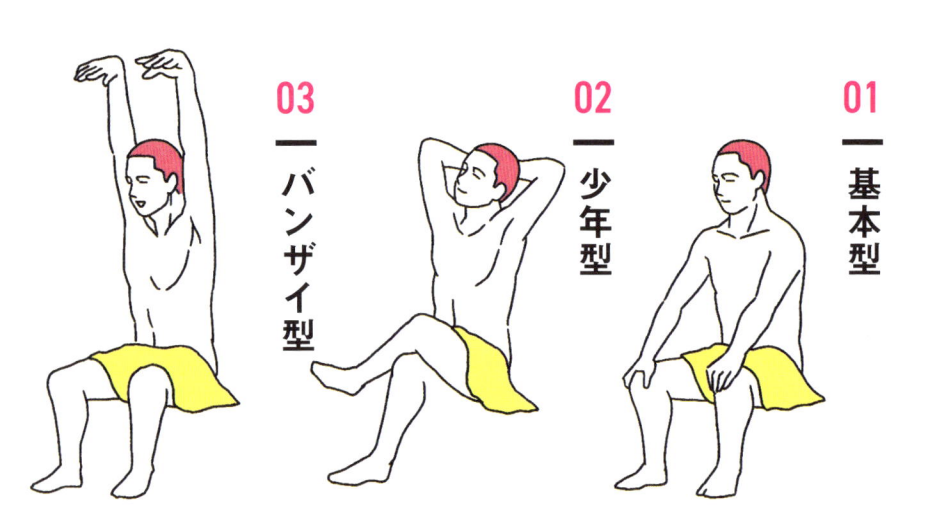

01
基本型

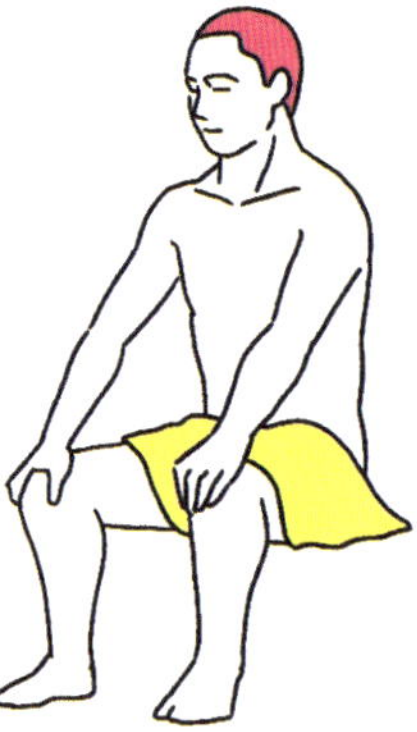

02
少年型

03
バンザイ型

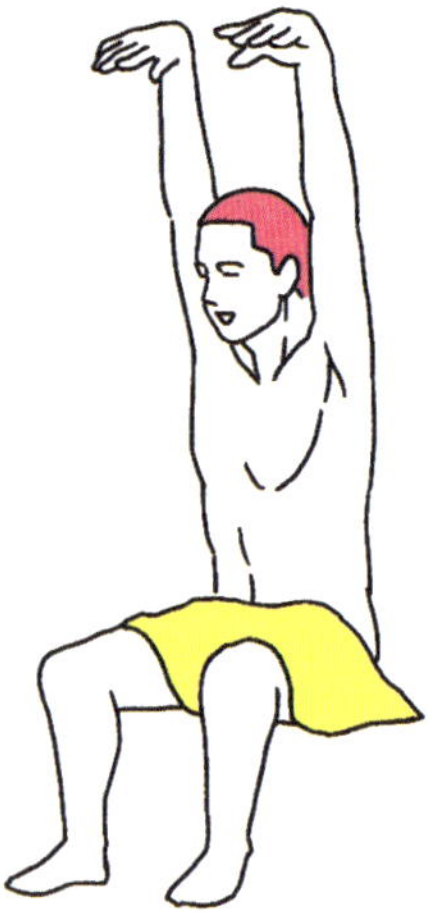

04
背受け型

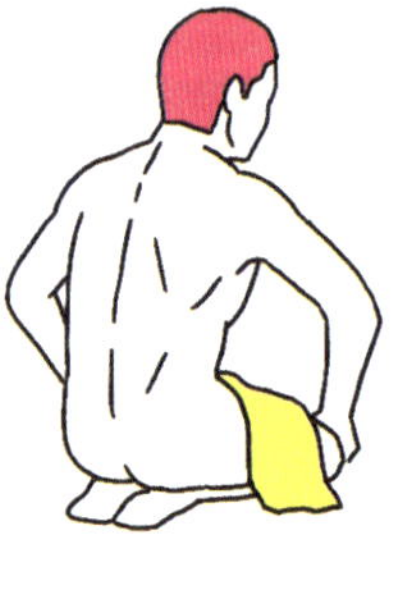

05
シラヌイ型

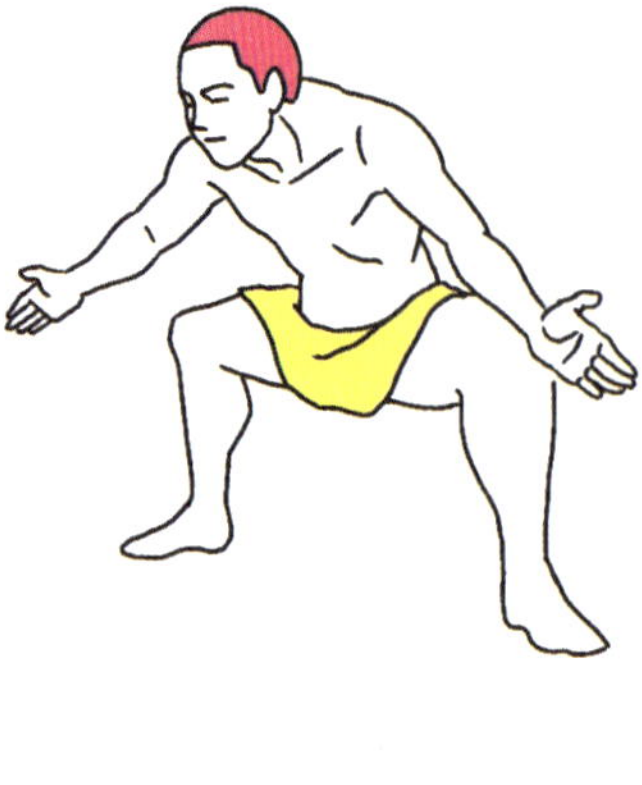

06 ―JOJO型

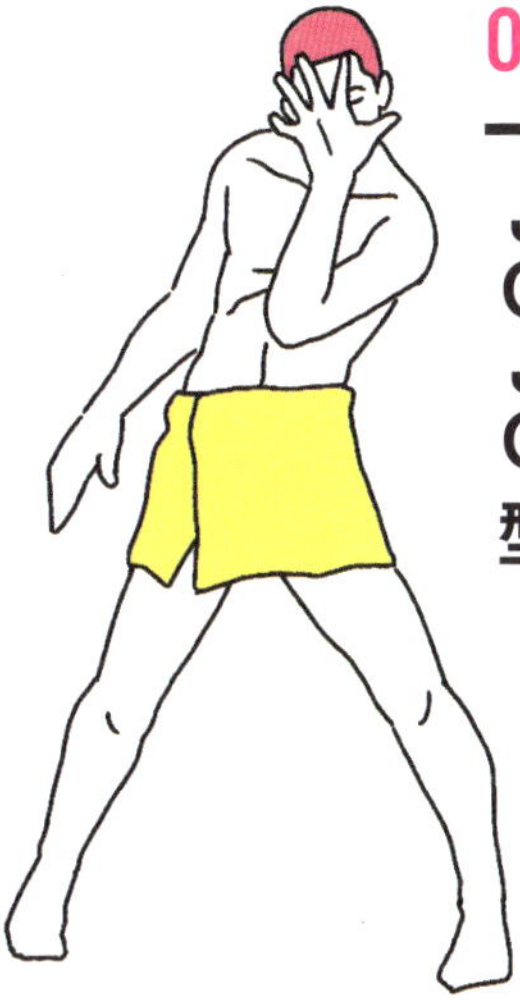

07 ―特戦隊型

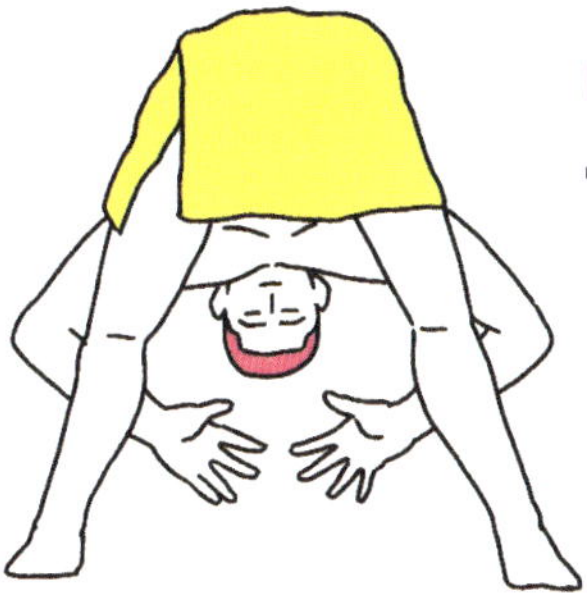

08 ―象形拳型

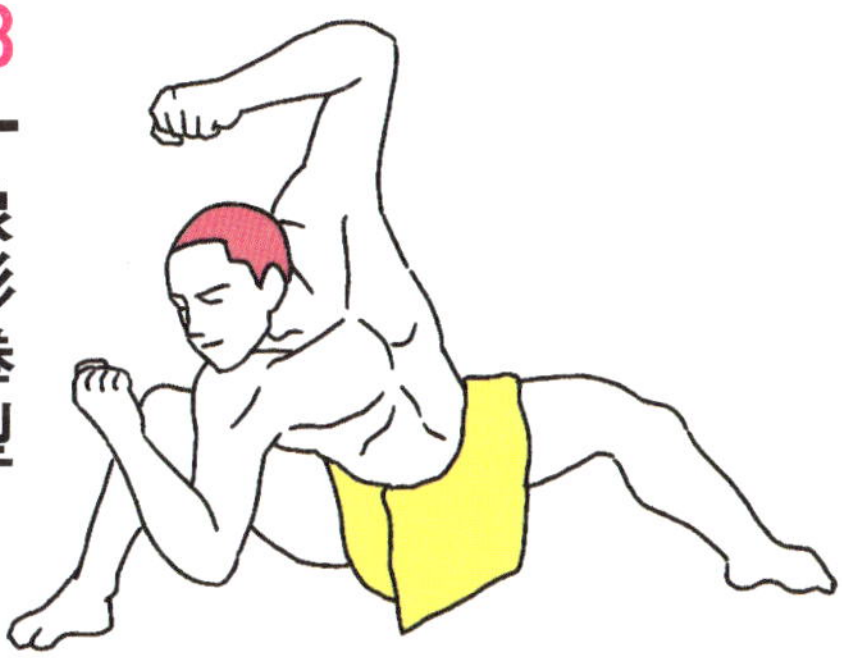

現代サウナの常識

魅惑の「ヴィヒタ」

「ヴィヒタ」によるマッサージ、「ウィスキング」

ヴィヒタとは、白樺の若い枝葉を束ねたもの。サウナ内で全身を叩くようにして使用する行為はウィスキングと呼ばれる。本場フィンランドでは、なんと約2000年前から習慣化されている。血行促進、殺菌・保湿作用により、肌の引き締めやハリを保ち、しなやかなボディをつくるといわれている。

また、サウナ室の天井からぶら下げている施設も多く、精油の爽やかな香りは、浴室にいながら森林浴のような寛ぎをもたらしてくれる。インテリアにもぴったり!

日本では主に北海道の上富良野町で生産されているぞ。

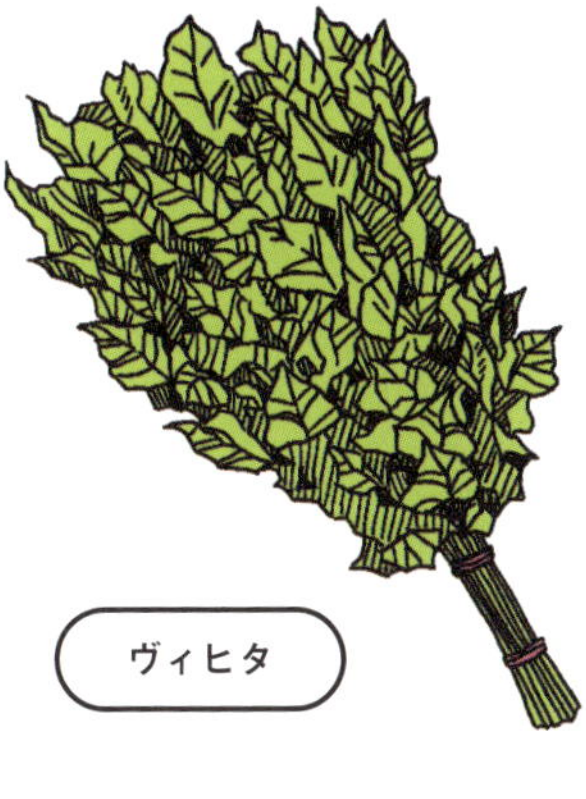

ヴィヒタ

銭湯＆サウナ施設で見かける

サウナーたちのファッション図鑑

SAUNA LOVER'S LOOK

01 ― ネイキッドスタイル

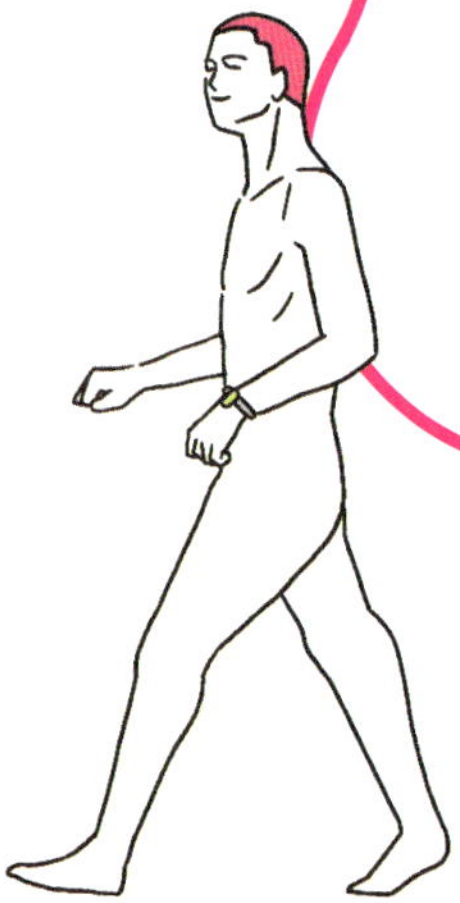

01 ノーガードスタイルの風来坊

自信満々フル◯ン上等！　揺れる金的ぶら下げて、大きさ勝負だバッチコイ！　他人の視線どこ吹く風で、胸を張り肩で風を切って闊歩する姿はまさに男の中の男。

02 ― 腰タオルスタイル

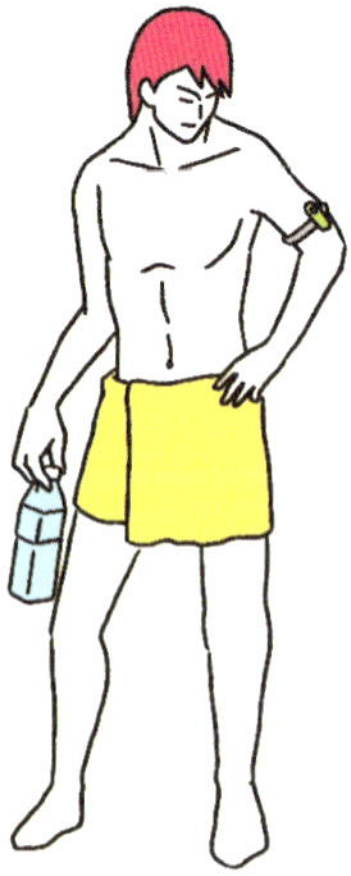

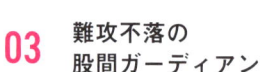

02 基本に忠実な優等生

サウナーの模範的スタイル。TPOを弁えたバランス型オールラウンダー。自己主張は控えめで、調和を求める平和主義者。今後何色にも染まれる将来性も垣間見える。

03 ― 絶対防御スタイル

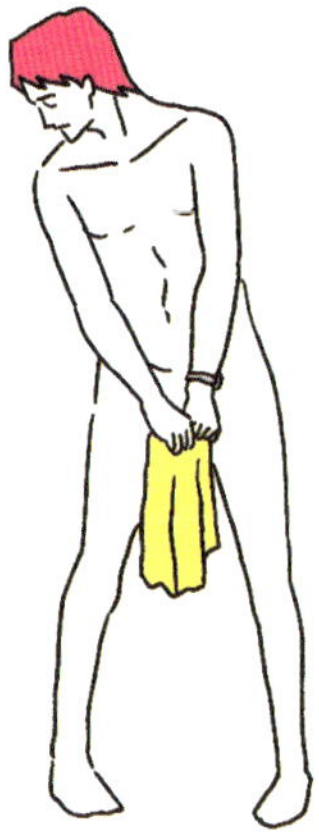

03 難攻不落の股間ガーディアン

頑なに股間を守るタオルは、たとえ親が死んでも離さない！　さながら鉄壁のカーテン。一見、幼稚な頑なさともとれるその姿は、日本人的奥ゆかしさの表れなのかもしれない。

04 ─ おじぎ手刀スタイル

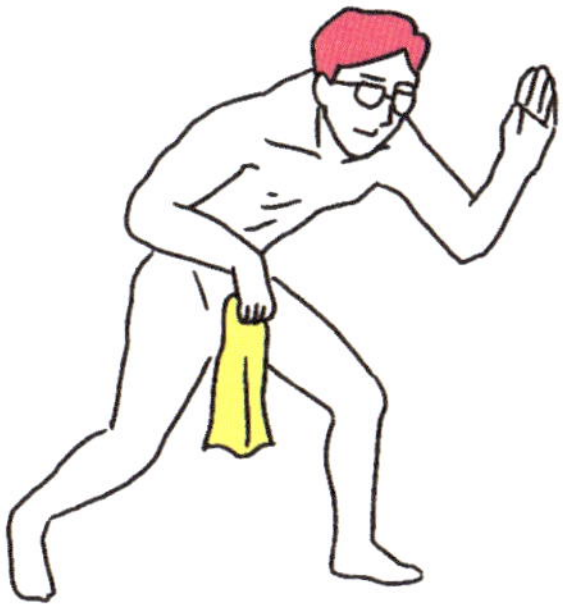

04 世渡り上手な八方美人

社会の荒波に揉まれ、望むと望まざるとにかかわらずその身に染み付いたおじぎ手刀は、まるでモーゼの海割りのように人垣を切り開く、優しい刃となるのだ。社会人は辛い！

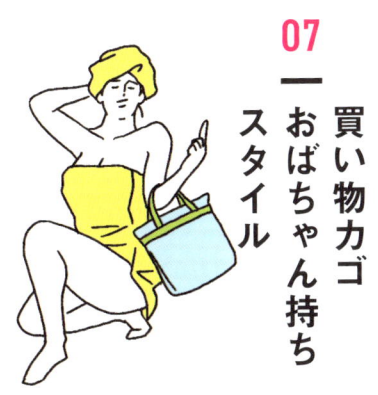

05 ─ ギリシャ人

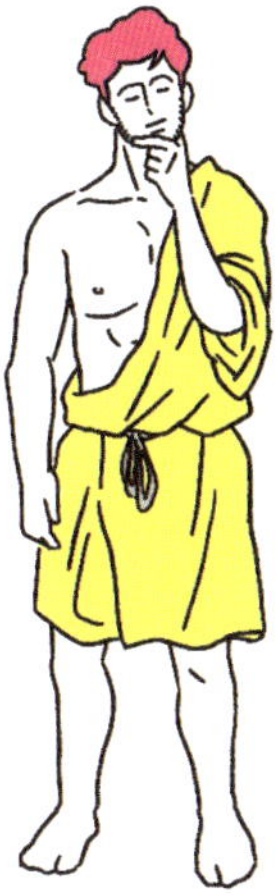

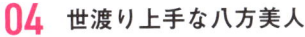

05 時をかけるタイムトラベル系サウナー？

お風呂の国からこんにちは！　ある日突然、謎の古代風呂職人が老舗銭湯の湯船から出てきたとか、こないとか。もしラテン語が堪能な人がいたら、力になってあげたらいいかもしれない。

06 ─ 前貼りスタイル

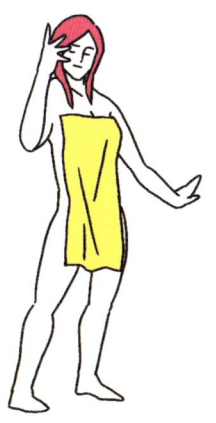

06 前を隠して尻隠さず

持ち運びに適したフェイスタオル。その限られた布面積をフルに生かして胸元から股間までばっちりディフェンス。やはり女性ならではのボディラインの為せる技か、凹凸の少ない男にはまず不可能な技である。

07 ─ 買い物カゴおばちゃん持ちスタイル

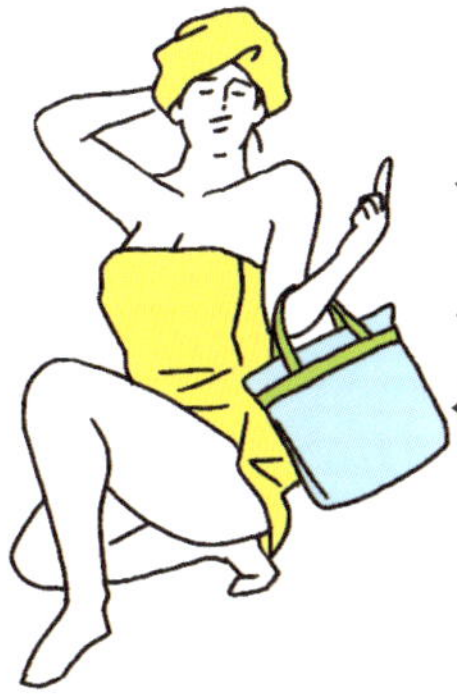

07 スパバッグから飛び出るは、バスグッズか長ネギか

ふと気づけば自然に肘にかかっているバッグの紐。年齢を問わず女性に多く見られるありふれた姿だ。その習性は浴場内でも健在。そのバッグの端からは、天を衝く長ネギの残像が見えるとか、見えないとか。

[サウナアイテム紹介]

あれば便利なサウナアイテムを一挙紹介！
フルコンプリートでサウナライフを充実させよう!!

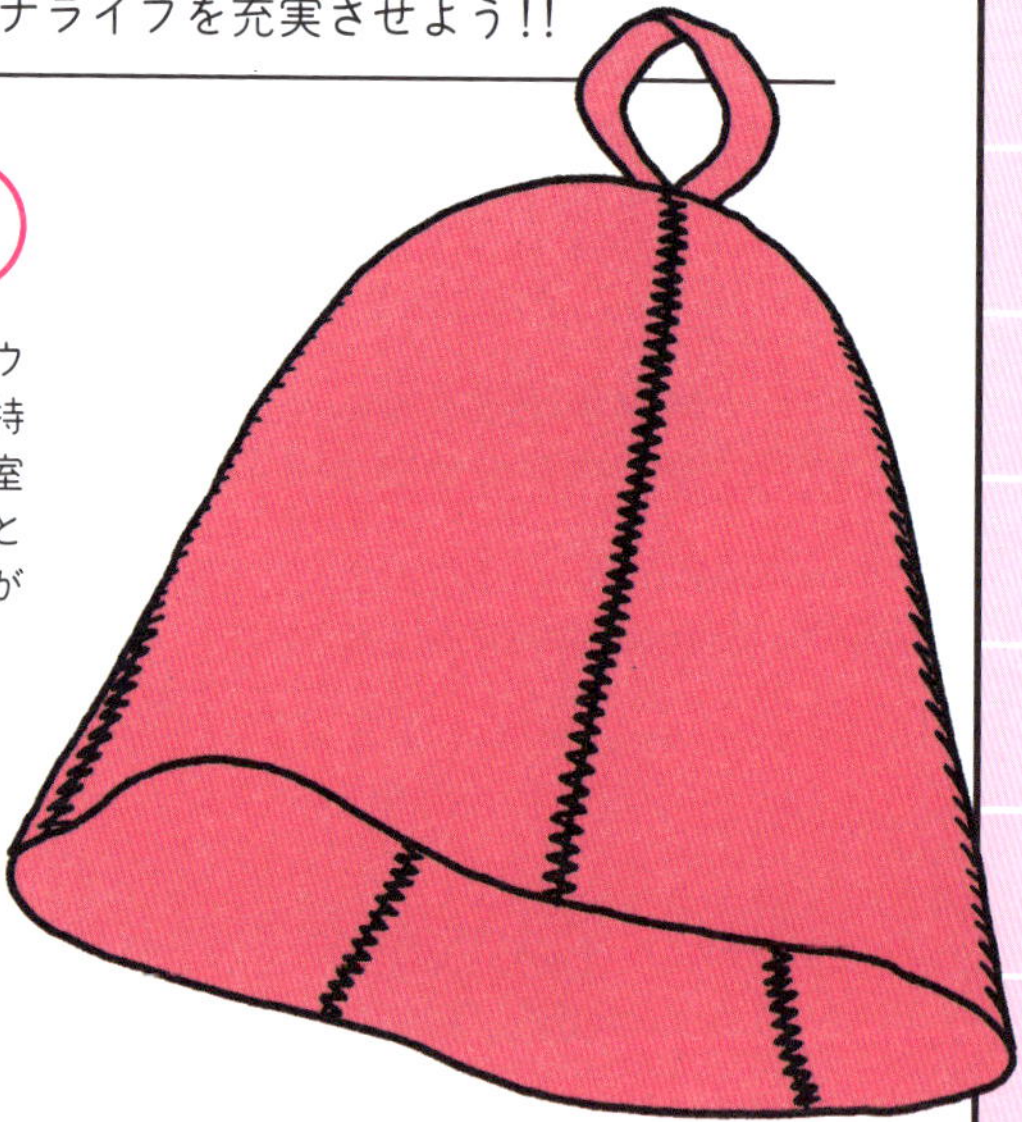

サウナハット

頭部を熱と乾燥から守ることができ、高温サウナやロウリュ、アウフグースイベントなどで特に効果を発揮するぞ。頭を守ることでサウナ室滞在時間を延ばすことができ、より温まることで「ととのい」への距離をぐっと縮めることができる。素材によって効果や特色も異なる。

Point-1 高温耐性UP！
無理無く体を温める！

Point-2 肌・髪へのダメージ防止！

Point-3 のぼせ防止！

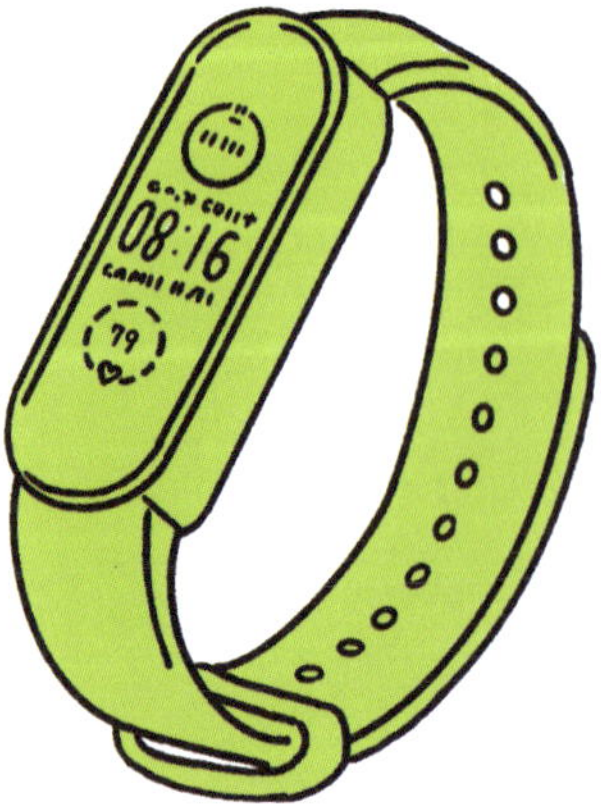

サウナウォッチ

施設の新旧にかかわらず12分計の無いサウナ室は珍しくない。時計はそもそも精密機械なので基本的に熱には弱いが、耐水＋低価格でタフな時計は多く存在するぞ。心拍数も確認でき、壊れてもショックの少ない、安価なスマートウォッチが特にオススメ。

Point-1 12分計の無いサウナ室で大活躍！ 水風呂時間の計測も！

Point-2 心拍数を測って無理を予防！

Point-3 電子決済機能も利用できる！

タオル

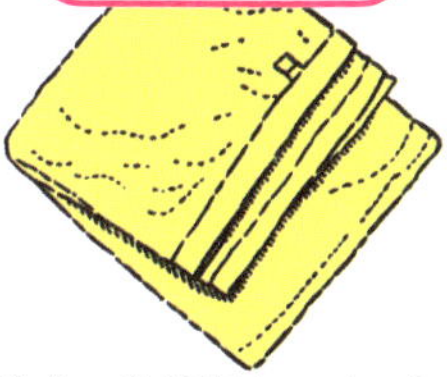

洗体・股間隠し・バスタオル・サウナハットの代用等、利用法は無限大。サウナにおけるマストアイテム。速乾の高機能タオルなど、種類も多い。

サウナマット

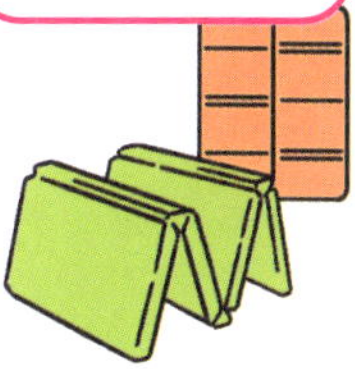

ポリエチレンのマット。クッション性も◎。一枚持っておけば安心。施設によってはビート板をマットとして貸し出してくれるところもある。

耳栓

おしゃべりなどの雑音をシャットアウト。静かに自分と向き合いたいときには重宝する。紐で繋がっているタイプは紛失防止にもなってオススメ。

携帯ソープセット

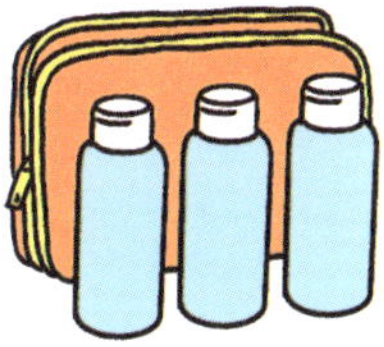

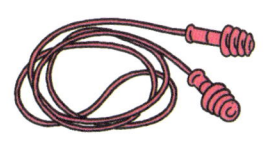

施設によって、石鹸・シャンプーの有無はまちまち。携帯容器にお気に入りのソープ類を詰めておけば、裸で番台に石鹸を買いにいかなくて済むぞ。

耐熱メガネ

高温のサウナではメガネの変形が心配なもの。しかしボヤけた視界ではせっかくのサウナが楽しめない。サウナ用メガネがあればストレスから解放されるぞ。

スキンケア用品

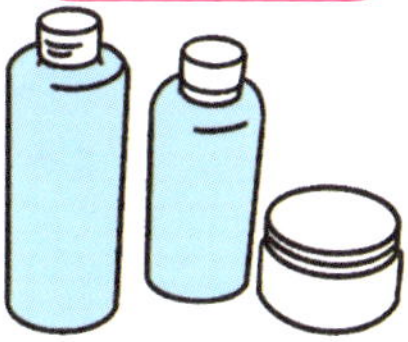

熱と乾燥で、顔がひりひりしてしまうことがある。熱は上に上るので特に顔の周りは高温になりがち。忘れがちだがサウナ後は保湿ケアしよう。

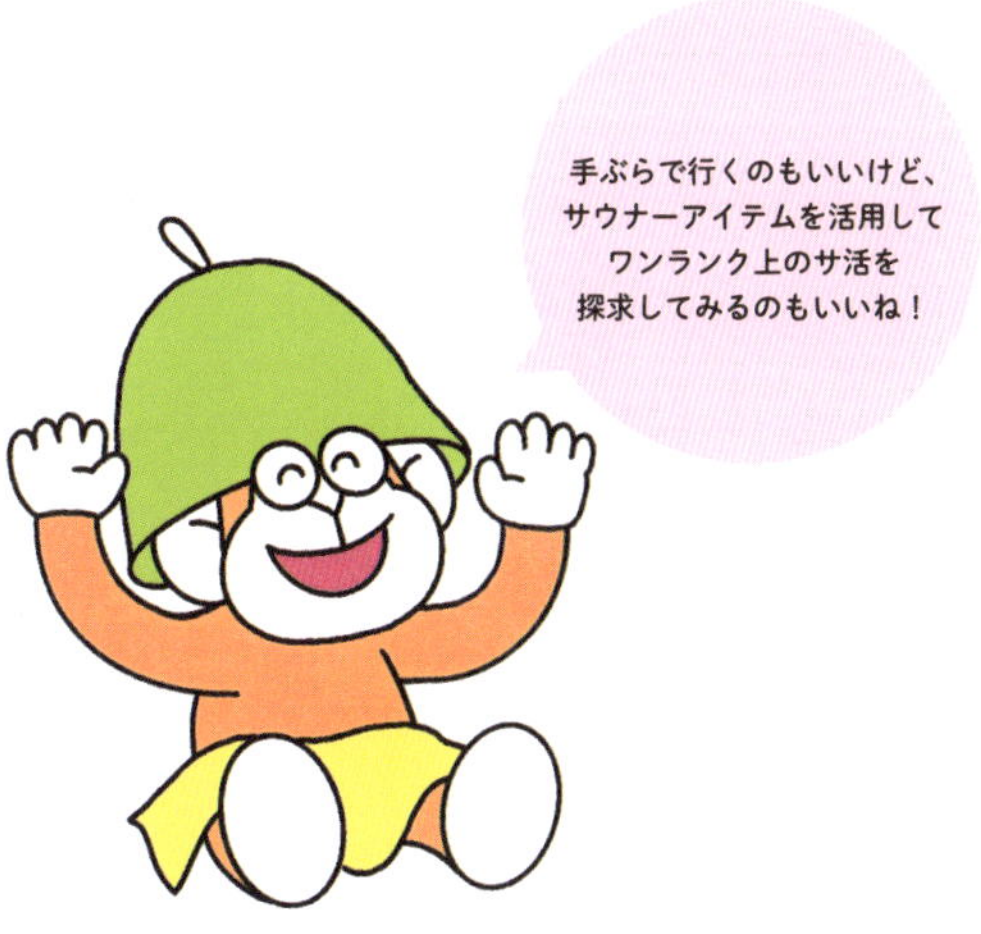
手ぶらで行くのもいいけど、
サウナーアイテムを活用して
ワンランク上のサ活を
探求してみるのもいいね！

サウナポンチョ

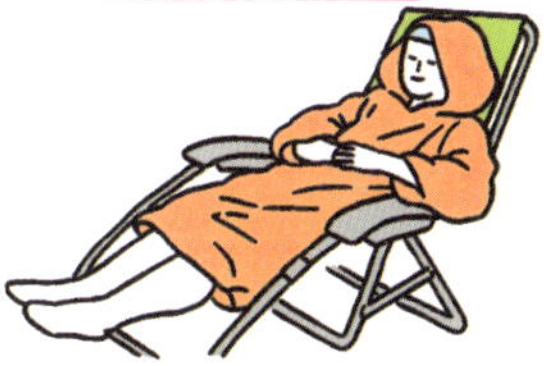

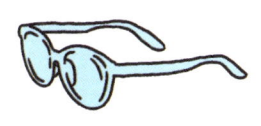

外気浴のある施設や、アウトドアキャンプの際の休憩中に大活躍。体の冷えを防いでととのおう。各社からおしゃれなポンチョが発売されている。

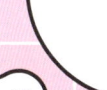

[サウナハットの種類]

サウナハットは、熱や水に強く型崩れしにくい素材が使用されている。
さまざまなお店が創意工夫を凝らしたハットを展開しているぞ。

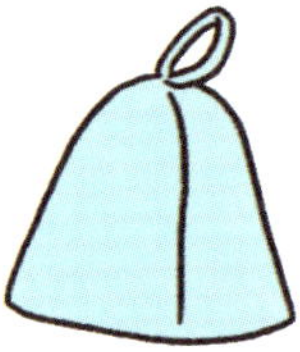

01 ウールフェルト

天然素材で肌に優しく吸湿性に優れる。断熱性がピカイチで、丈夫で長持ち！
※洗濯機は使用不可

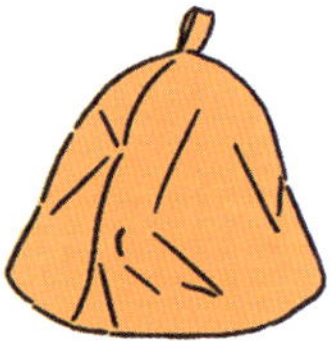

02 コットン

断熱性は高くないが、価格が比較的低め。吸水性が高く、肌ざわりがいい。

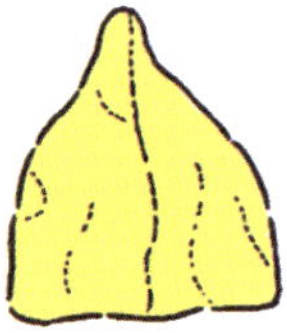

03 タオル地

肌ざわりがよく、畳めばコンパクト。洗濯機での丸洗いも心配なし。

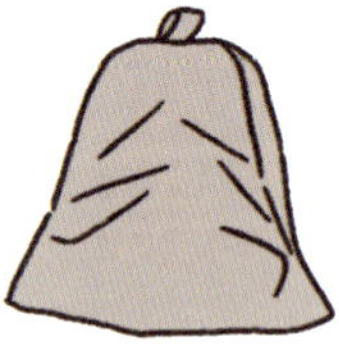

04 リネン

断熱性や耐久性は高くないが、洗濯機での丸洗いも可。手入れ不要で手間のかからないハット。

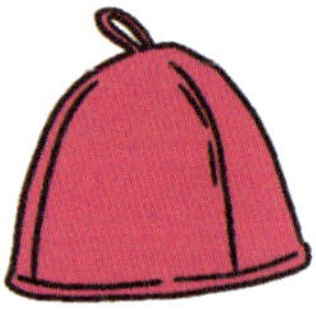

05 メッシュ

耐熱・耐久性に優れ、乾きやすい。目深に被ってもメッシュ越しに外が見える！

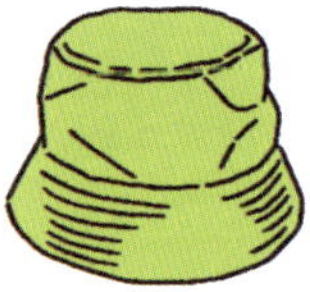

06 ポリエステル

撥水加工でハットが濡れてしまうのを防ぐので、いつでも快適な使い心地。

サウナハット忘れたらターバンだ

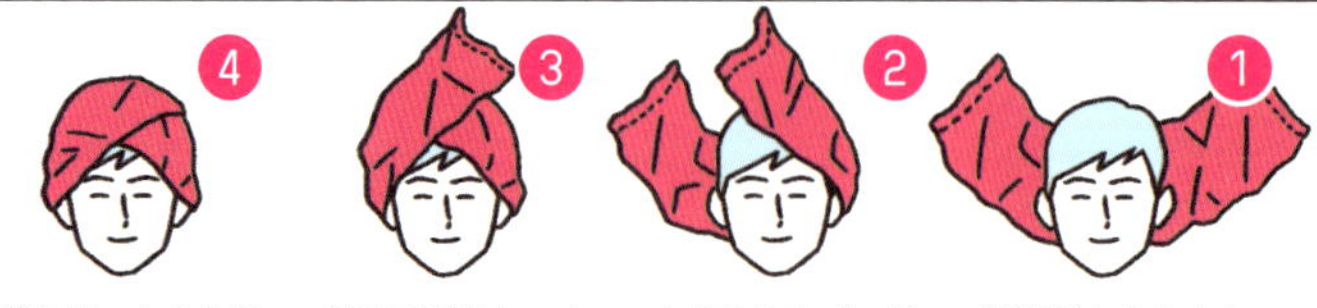

1. 後頭部からタオルを回します。
2. 左右を片方づつ巻いていきます。
3. 髪や耳が出ないようにうまく調整。
4. 落ちないように固定して完成！

サウナハット百景

TYPES OF SAUNA HATS

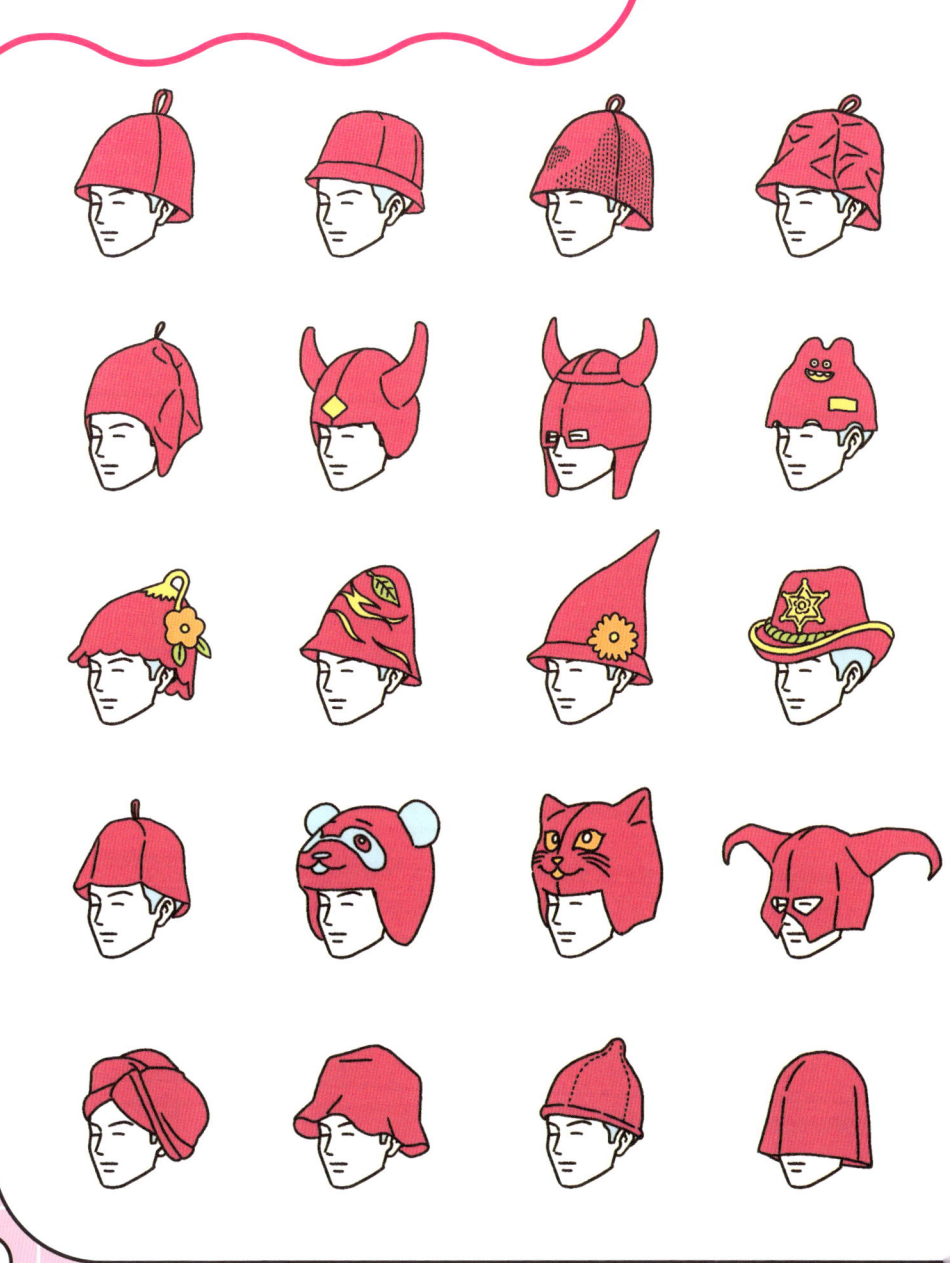

[タオルはプロテクター]

サウナ室では全裸が当然。しかし、ストロング設定のサウナには全裸では耐えられないときもある。タオルはそんなときの心強い味方だ。

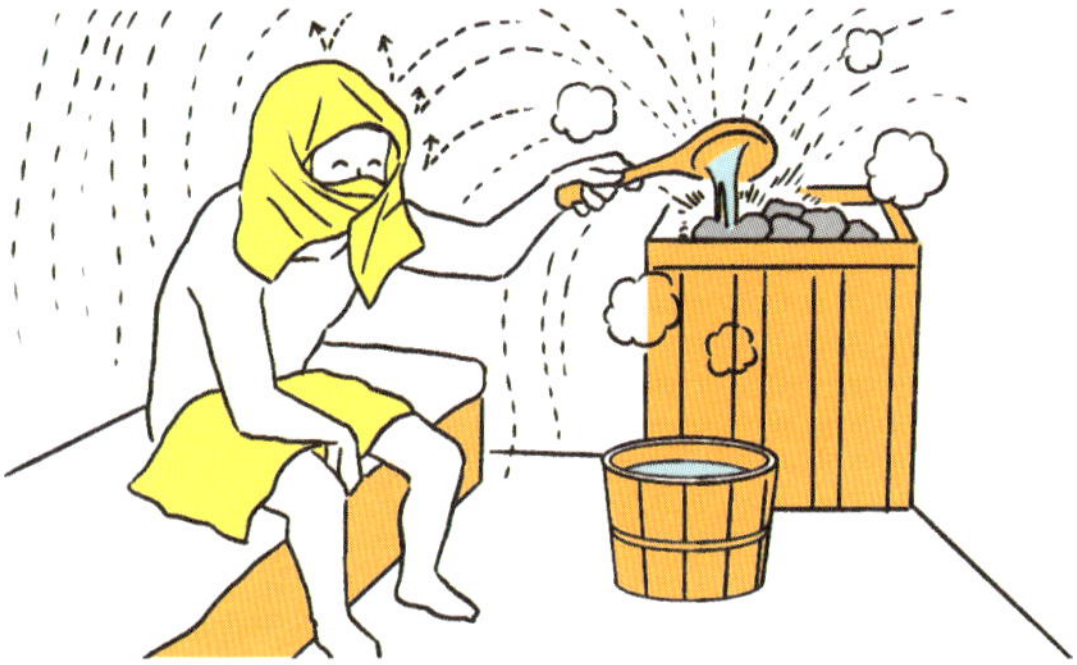

熱くて痛い箇所ランキング 5

1. 鼻腔
2. 耳
3. 乳首
4. 肩、二の腕
5. つま先

全裸じゃ無理！

サウナにハマれば、なまぬるい設定温度では物足りなくなるもの。しかし熱気に慣れることはできても、鍛えられない急所が存在する。

ロウリュやアウフグースなどで、とんでもない熱気が襲ってきたときは、とてもじゃないが準備無しでは耐えられない！

上のランキングにあるような急所は積極的に守りを固めるべきなんだ。サウナハットでは頭部しか守れない。他に唯一頼れるものといえばズバリ、タオルだ！ 理想はタオルを2枚以上持参すること。これで口・鼻、上半身をガードできる。フルアーマータオルスタイルで生き残れ！

ヘアタオル応用編 羊巻き

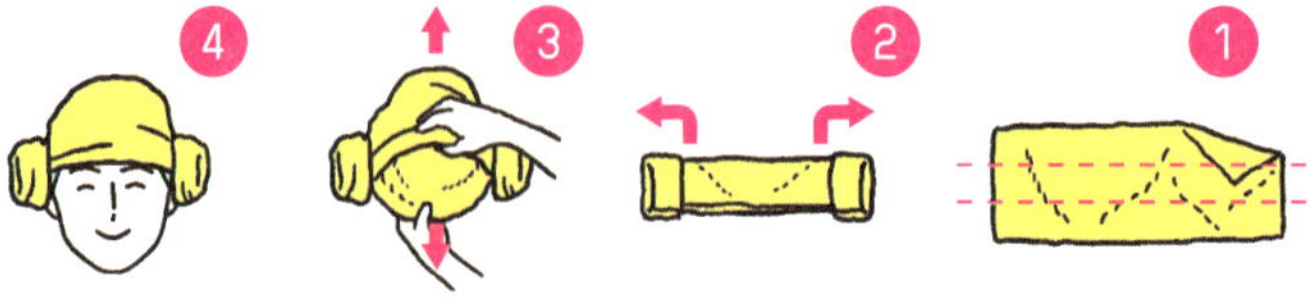

1. フェイスタオルを三つ折りにします。
2. 両端を顔の幅くらいまで巻きます。
3. 穴を広げて帽子の形にします。
4. 頭に被って完成！

女子サウナーの持ち物

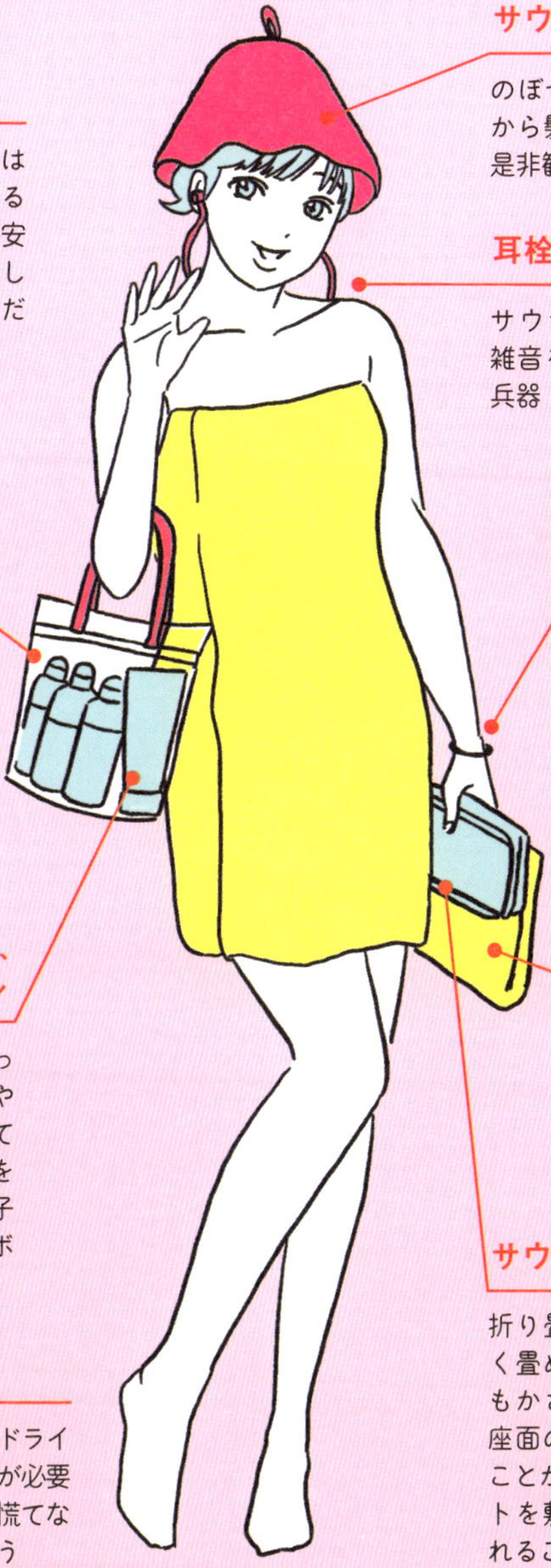

クレンジング、アイブロウ

お風呂の前のメイク落としは必須！ フロントで売っている場合もあるけど持参すれば安心。帰宅時にすっぴんを晒したくない人は、アイブロウだけでも持参しよう！

シャンプー、コンディショナー

備え付けのリンスインシャンプーでは満足できない人には必需品。お気に入りの商品を、小分けボトルに入れて持ち込もう

化粧水、乳液、パック、洗い流さないヘアオイル

サウナ後の美容ケアはとっても大切！ サウナ後の肌や髪は、想像以上に乾燥してしまう…。でもケアに力を入れれば翌日のお肌の調子が抜群によくなるよ！ サボらずにお肌レベルアップ♪

10円玉、100円玉

下駄箱、入浴料、ロッカー、ドライヤーなど、思った以上に小銭が必要になる！ 両替に手間取って慌てないようになるべく崩していこう

サウナハット

のぼせを予防し、乾燥と熱から髪を守る！ 女性にこそ是非勧めたいアイテム！

耳栓

サウナでのおしゃべり等、雑音を遮断するための最終兵器

ヘアゴム

長髪はまとめてあげないと、お湯についたりサウナで傷んだり…。 地味で忘れがちだけど、マストアイテム！

フェイスタオル（2枚）

頭用と体用に2枚持参すれば安心。サウナ室の熱からも守ってくれる

サウナマット

折り畳み式のマット。小さく畳めばバッグに忍ばせてもかさばらない。サウナ室座面のマットが濡れていることが多いので、持参のマットを敷けば不快さに悩まされることはない

[サウナあるある -サウナ編-]

初心者から上級者まで！ サウナーだけが笑って泣ける、
あるあるネタを大公開！

あるあるレベル ★★★★★

こっそり
他人と我慢比べする

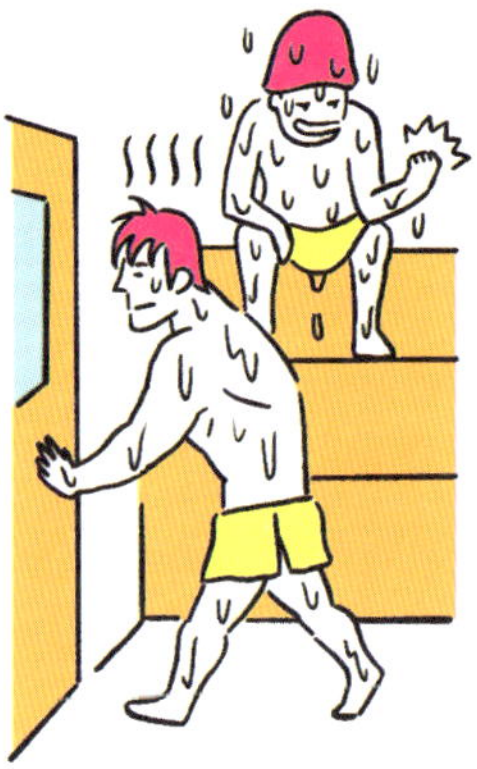

あるあるレベル ★★★★★

はじめは熱波を
浴びるときに手を
上げるのがちょっと照れる

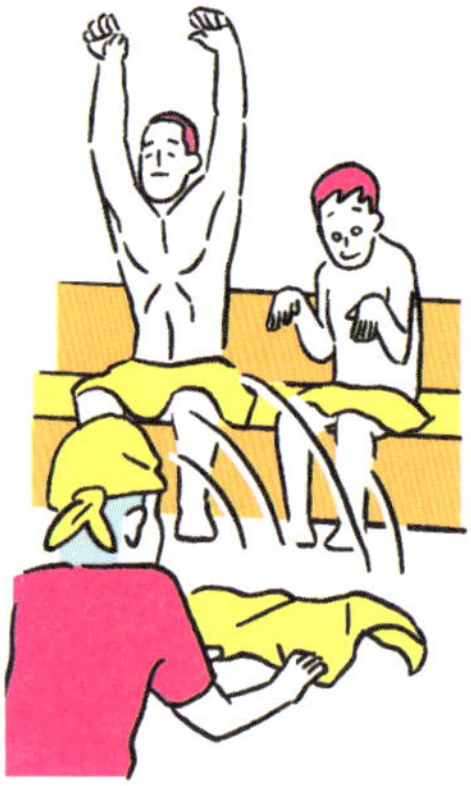

あるあるレベル ★★★★★

熱波を浴びるときの
手の上げ方で
サウナ歴が分かる

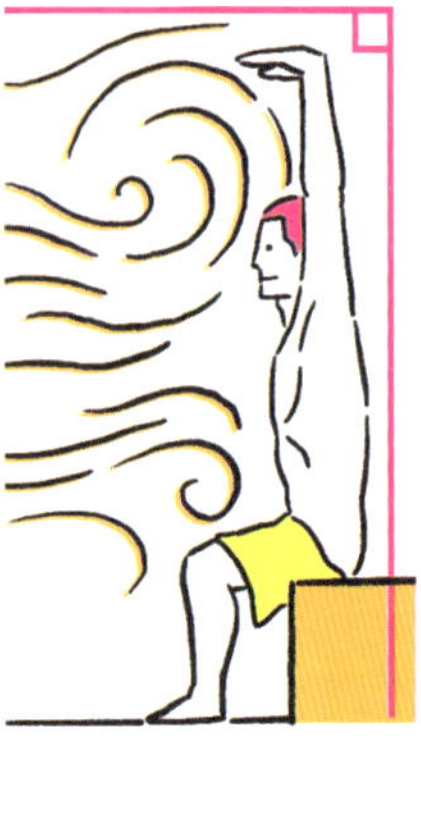

あるあるレベル ★★★★★

「あと1分で出よう」と
決めた後の1分が
果てしなく長く感じる

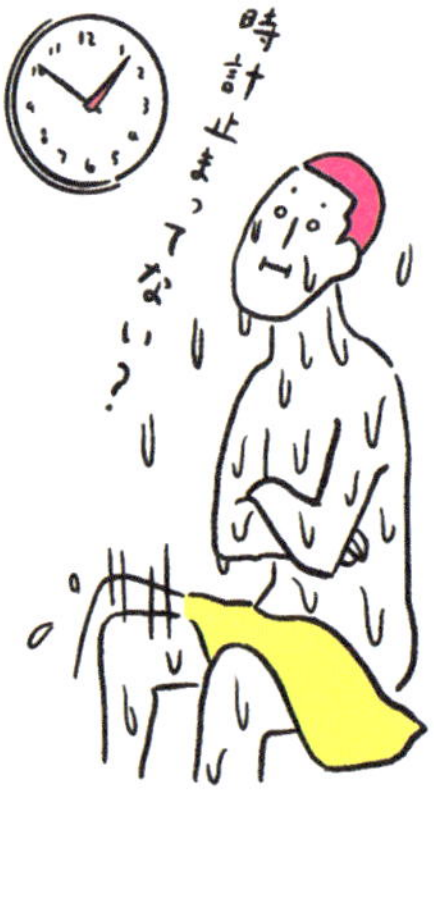

あるあるレベル ★★★★★

サウナキーの金具に触れて「熱ッ!!」ってなる

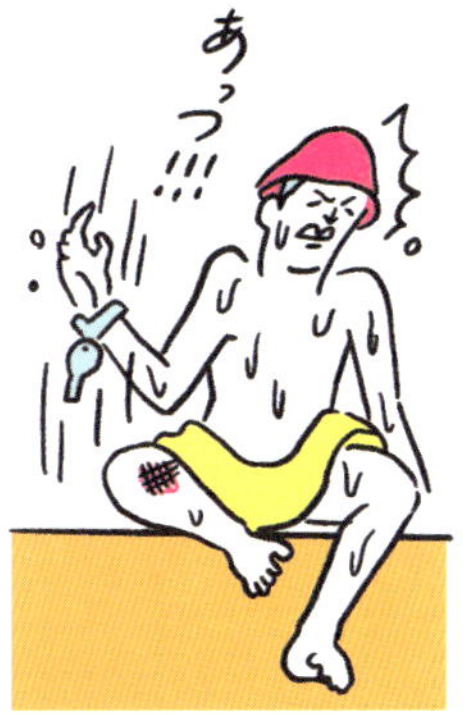

あるあるレベル ★★★★★

壁に背中がついて「熱ッ!!」ってなる

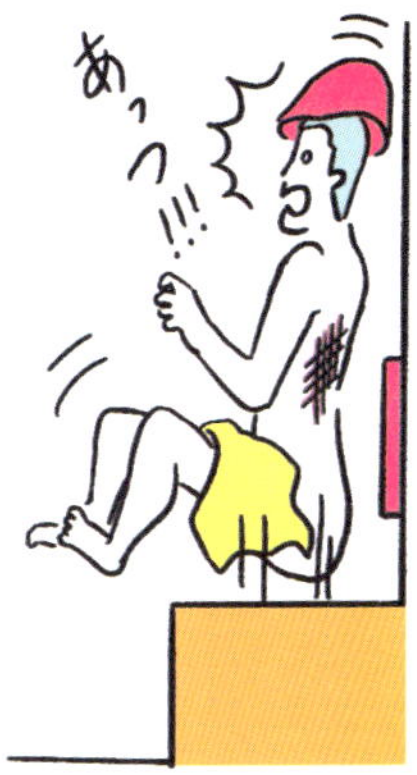

あるあるレベル ★★★★★

立ち上がったとき、上の方の空気に「熱ッ!!」ってなる

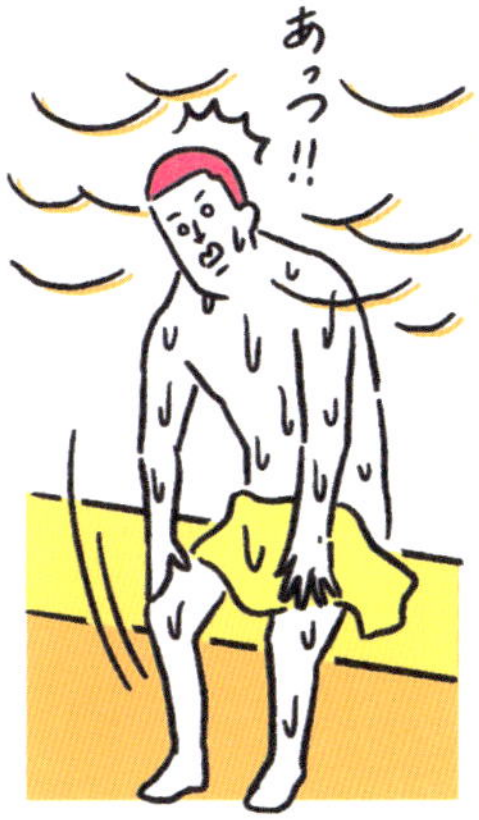

あるあるレベル ★★★★★

アウフグース終わりに拍手を送る、一体感が好き

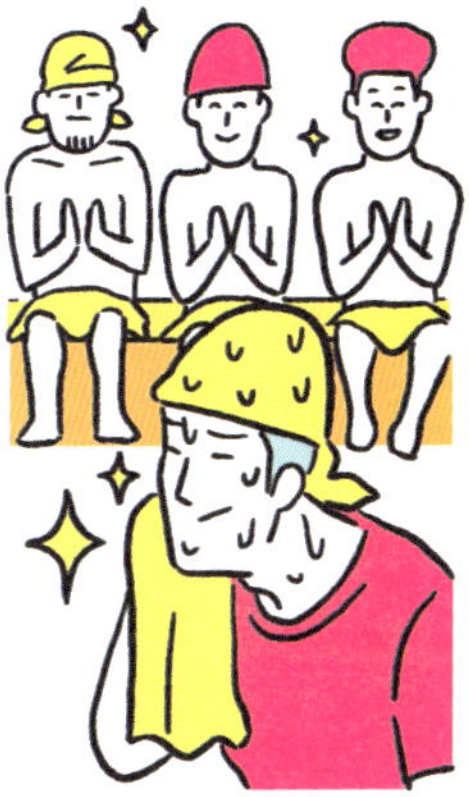

あるあるレベル ★★★★★

熱さのあまり、口呼吸になる

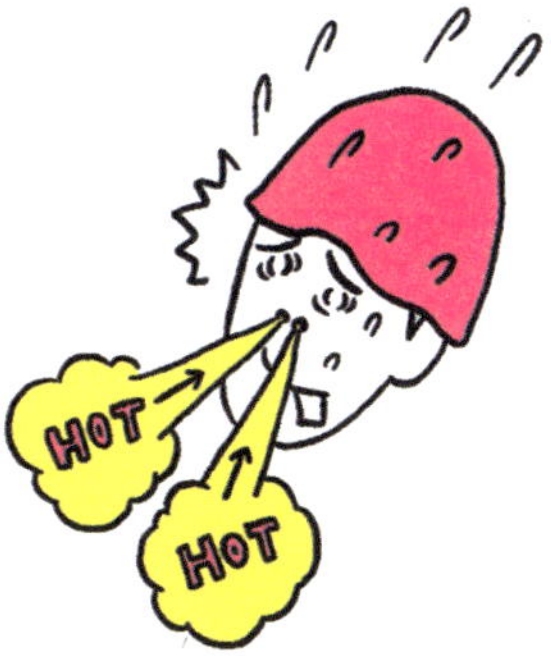

あるあるレベル ★★★★☆

無言の空間なのでテレビが普段より面白く感じる

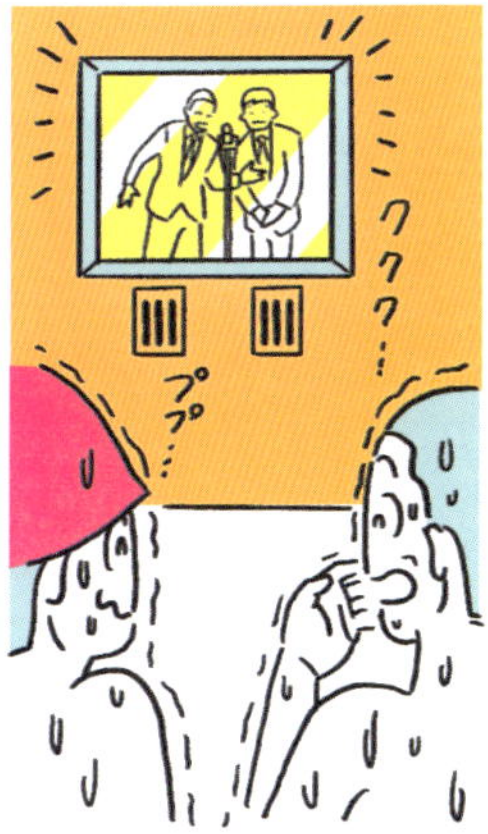

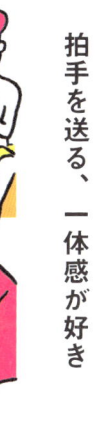

あるあるレベル ★★★★☆

熱波師が何を喋っているか頭に入ってこない。けど熱さでそんなことはどうでもいい

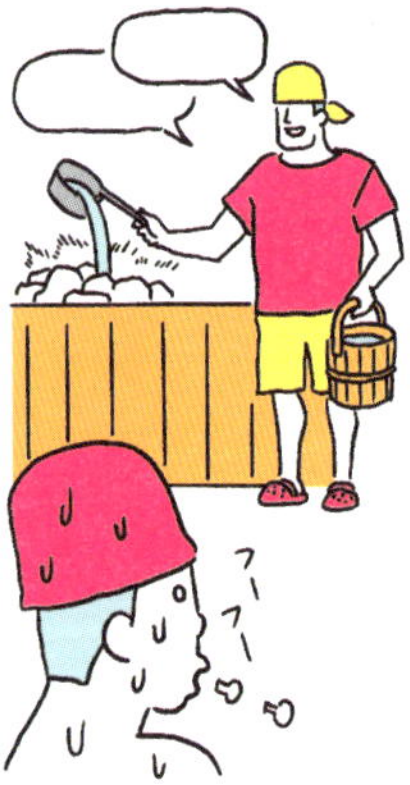
フーフー

あるあるレベル ★★★☆☆

12分計が死角になって見られない

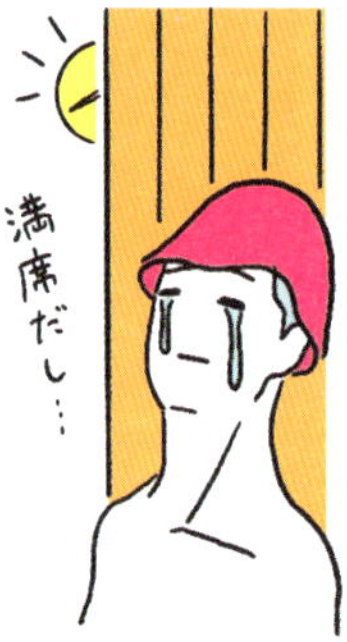
満席だし…

あるあるレベル ★★★☆☆

セルフロウリュするときになんて声かけるか迷う。そして先を越される

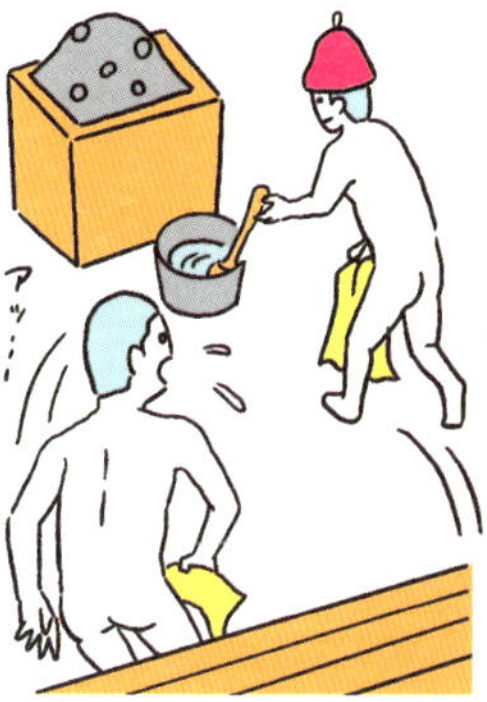
アッ…

あるあるレベル ★★★☆☆

ロウリュイベント予定時間が退館時間

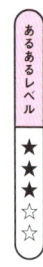

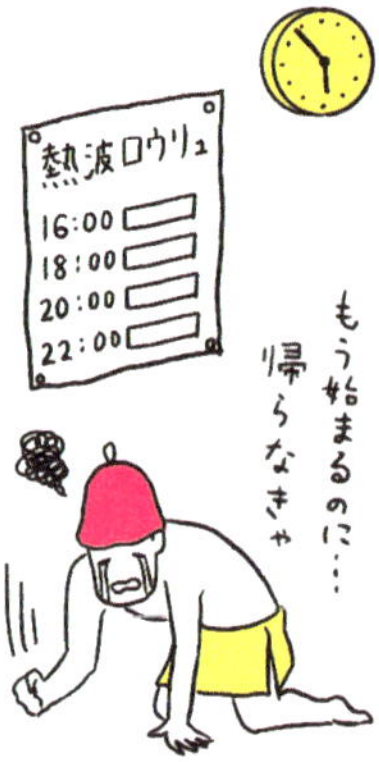
熱波ロウリュ
16:00
18:00
20:00
22:00
もう始まるのに…
帰らなきゃ

あるあるレベル ★★★☆☆

有名人に気づいてストレッチのフリとかしてチラ見する

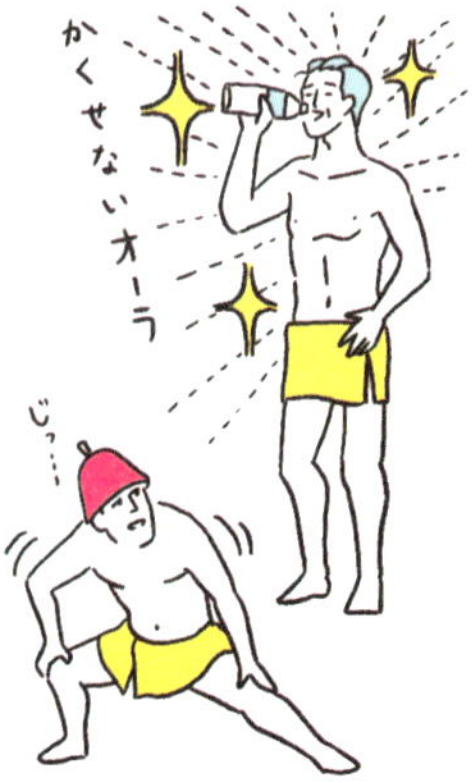
かくせないオーラ
じっ…

あるあるレベル ★★★☆☆

サウナハット着用者が自分だけだと少し不安になる

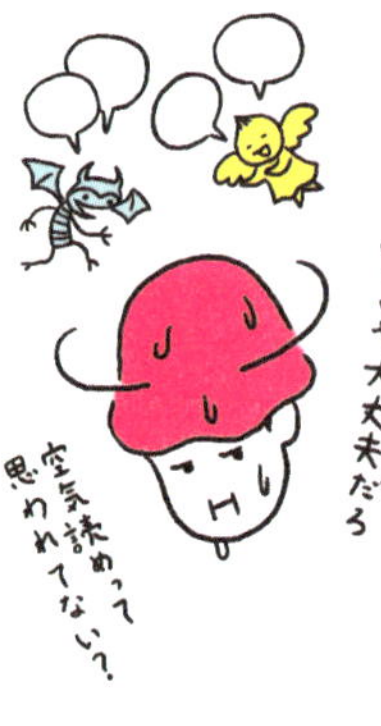
いやいや大丈夫だろ
空気読めって思われてない?

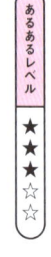

あるあるレベル ★★☆☆☆

サウナで本を読む人に不思議な感情を抱く

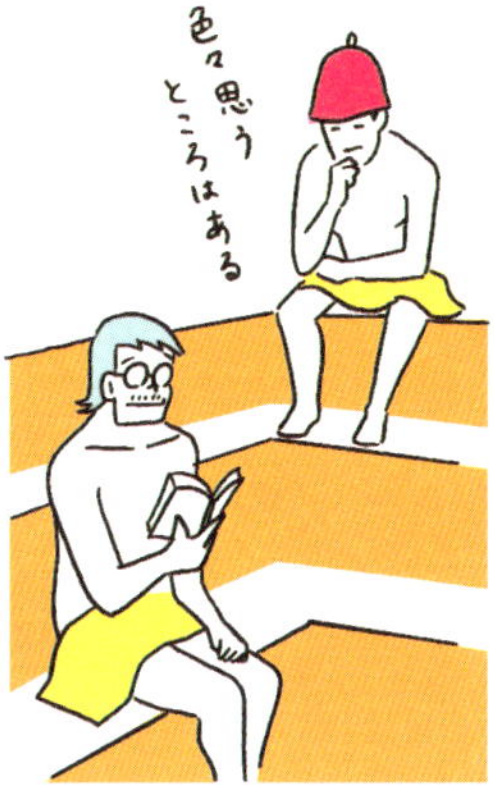
色々思うところはある

あるあるレベル ★☆☆☆☆

BGMに昭和歌謡が流れると泣けてくる

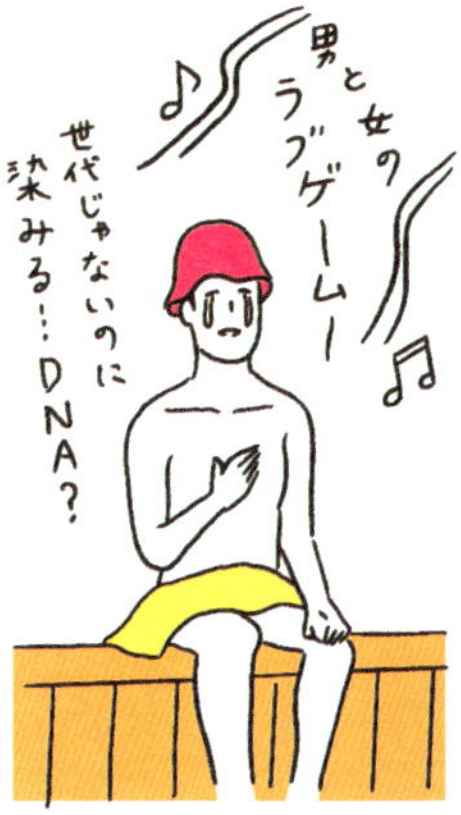
男と女のラブゲーム
世代じゃないのに染みる…DNA?

女湯あるある

同じ施設の男湯サウナより温度設定が低くて不満

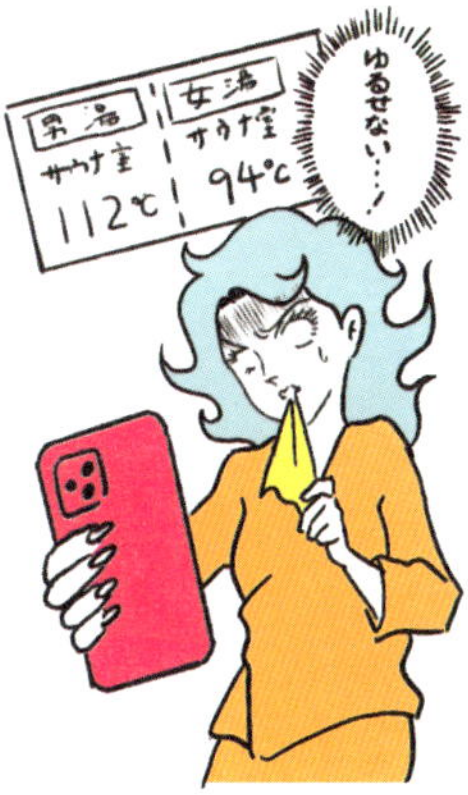
男湯 サウナ室 112℃
女湯 サウナ室 94℃
ゆるせない…!

女湯あるある

女湯だけロウリュイベントがない施設がある

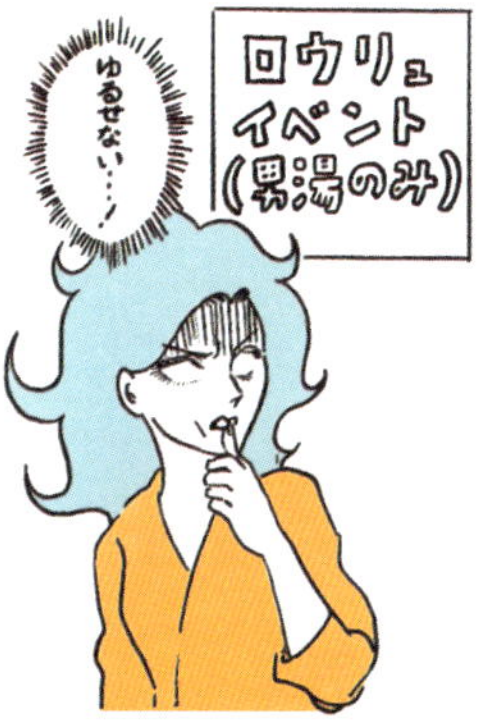
ロウリュイベント(男湯のみ)
ゆるせない…!

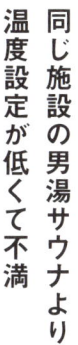

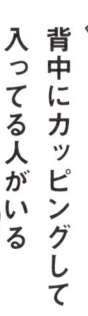

女湯あるある

そのサウナ施設のヌシみたいな人がいる

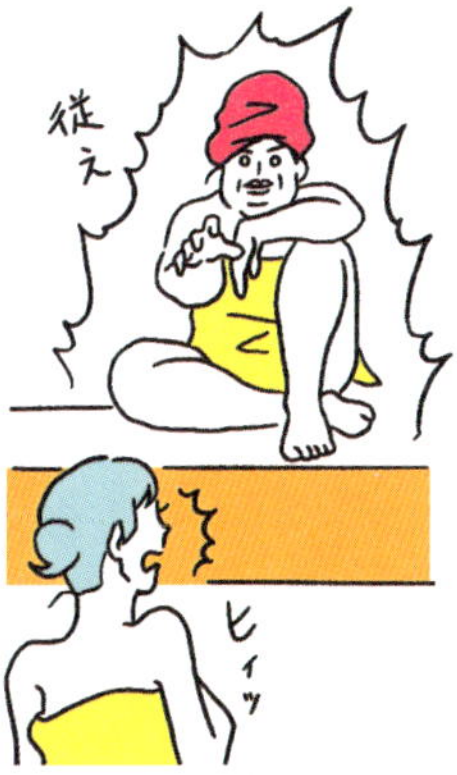
従え
ヒィッ

女湯あるある

背中にカッピングして入ってる人がいる

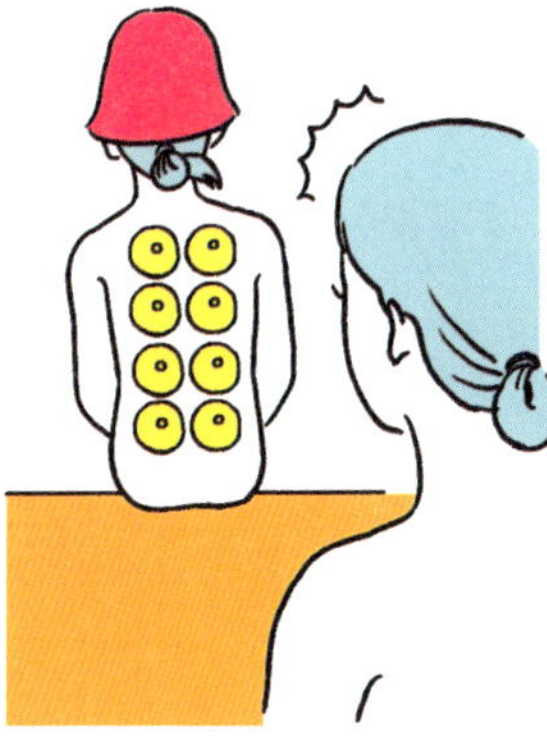

[日本サウナ今昔]

現在、空前のブームでサウナ施設や銭湯は活気付いている。
そんなサウナの日本における歴史を紐解いていくぞ！

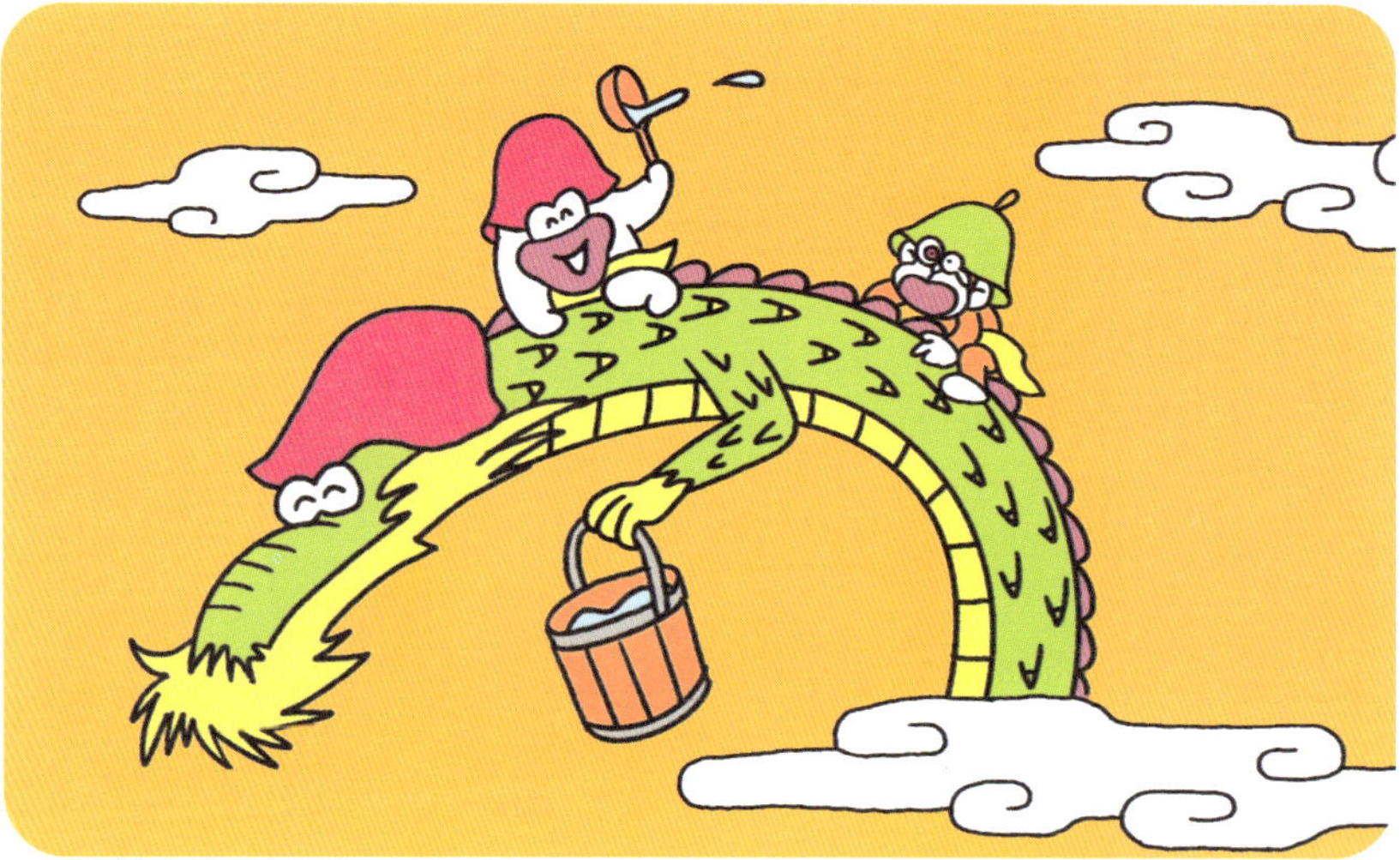

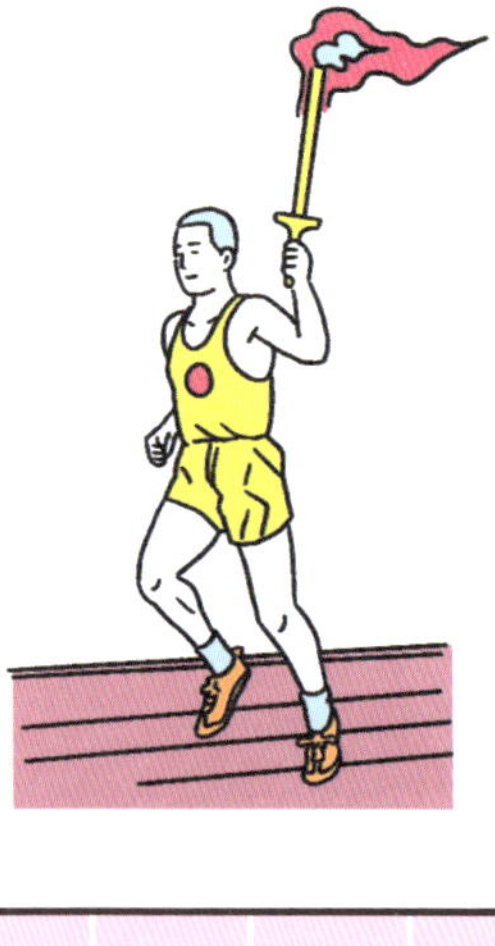

日本サウナの起源

起源としては１９６４年の東京オリンピックの際、フィンランド選手団が持ち込んだとされているんだ。その後の高度経済成長期に、スポーツ施設の付帯設備やカプセルホテルの定番として、一気に全国に拡大していったぞ。男性向けの施設がほとんどだったので、サウナ＝中高年の男性向けのイメージが残っているんだ。

また、この時期に拡大したサウナは高温低湿のドライサウナが中心で、「つらい」「我慢比べ」といったイメージもつくことになったんだ。

温浴施設の拡大

第2次サウナブームは、90年代からの、健康ランド・スーパー銭湯・日帰り温泉・スパなどの温浴施設ブームと重複して起きたぞ。当時の癒しブームを牽引し、リフレッシュを目的とした業態が拡大したのは90年代の温浴施設開業ラッシュによるものなんだ。

開業が一巡して話題性が低下し始めた2000年代に入ると岩盤浴ブームが起こり、既存の温浴施設に導入されていったぞ。美容の観点から、サウナが女性にも普及していったんだ。

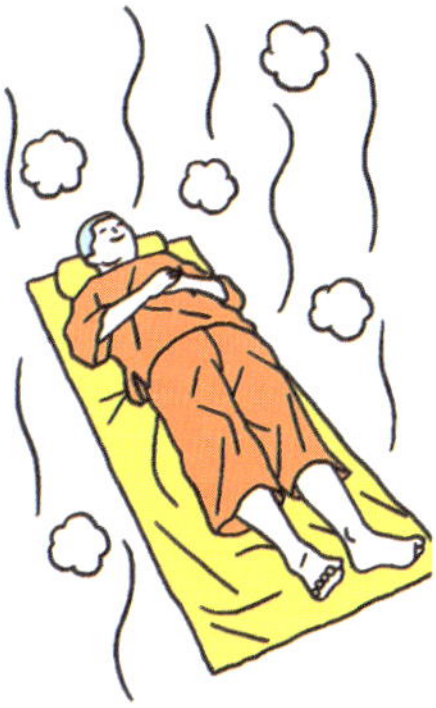

現代のトレンドはフィンランド式

現在の第3次ブームでは、なんといってもフィンランド式サウナが注目されているぞ！ 低～中温・高湿であまり苦しくなく、男女で利用できる施設もあるんだ。

冷え性対策や、デトックス効果から美容に良いという情報が取り上げられたため、サウナに興味を持つ女性が増加。そのため、女性を意識したコンセプトの施設も見られるようになったぞ。他にも、インバウンド集客を狙った銭湯施設や、コワーキングスペースを併設する施設なども増え、温浴施設は時代に合わせて進化し続けているんだ。

また、ブームを牽引している新要素のひとつが、フィンランド式アウトドアサウナだ！ 自然の中にサウナを設置し、水風呂の代わりに川や湖に飛び込んでクールダウンしたり、森の中で外気浴をするなど、これまでの日本サウナには見られなかった自然を満喫する楽しみ方が注目されているんだ。

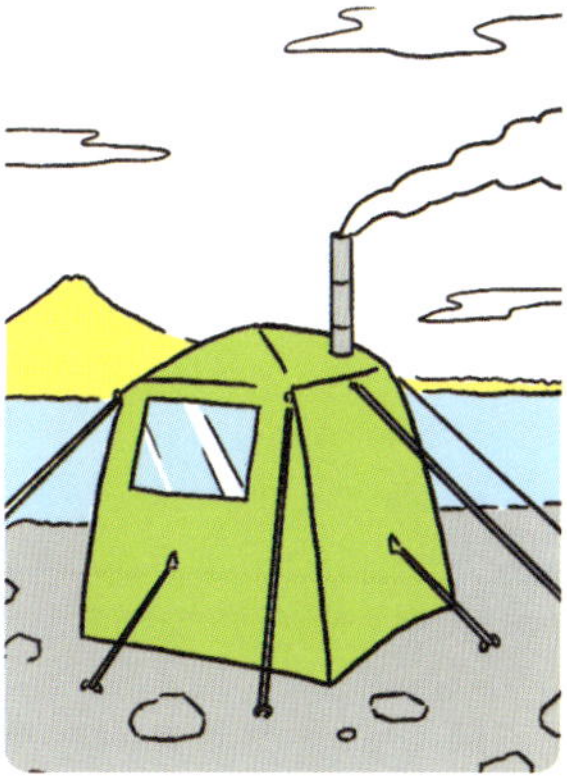

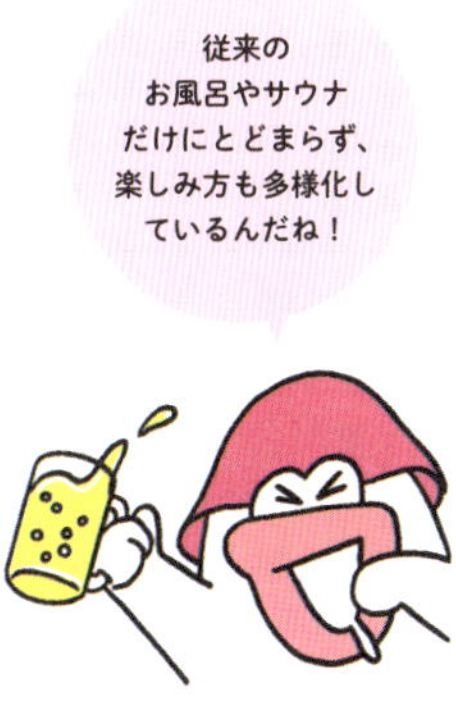
従来の
お風呂やサウナ
だけにとどまらず、
楽しみ方も多様化し
ているんだね！

［アウトドアサウナ］

屋内施設だけがサウナじゃない！　アウトドアサウナや、変わり種サウナによって広がるサウナ道楽の極み！　人生楽しんでこそなんぼだね！

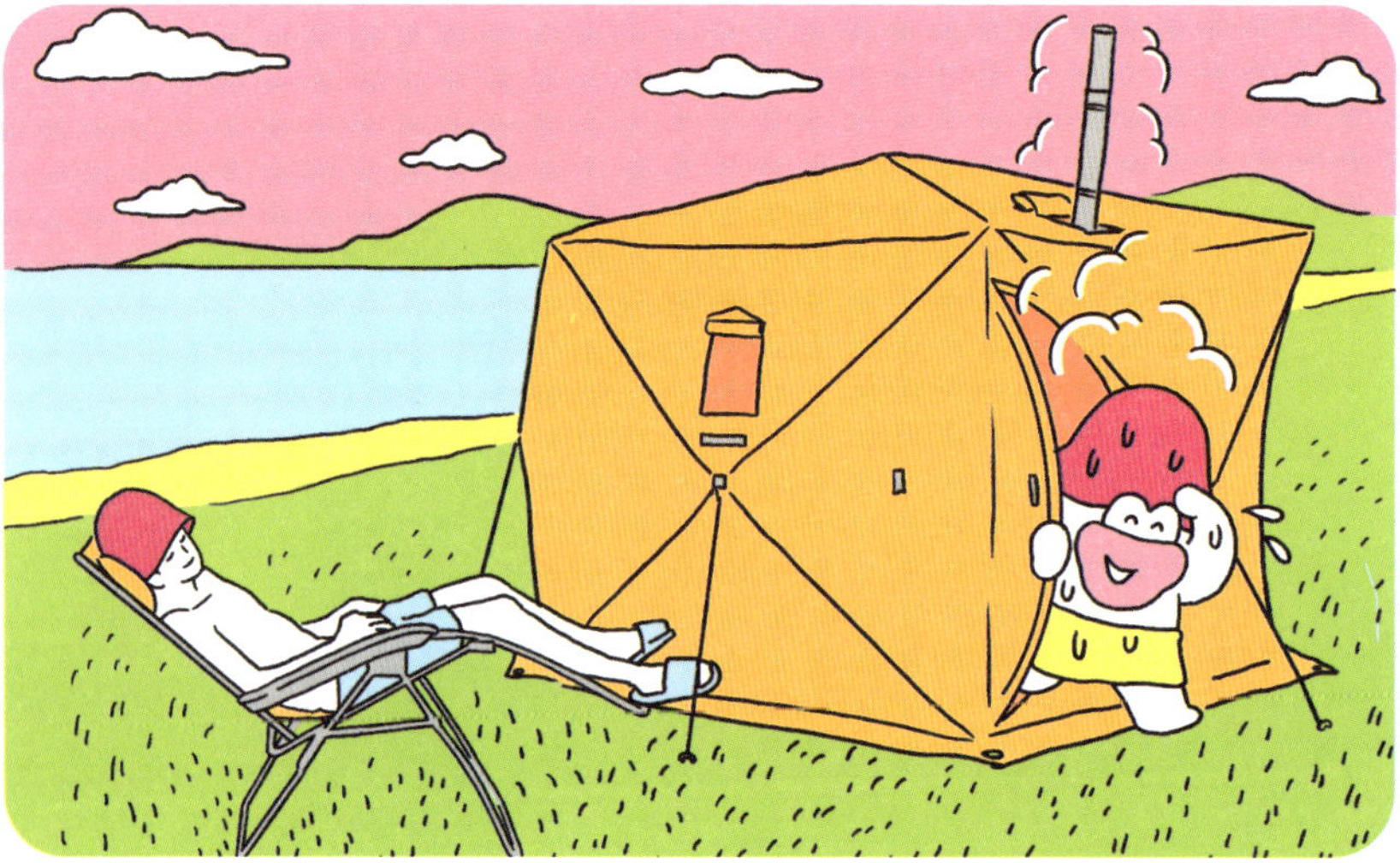

大自然とサウナ

サウナ施設の楽しみ方を覚えたら、サウナ上級者の嗜み「アウトドアサウナ」でサウナーレベルを上げよう！テントサウナはストーブや煙突を備えた特殊な製品のため、通常のテントよりも所有するハードルは高い。まずは試しにレンタルだ。一人で組み立てるのは難しいので友人知人を誘おう。

場所は選ぶが、BBQ可能・遊泳可能なキャンプ場や河原・湖畔などで試してみてほしい。テントサウナは温浴施設と違ってサウナ室を独占でき、ロウリュやアウフグースもやり放題！　水風呂は川にダイブし、小鳥のさえずりをBGMに大自然に抱かれてととのおう。最高にエモーショナルでゴキゲンなひとときが君を待っている！

プライベートサウナ

サウナを極めし者たちの中には、サウナを購入する強者も存在する。車とサウナの融合「サウナカー」や、樽型の「バレルサウナ」、インドア用にサウナユニットも販売されている。もし知り合いに所有している人がいたらゴマをすって招待してもらおう！　自分好みの設定を追求できるプライベートサウナは魅力の塊だ！　場所さえ確保できれば、サウナは意外と高くない。分割でなんとかなりそうな値段設定なので、思い切ってサウナオーナーになってみるのも面白いかも！

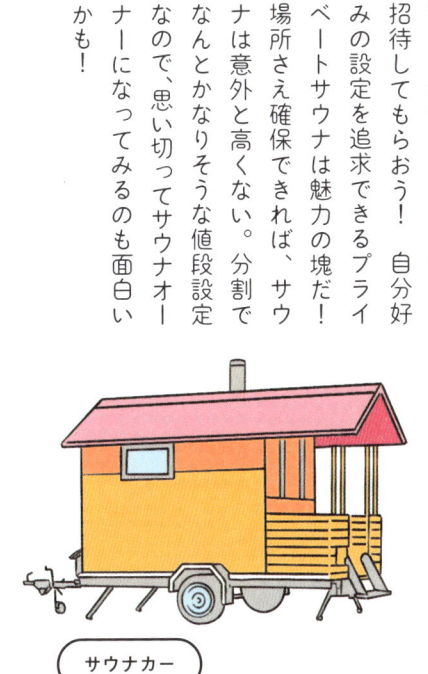

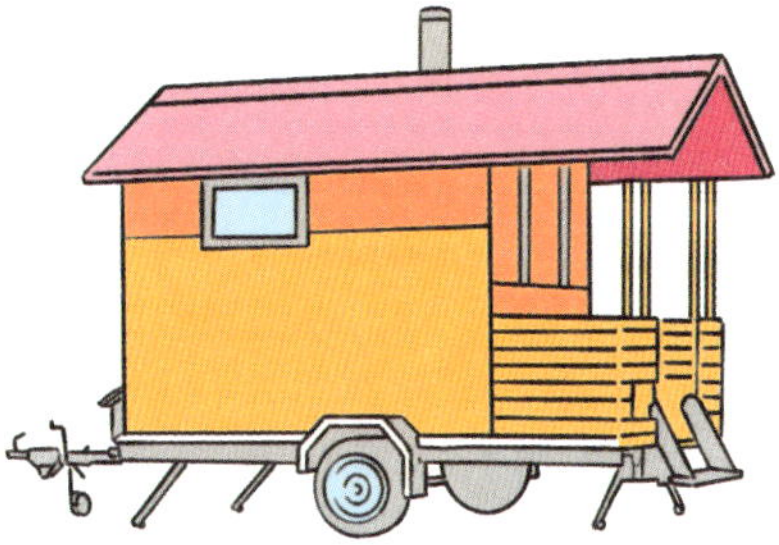

サウナカー

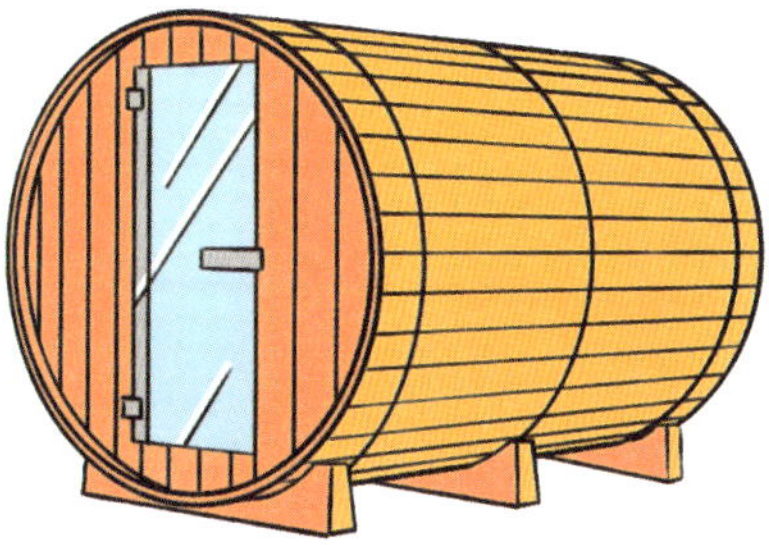

バレルサウナ

現代サウナの常識

サウナイベント

期間限定のイベントでサウナを楽しむ

サウナの祭り、サウナイベントがアツい！　先に紹介したテントサウナ、バレルサウナはこういったイベントに相性ぴったり。レンタルや購入をしなくても仮設サウナとして体験できる場合が多いぞ。イベント会場にはしっかり水風呂（プール）も設置され、休憩椅子の準備もばっちりだ。有名熱波師がゲストに呼ばれロウリュやアウフグースを体験できたり、サウナグッズの販売が充実していたり。通常の施設にはない空気感を味わうことができるぞ。

　サウナを用いたイベントは都会でも開催されているが、特に地方では町おこしや地方創生にも一役買っているんだ。「サウナのまち」を宣言している大分県豊後大野市、「やまなし自然サウナととのいプロジェクト」をスタートさせた山梨県、北海道では「サウナの街サっぽろ」を掲げる札幌市や、フィンランドによく似た気候を活かした「十勝『サ国』プロジェクト」の十勝市など。枚挙にいとまがないほどだ！

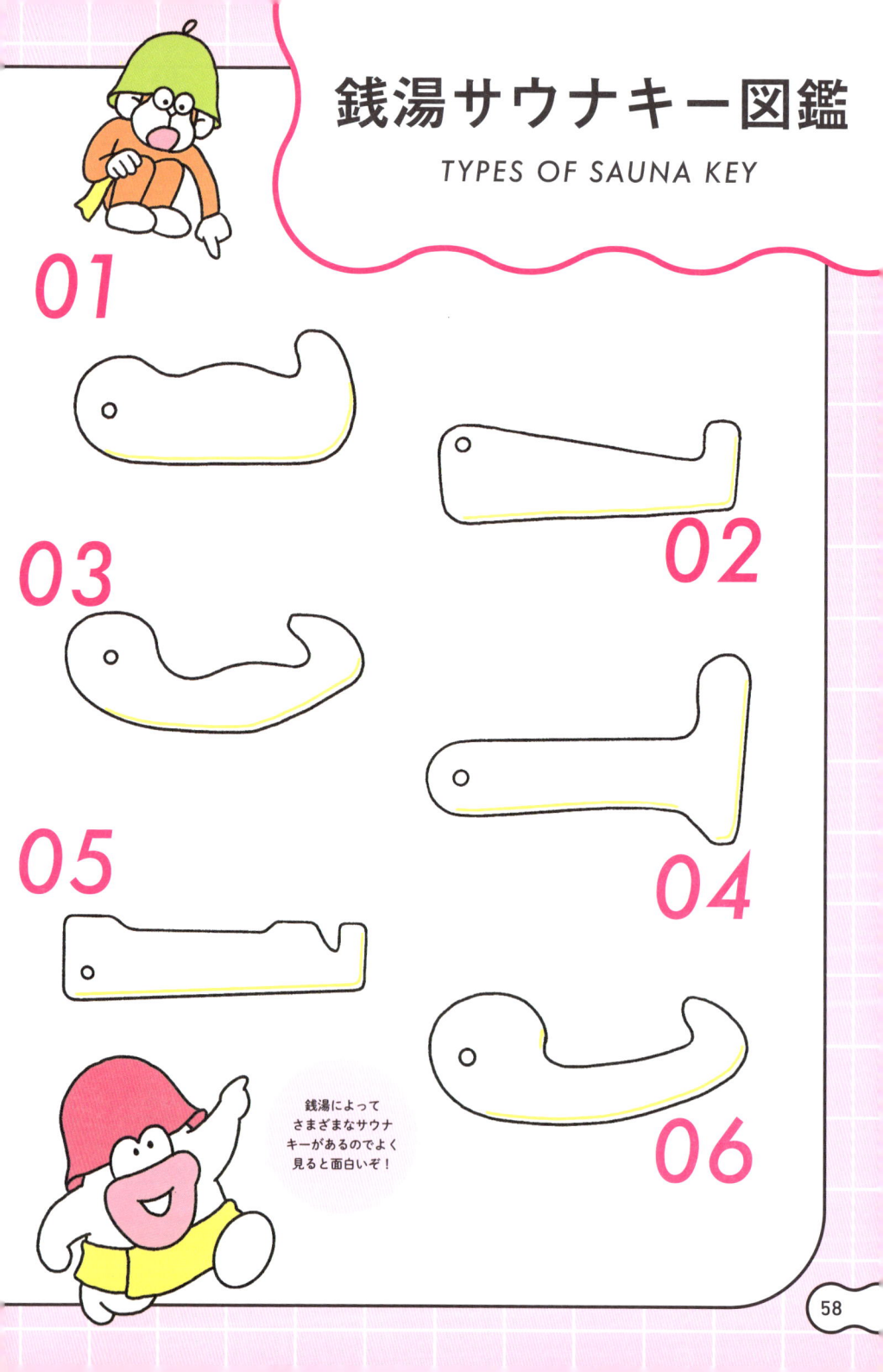

銭湯サウナキー図鑑

TYPES OF SAUNA KEY

01

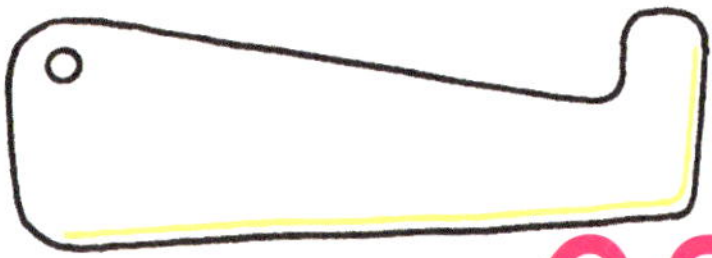

02

03

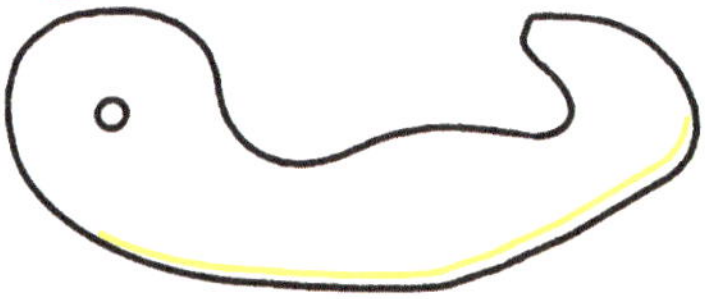

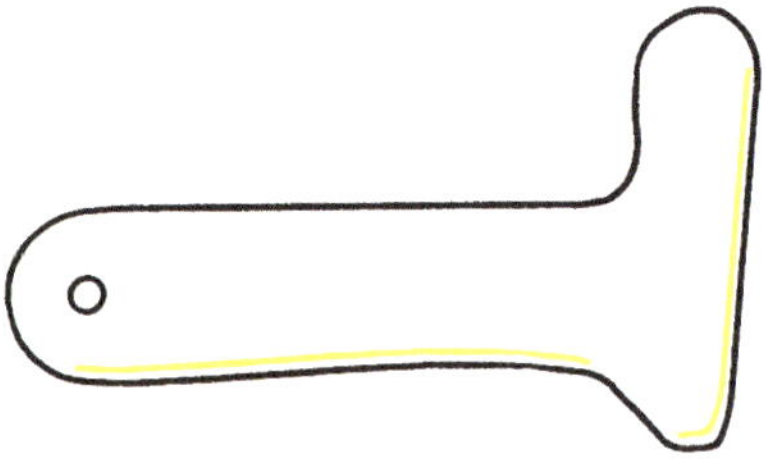

05

04

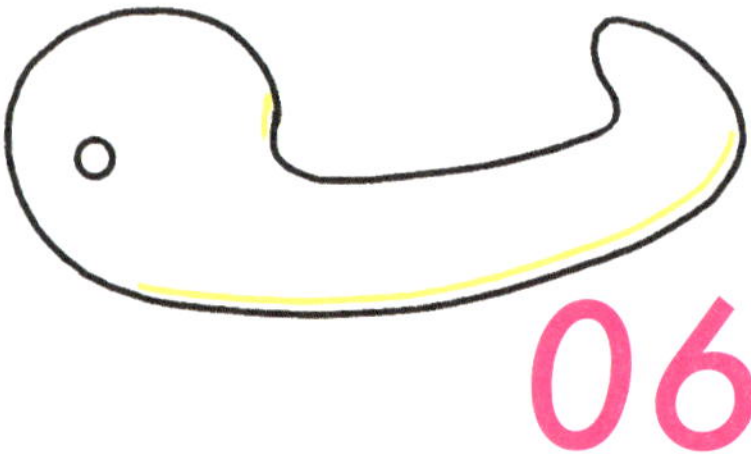

06

銭湯によって
さまざまなサウナ
キーがあるのでよく
見ると面白いぞ！

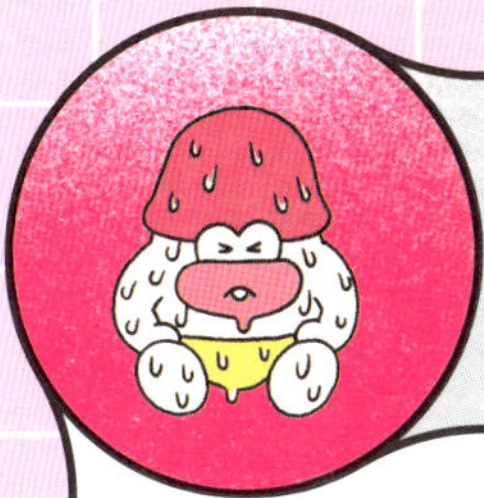

サウナにあと１分長く入るコツ！

Point-1　自分に合った高さに座る

サウナ室は天井に近いほど熱が溜まって熱いんだ！　100度のサウナの場合、下段は80度、中段90度、上段100度と随分違いがある！　体調に合わせて席を移ってしっかり温まることが重要だね。

Point-2　サウナハットを被る

44・46ページで紹介したサウナハットも効果的だよ。特にロウリュ直後の熱いミストが降りてくるときにハットが無いと耳が焼けるほど熱くなる！

のぼせ防止に加えて体感的にも熱さに強くなることができるんだ！

Point-3　水通しする

水通しとは、サウナに入る前に水風呂に浸かって身体を引き締めることなんだ。効果はテキメンで、しばらくは全く熱さを感じないこともあるぞ。特に夏場のサウナにはオススメ！

過度なサウナは毒

サウナは、長く入ればいいというものではないんだ。短くても意味がないけど、最低6分でも入れれば大丈夫！　入りすぎると熱中症に繋がることも。健康上の理由から12分以上のサウナ浴はやめておいた方が無難だぞ。

究極のサウナはここだ!!

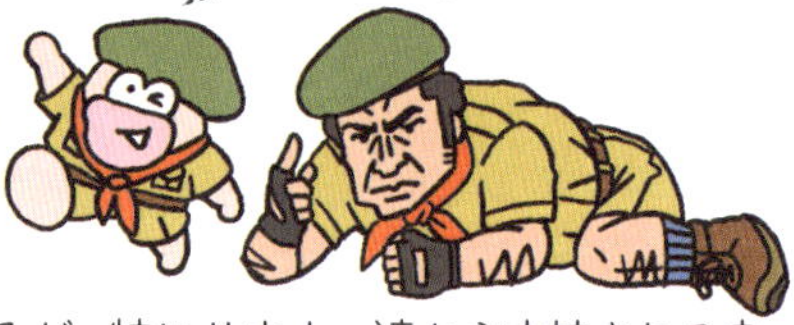

いいサウナにはさまざまな特色があるが、特にサウナー達から支持される良いサウナはどこだろう？　サウナコレクション※さんをSPゲストに迎え、全国の「神」サウナを独断と偏見で5つピックアップ！　究極の体験がここにある!

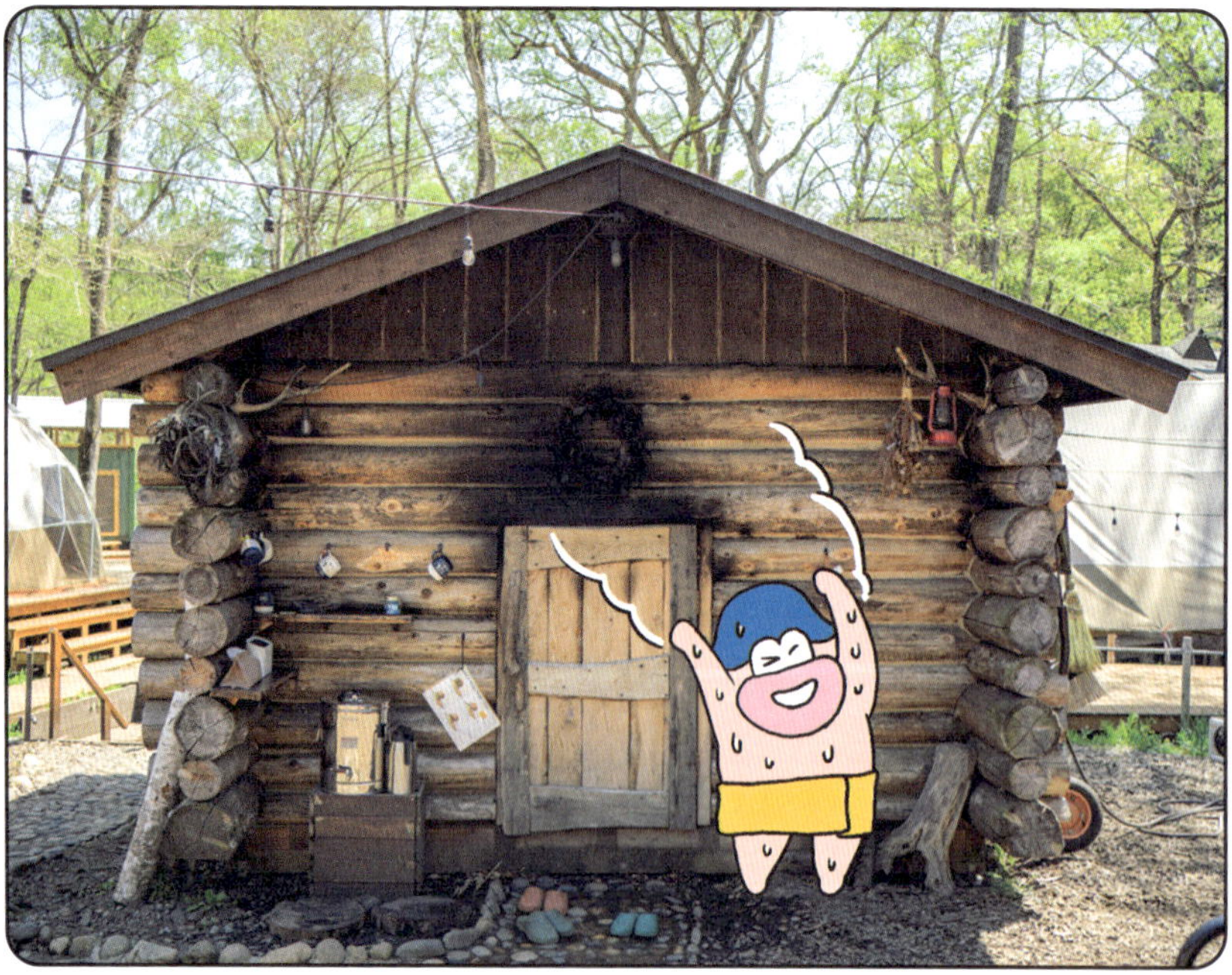

01 The Sauna「ユクシ」

長野県上水内郡信濃町野尻 379-2
LAMP 野尻湖内

サウナ温度：約80-90℃
（季節や気候によってセッティングを変えています）

長野県にある大人気アウトドアサウナスポット「The Sauna」。野尻湖のほとりの大自然に囲まれた空間に、全5種のこだわりのサウナが立ち並ぶ。

ここで「原点にして頂点」との呼び声高い、1つ目のサウナが「ユクシ」である。

ログハウス調の小屋の中は薄暗く、大きく無骨なストーブから発せられる爆ぜる薪の熱と、匂いと音が室内を優しく包み込む。フィンランドにも負けないサウナがここにある。

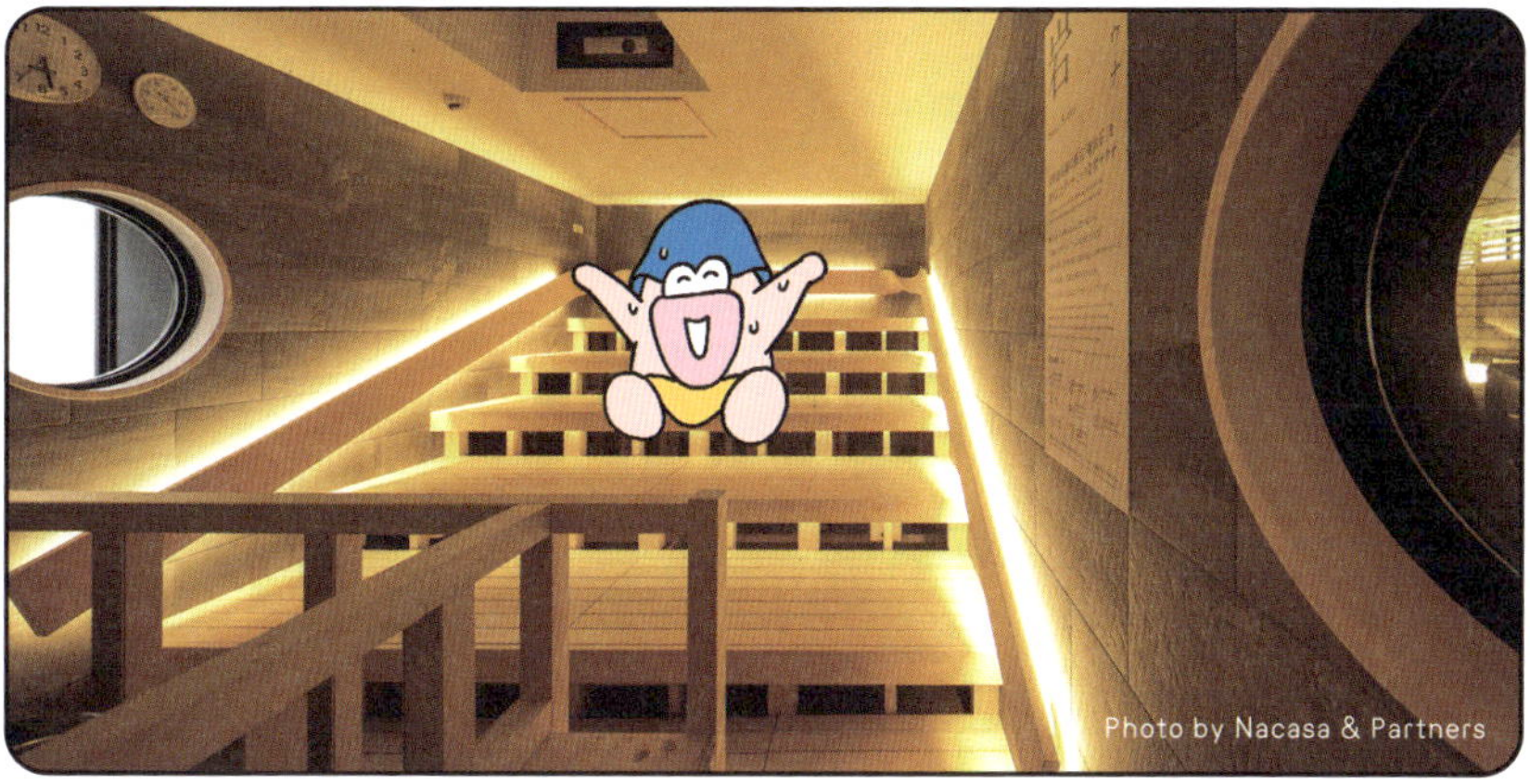
Photo by Nacasa & Partners

02 サウナ＆ホテル かるまる 池袋

東京都豊島区池袋 2-7-7 6 階

サウナ温度： 岩サウナ 約80℃
ケロサウナ 約90℃
蒸サウナ 約50℃
薪サウナ 約80℃

まるでテーマパークに来たときのように、童心に戻ってワクワクしてしまう。「かるまる」にはそんな力がある。

25 名近くを収容できる大きな「岩サウナ」から、芳醇な香りが漂う「ケロサウナ」、1 人で楽しむ「蒸サウナ」などバラエティ豊かなサウナ達があなたを待ち受ける。一番のオススメは屋上に構えた「薪サウナ」。

池袋という都会のど真ん中で、パチパチと爆ぜる薪の音を聞きながら温まる体験は至高。

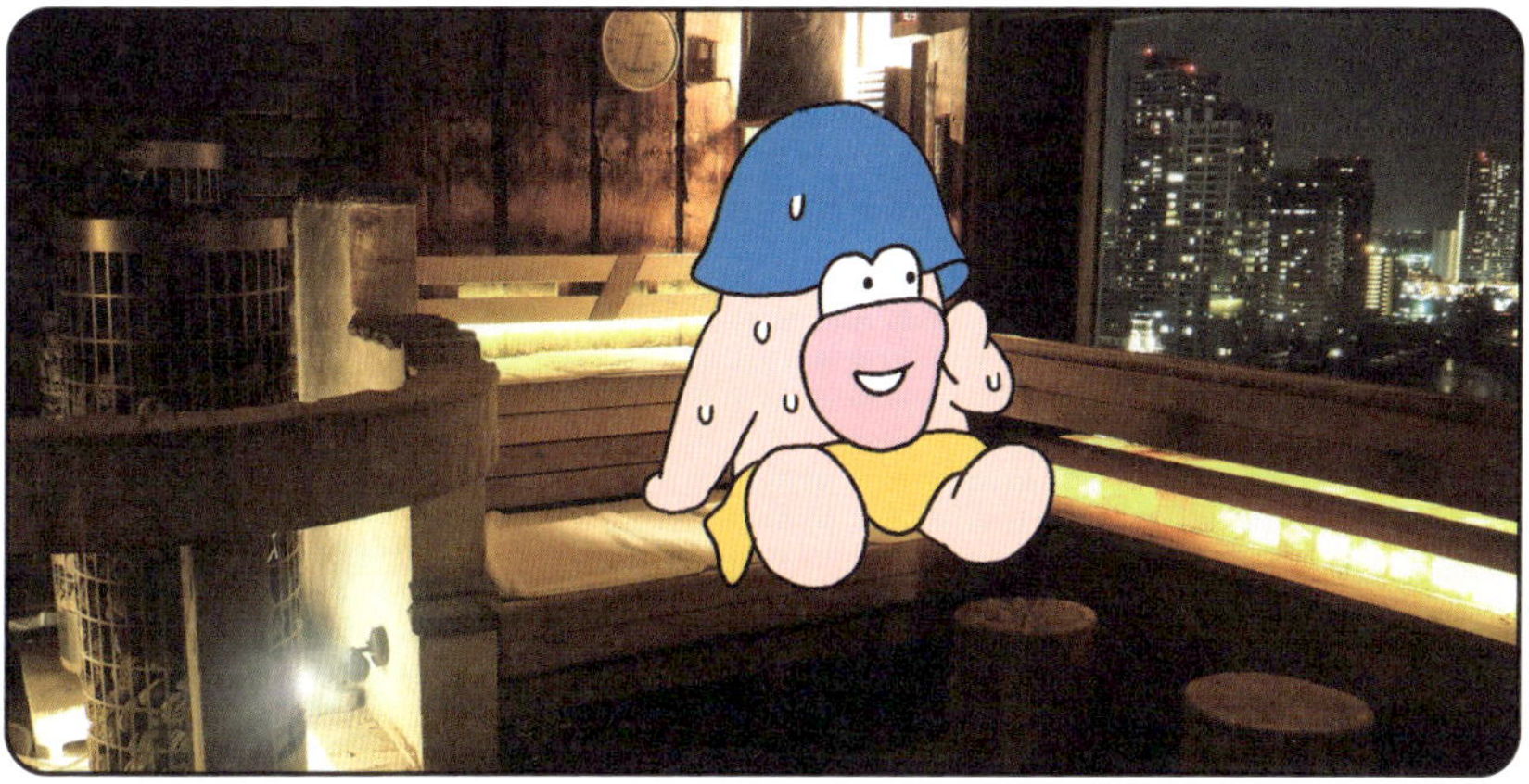

03 スカイスパ YOKOHAMA

神奈川県横浜市西区高島 2 丁目 19-12 スカイビル 14 階

サウナ温度：約85-95℃

「○○からしか摂取できない栄養がある」という言葉がある。スカイスパファンにとってこのサウナ室は、まさにそのような存在である。

「木の宝石」と呼ばれる「ケロ材」を使用した無骨で味のある室内に、このサウナの象徴である 2 本のツインタワーが堂々と聳え立つ。さらに大きな窓からのぞむは、みなとみらいの夜景。ここでしか得られない栄養を摂取して、サラリーマンたちは明日からの戦いに備える。

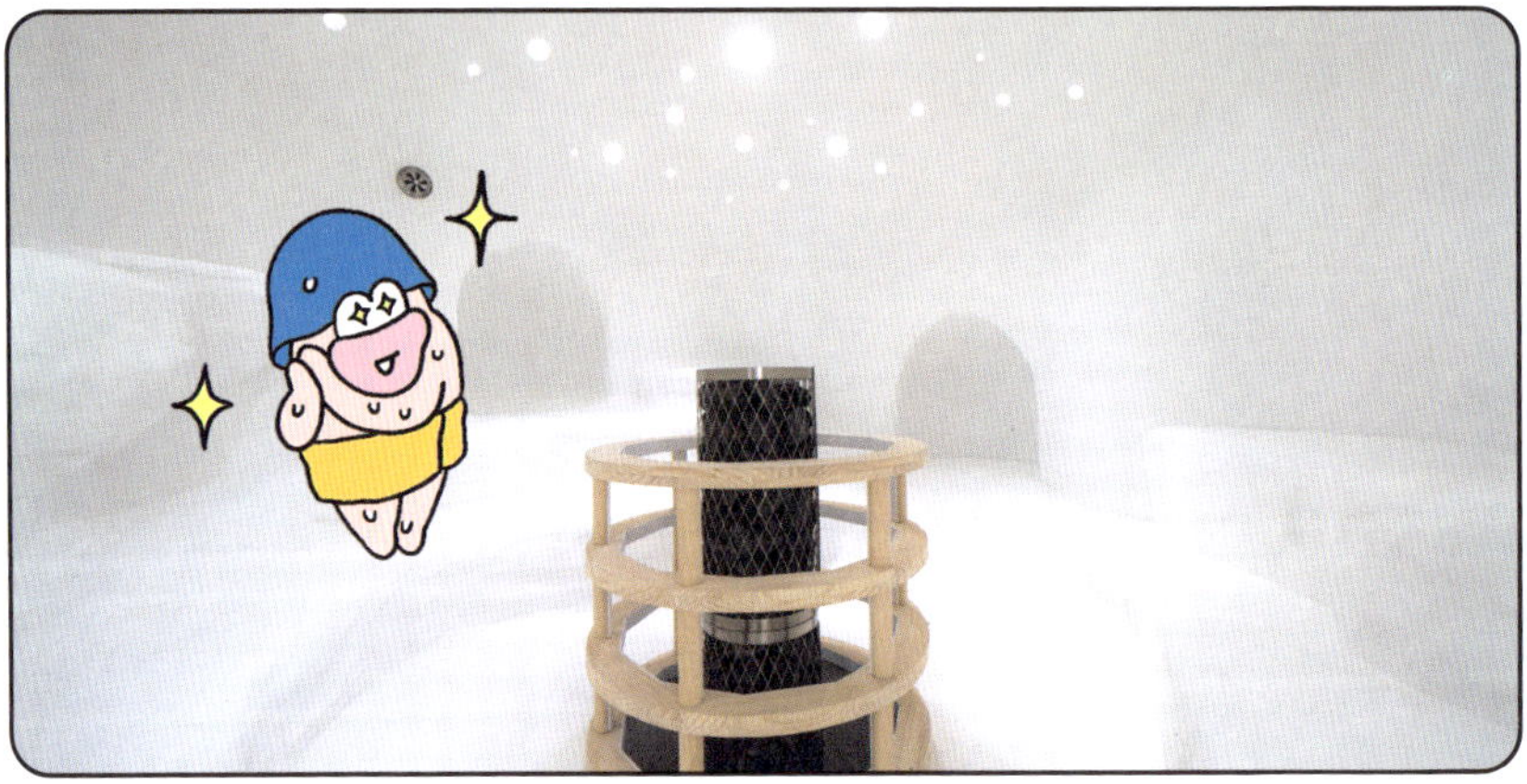

04 御船山楽園ホテル「らかんの湯」

佐賀県武雄市武雄町武雄 4100

サウナ温度：約85℃

佐賀県の御船山の麓に、全てのサウナーが憧れる美しいサウナがある。男性側は真っ黒なサウナ室、女性側は真っ白なサウナ室と対象的な構成。地元嬉野産のほうじ茶ロウリュやアロマ水を凍らせたキューゲルの香りが室内に優しく広がる。見たこともないような芸術的な水風呂は、冷やした温泉水という贅沢。そのまま露天スペースで御船山の大自然に抱かれ昇天。宿泊をするとどちらのサウナも体験することができるのが、嬉しい。

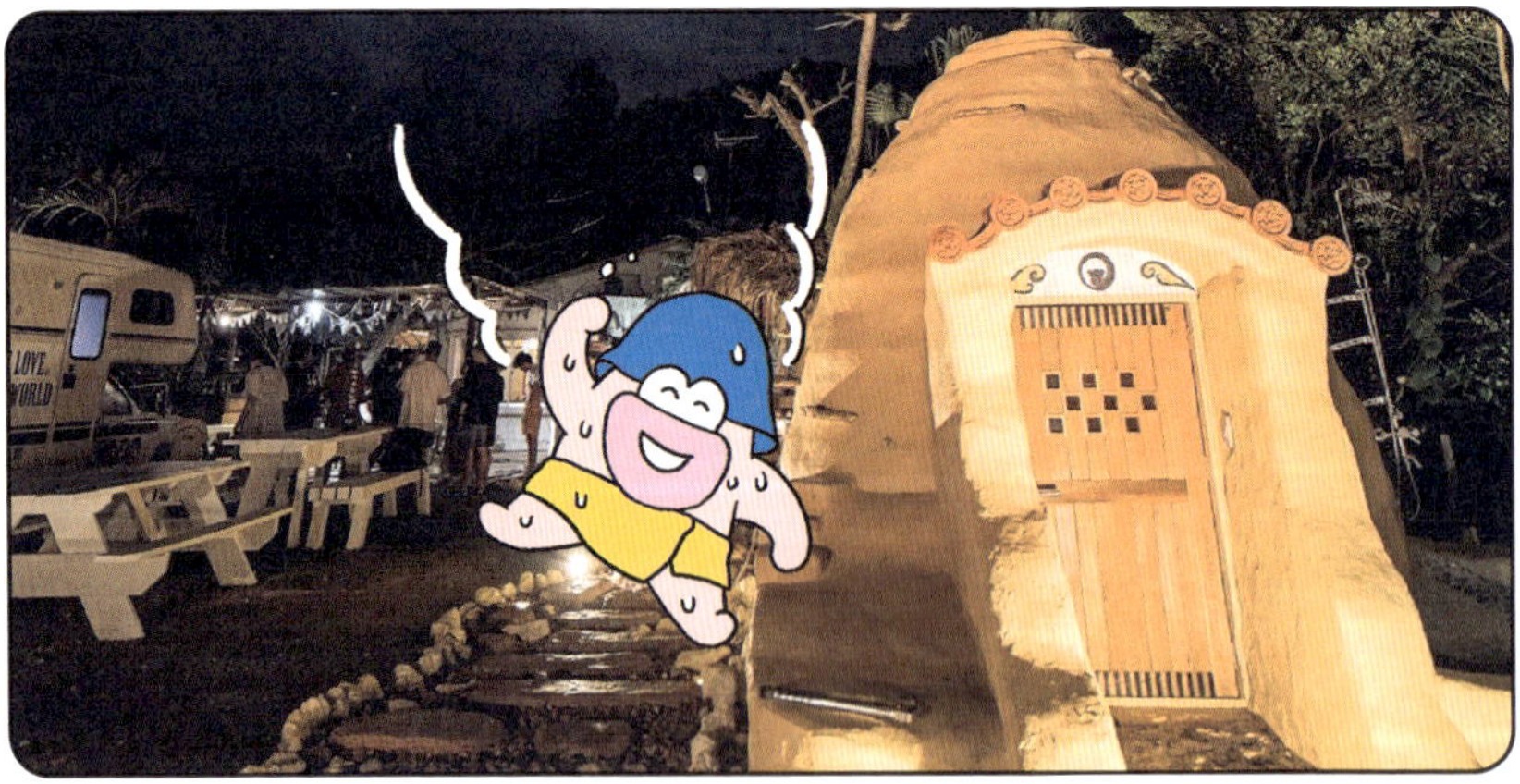

05 ゴーミー[THE ZEN]

沖縄県国頭郡恩納村字山田 2816

サウナ温度：約90-100℃

このサウナに入ったら、きっとあなたは外気浴中に「早くサウナに戻りたい」と思うだろう。土で作られた GoMe のアースバッグサウナ「THE ZEN」。土は木よりも熱を溜め込みやすいため、全方向からビシビシ届く輻射熱が体を包み込む。岩盤浴とサウナのいいとこ取りのような心地よくて気持ちいい室内。すぐに体中から自分でもびっくりするくらいの汗が吹き出す。「サウナ」という枠を超えた新たな体験があなたを待っている。

※サウナコレクションとは：フォロワー４万人超の日本最大級のインスタグラムサウナメディア！ あなたの「明日のサウナ選び」のサポートをコンセプトに、日本全国のサウナ施設に実際に足を運び、その魅力を画像とともに紹介しています。

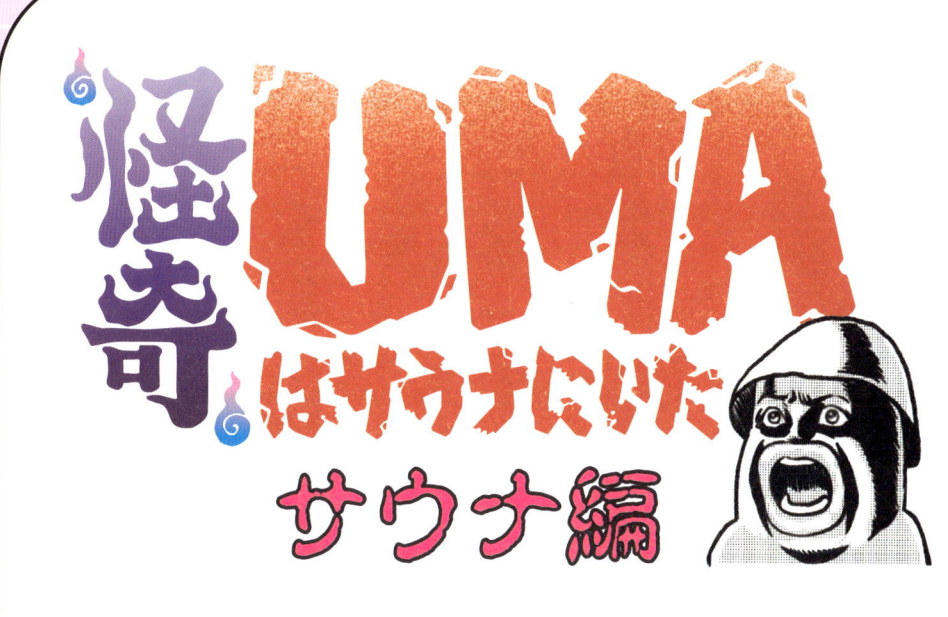

怪奇UMAはサウナにいた

サウナ編

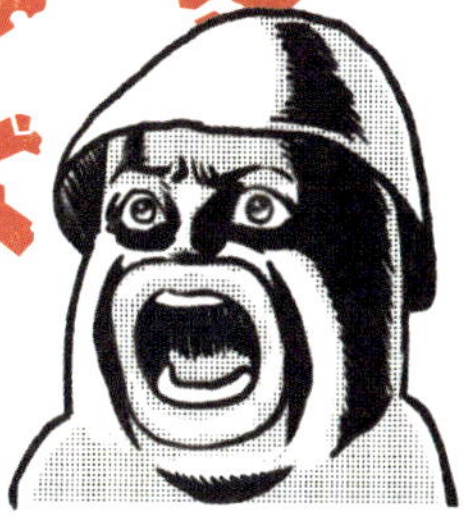

君は彼らの存在を許せるか!?

サウナ・温浴施設では皆一様に裸一貫。

スマホ等の持ち込みは禁止で、持ち込めるものといえばタオルやドリンクなどが関の山。特別な許可がない限り、写真や映像で施設内部を記録することは禁じられている。

その虚を衝くように人目を盗んで、または堂々と禁忌を犯す者たちが報告されており、まるで「伝言ゲーム」のように人から人へと口伝で広がる様はさながら、「サウナの怪」。サウナーとして生きていく限り、彼らとの遭遇は覚悟しておかねばならないだろう。

汗ロウリュ

皆のものは俺のもの。俺が良ければそれでいい

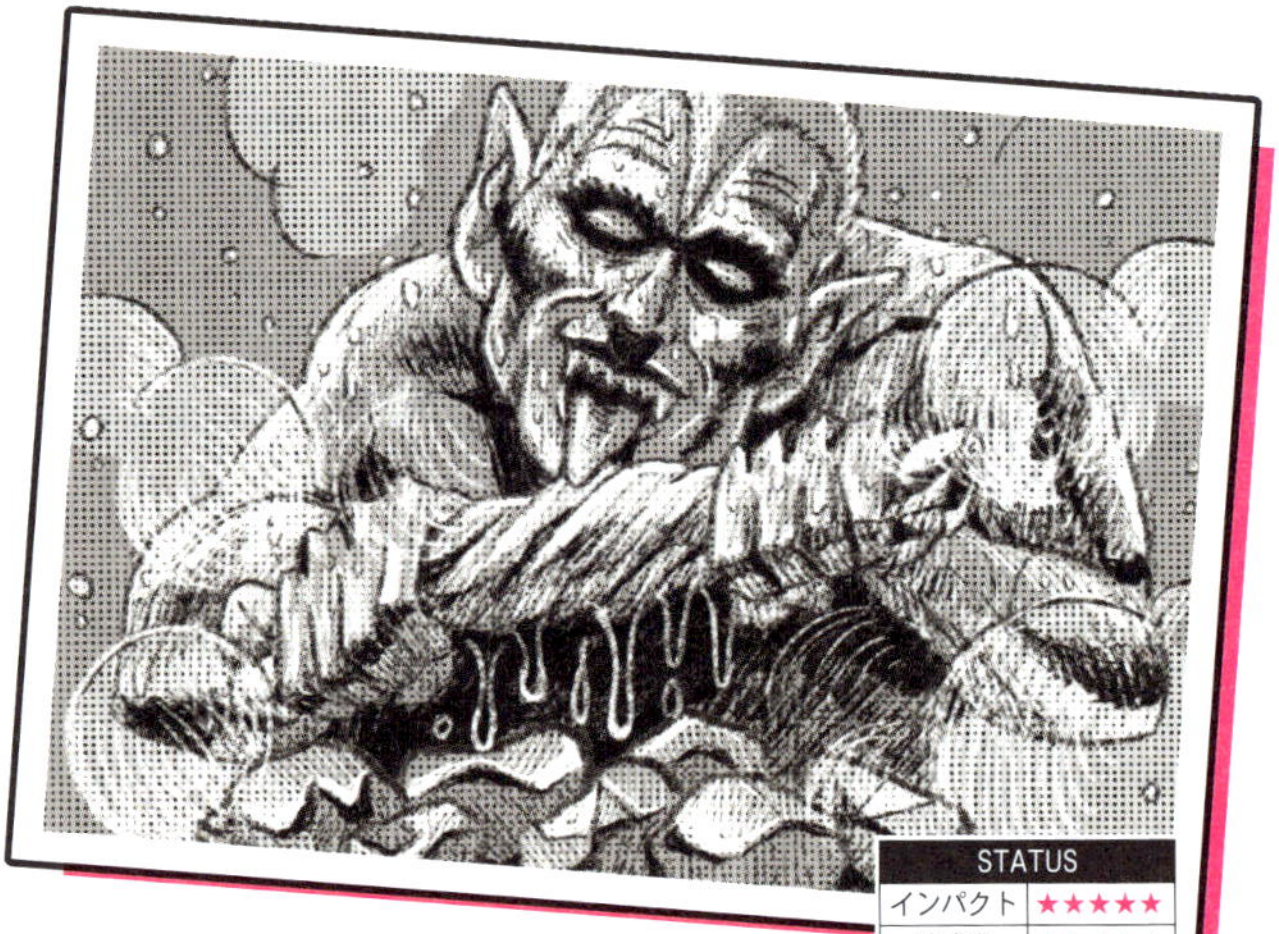

汗を含んだタオルをストーブに絞るUMAだ！ 知らない人の汗を含んだ蒸気を浴びる恐怖は想像するだに恐ろしい…。見かけたらそっと逃げよう。
中には、遠赤外線ストーブ（故障の原因になるためロウリュ禁止）に水をかける上級UMAも…。

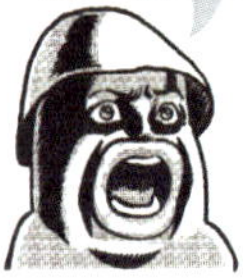

STATUS	
インパクト	★★★★★
迷惑度	★★★★★
レア度	★★★★☆

サウナ泥棒

モラル無視のコソ泥野郎。ネタじゃない！ マジ犯罪

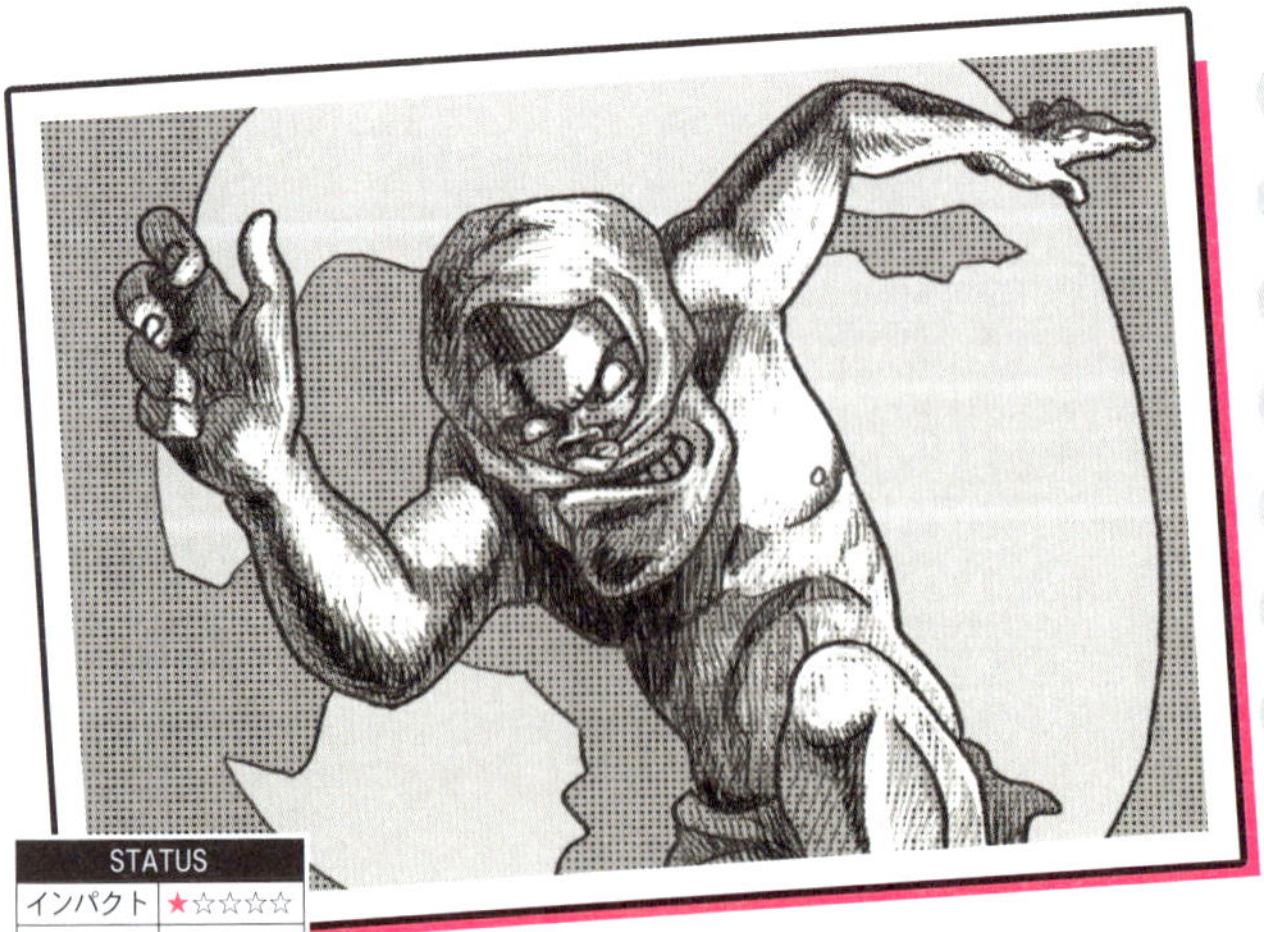

サウナ利用料金を未払いで、不正にサウナ室に入ってくるUMAだ！ 同行者とサウナキーを共有したり、他利用者の出入りの隙をついてサウナ室に進入する、限りなく迷惑な存在だ。見つけたら店員さんに通報しよう。みんなは誤解が生まれないよう、サウナキーは分かりやすく携帯すべし。

STATUS	
インパクト	★☆☆☆☆
迷惑度	★★★★★
レア度	★★★☆☆

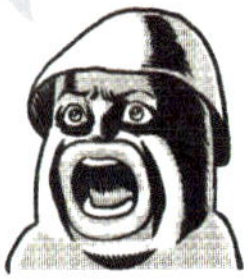

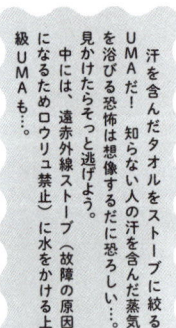

汗ぴちゃぴちゃ 水もしたたる迷惑サウナー

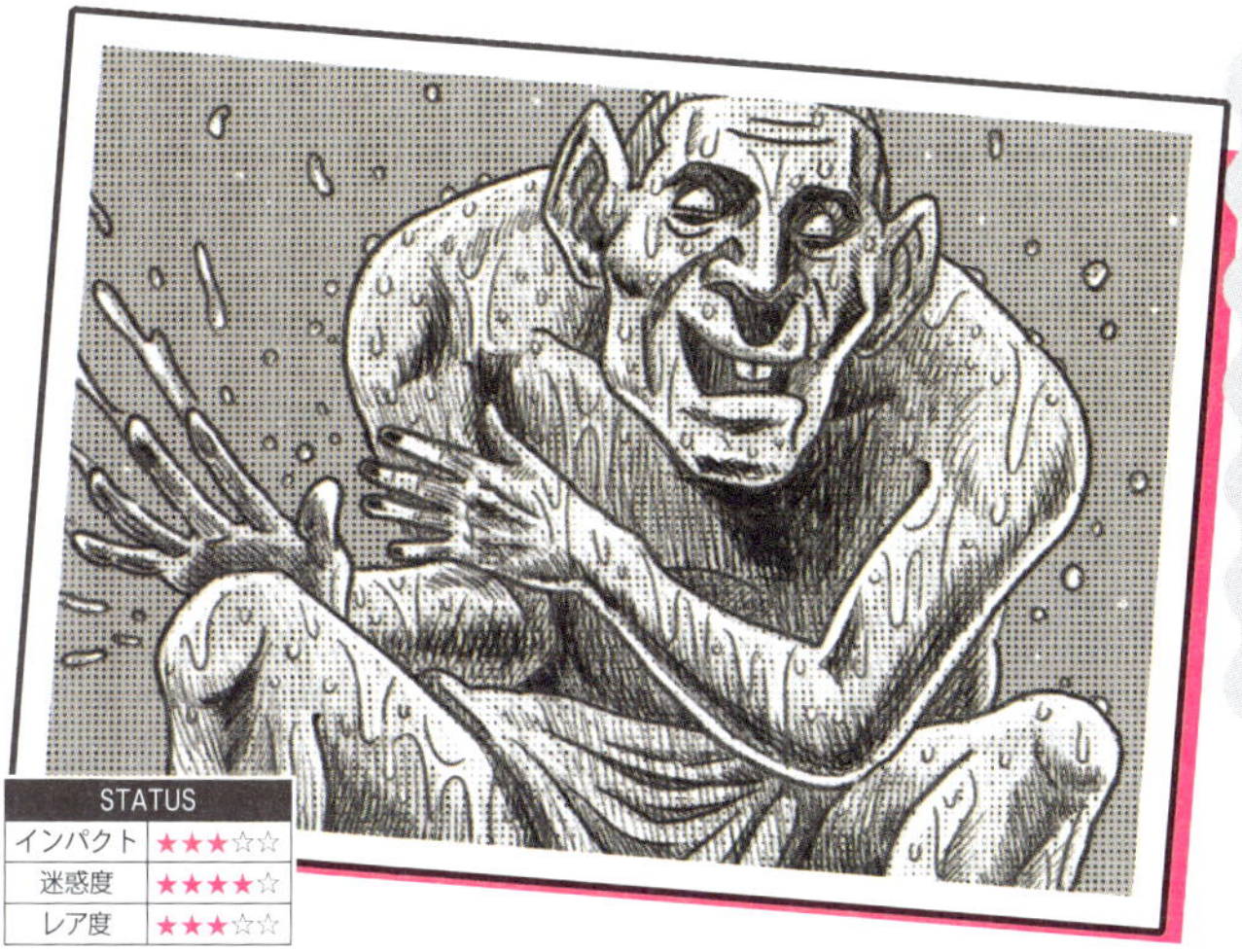

STATUS	
インパクト	★★★☆☆
迷惑度	★★★★☆
レア度	★★★☆☆

静かなサウナ室にこだまする汗の音…。

自然に流れ落ちる汗なら仕方ないが意図的に汗をまきちらすUMAが存在する。

汗タオルをその場で絞る、手で拭った汗を飛ばす、わざと音を立てるように汗で肉体を揉む、etc…。静寂のサウナ室での遭遇率が高いぞ。

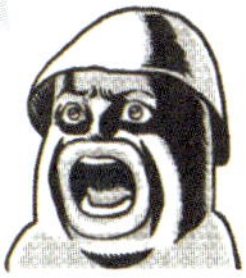

おしゃべり魔 陽気な静寂ブレイカー

こちらも静寂を破る騒音系UMAだ。

友人関係・仕事仲間など、2人以上で自然発生する会話は、サウナ室において想像以上によく響く。聞きたくなくても他人の身の上話を聞かされるなぞの時間はサウナーに苦痛をもたらす。大抵の場合、本人達は聞かれていることに気づいていない。

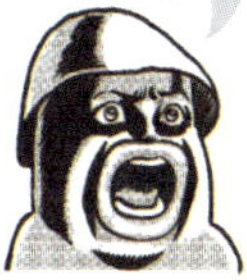

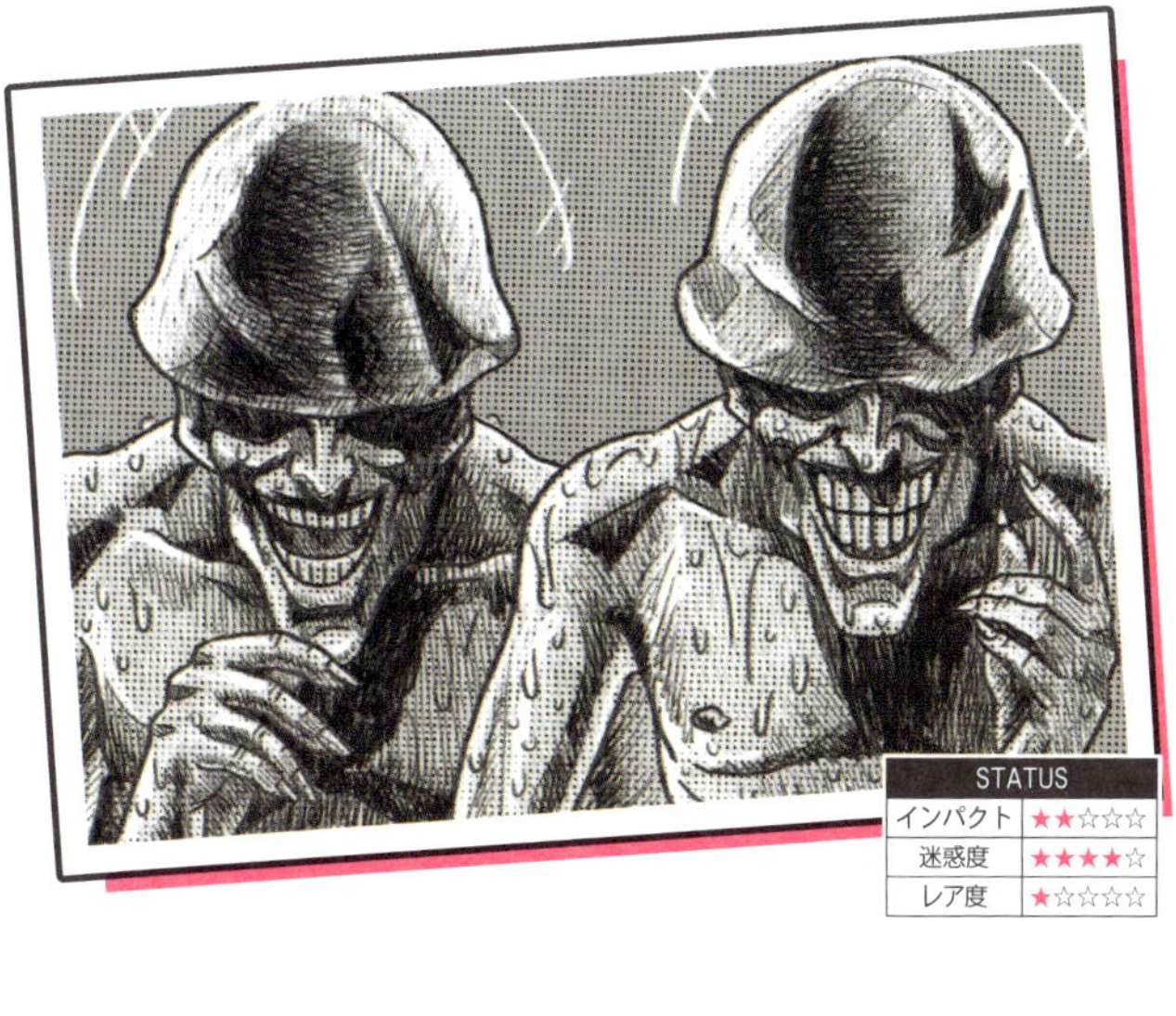

STATUS	
インパクト	★★☆☆☆
迷惑度	★★★★☆
レア度	★☆☆☆☆

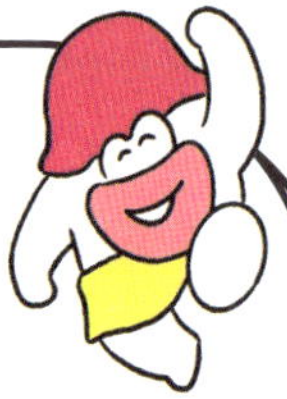

サウナの復習テスト

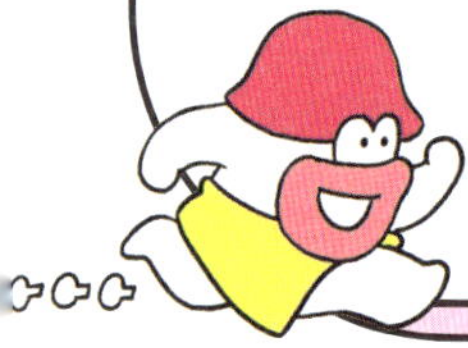

sauna test 1

サウナの種類

学習日　　月　　日

サウナ室にはさまざまな種類があり、それぞれに特徴があります。
特徴を表す①～③と、サウナの種類㋐～㋒を線で結びましょう。

① アロマ水の入った桶があったので、セルフロウリュをした。

② むせるほどの濃密な蒸気で、座席が見えないほど視界が悪かった。

③ ヒリヒリするほど温度が高く、湿度が低いカラカラな感じがした。

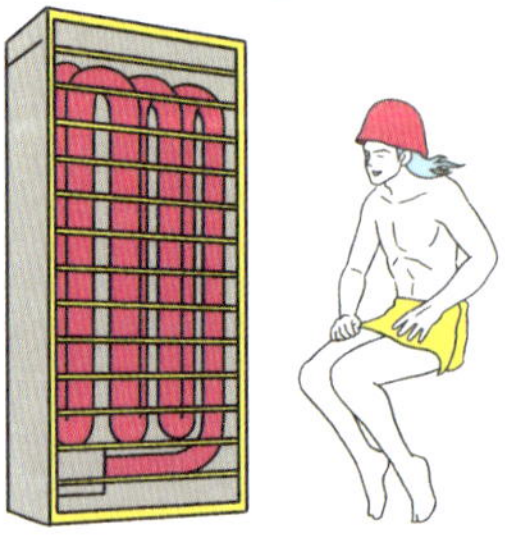

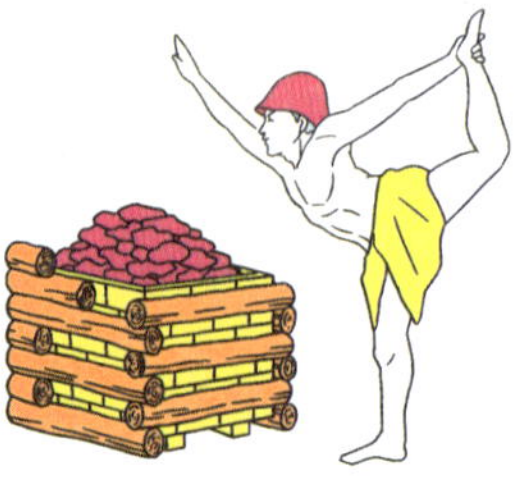

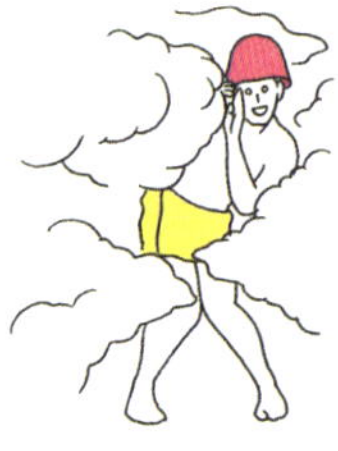

㋐ 遠赤外線サウナ

㋑ ロッキーサウナ

㋒ スチームサウナ

sauna test 2

サウナマナー

学習日　月　日

サウナを楽しんでいる人がいます。公衆サウナのマナーの観点において、正しい行動はどれですか？
〔　　〕に○をつけましょう。

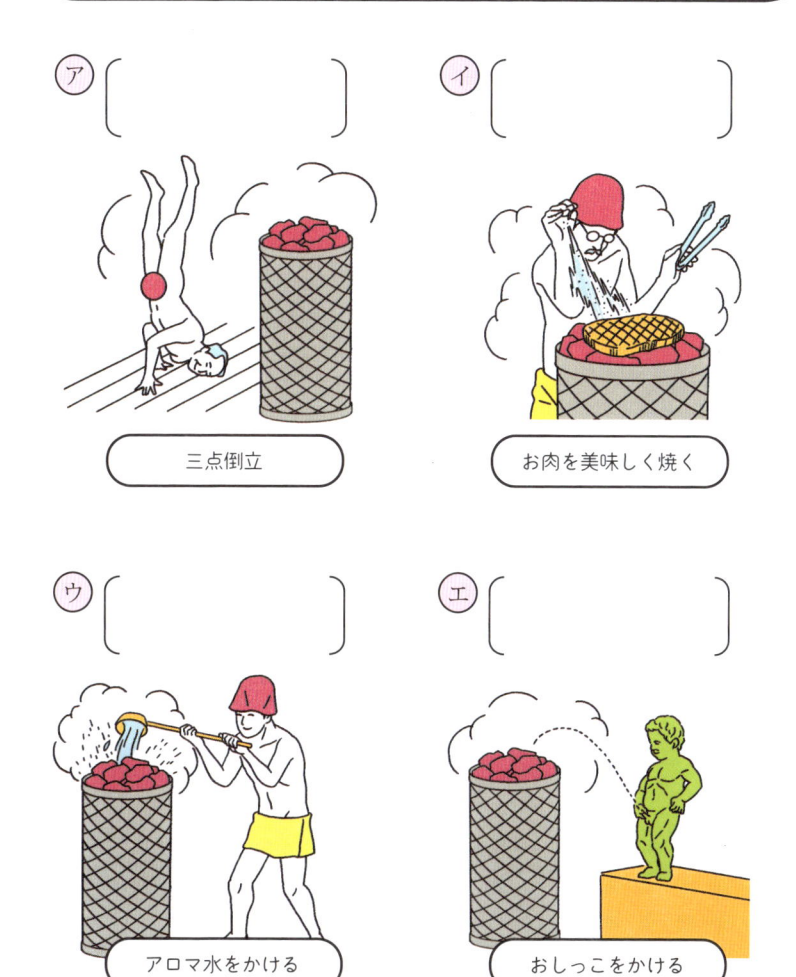

ア〔　　〕

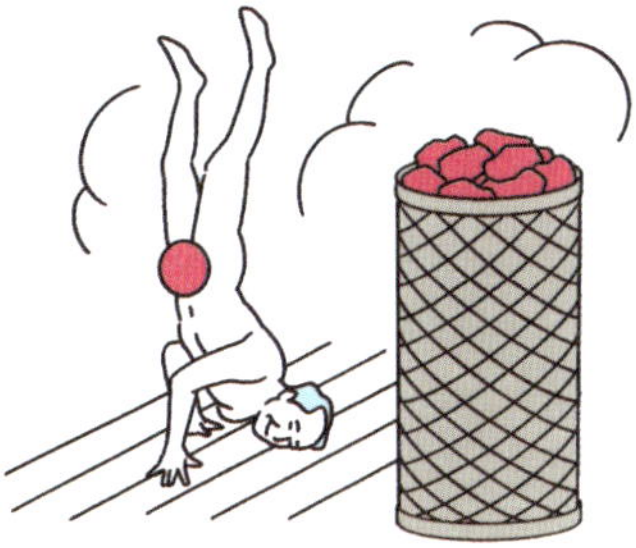

三点倒立

イ〔　　〕

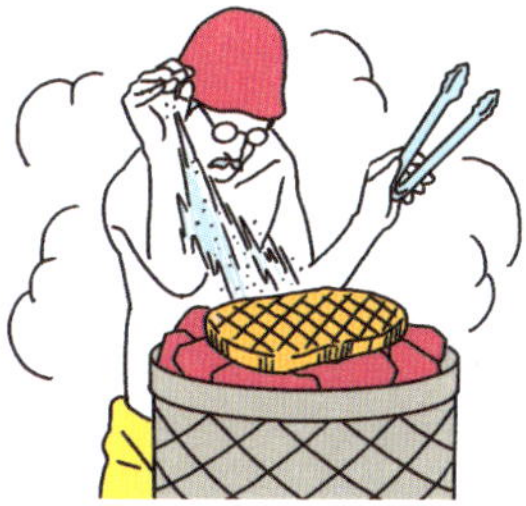

お肉を美味しく焼く

ウ〔　　〕

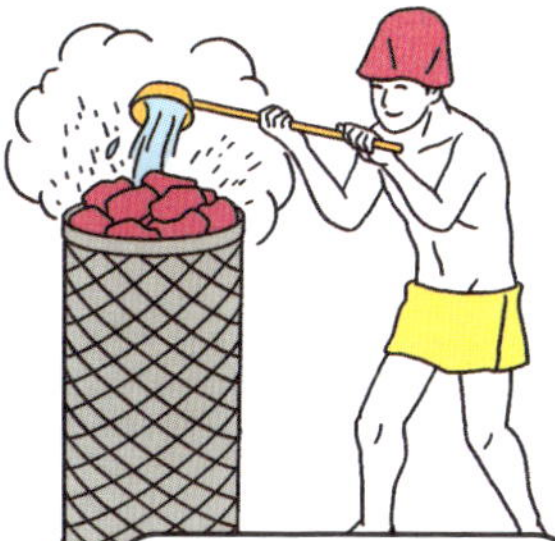

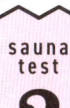

アロマ水をかける

エ〔　　〕

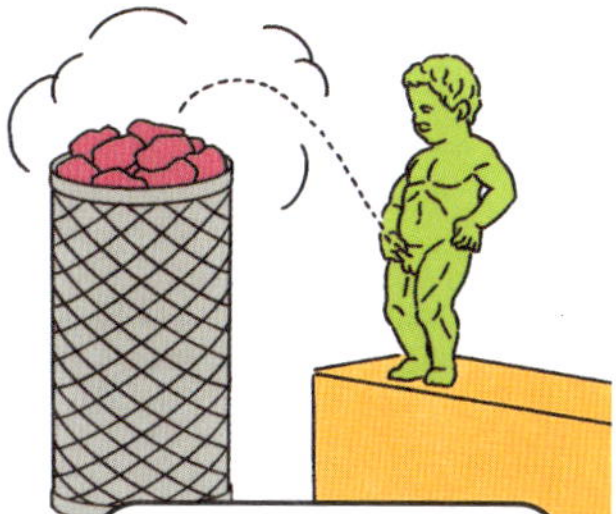

おしっこをかける

sauna test 3

サウナ感情読解テスト

学習日

月　日

この男性Ⓐが考えているのは、次のうちどれでしょう？

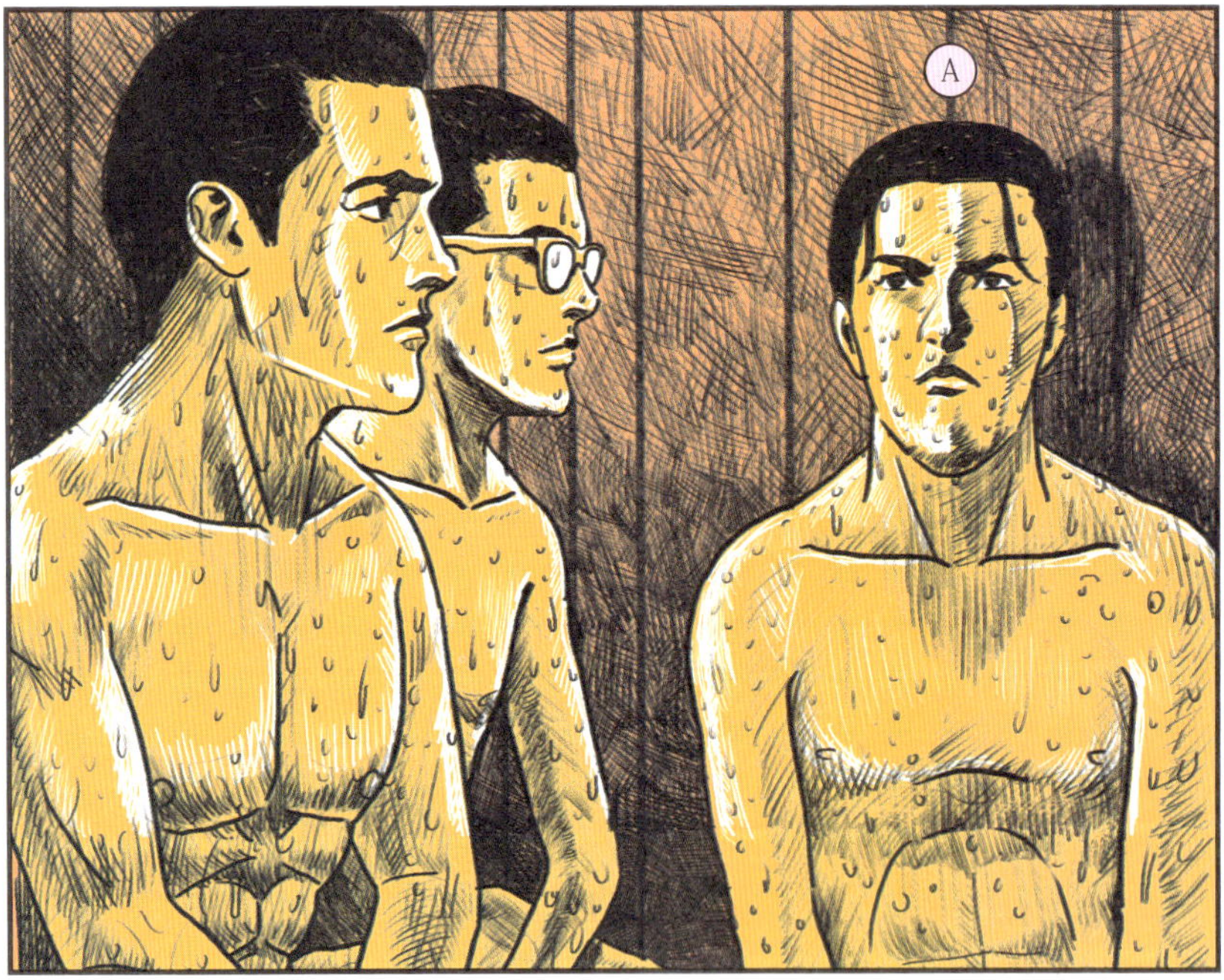

1. この人、近所のコンビニ店員に顔が似てるな…
そうだったら気まずいな…

2. こいつ見事な大胸筋だ…。一体どんなトレーニングしてるんだ？

3. もうそろそろ出たい…。でもこの人が出るまでは我慢するぞ

4. クリリンのことか？
クリリンのことかー!!!

sauna test 4

サウナ間違い探し

学習日

月　日

この中に３つ間違いがあります。どれでしょう？

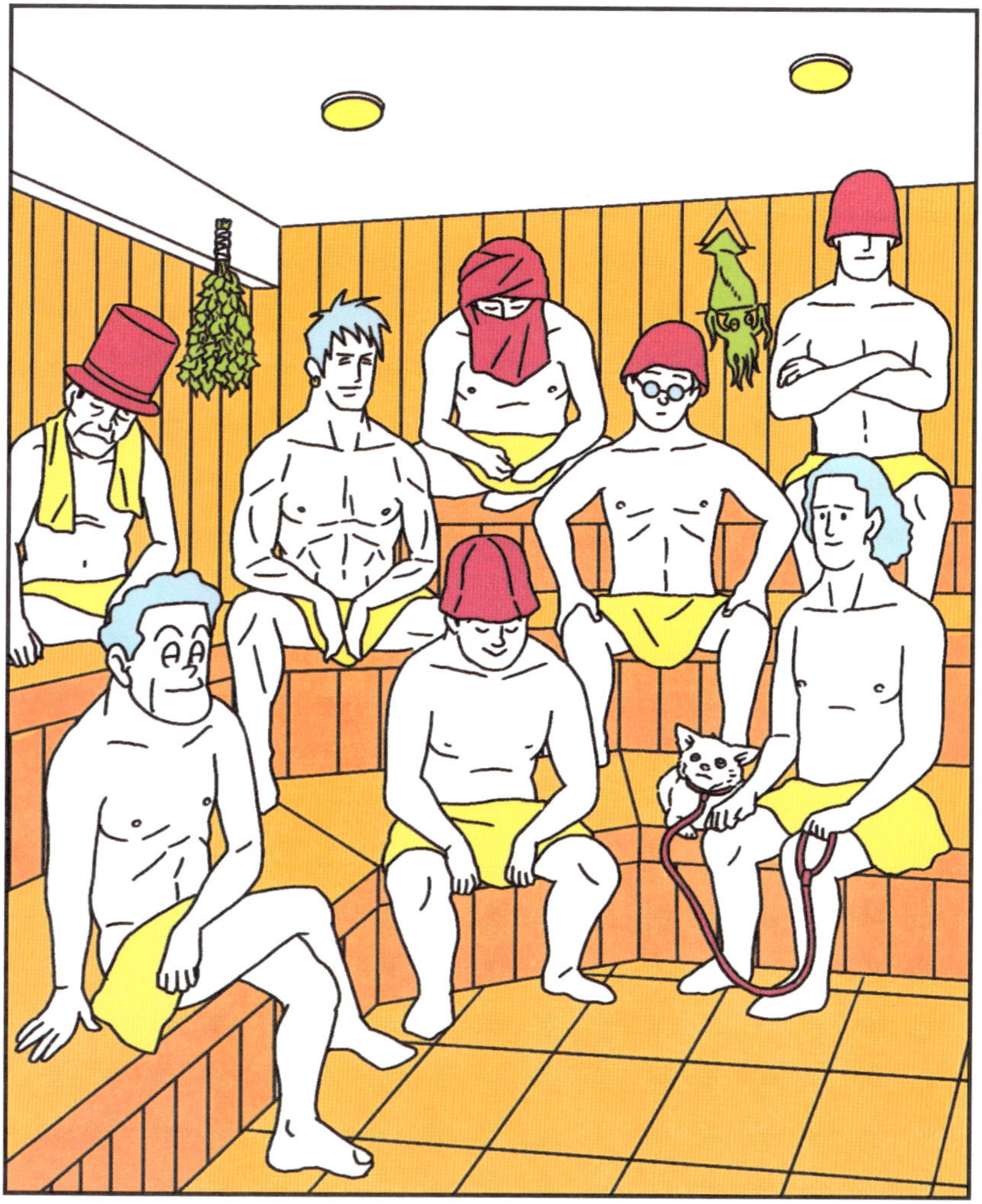

テストのこたえ

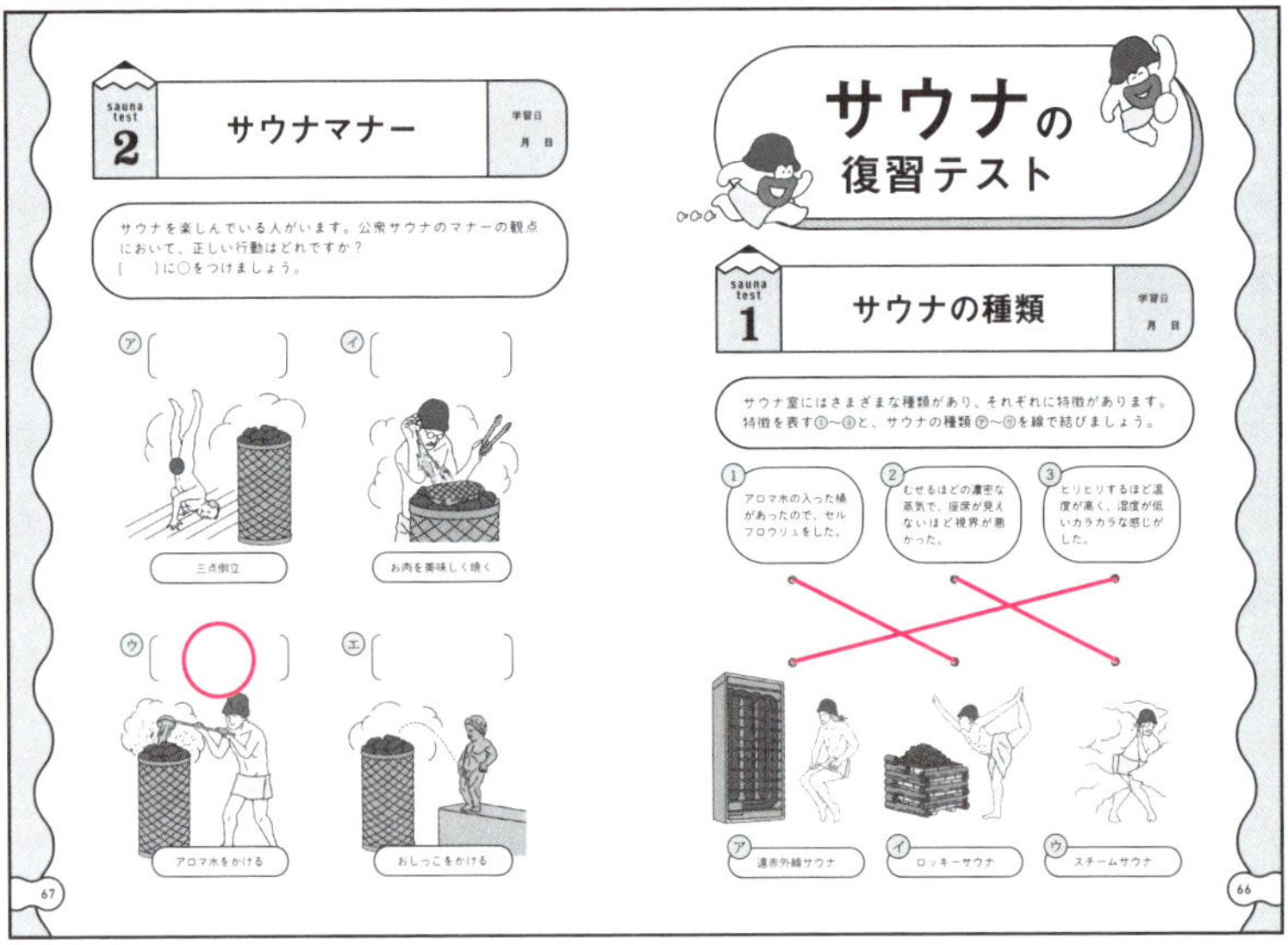

サウナの復習テスト

sauna test 1

サウナの種類

学習日　月　日

サウナ室にはさまざまな種類があり、それぞれに特徴があります。
特徴を表す①～③と、サウナの種類㋐～㋒を線で結びましょう。

① アロマ水の入った桶があったので、セルフロウリュをした。

② むせるほどの濃密な蒸気で、座席が見えないほど視界が悪かった。

③ ヒリヒリするほど温度が高く、湿度が低いカラカラな感じがした。

㋐ 遠赤外線サウナ

㋑ ロッキーサウナ

㋒ スチームサウナ

66

sauna test 2

サウナマナー

学習日　月　日

サウナを楽しんでいる人がいます。公衆サウナのマナーの観点において、正しい行動はどれですか？
［　　］に○をつけましょう。

㋐［　　］ 三点倒立

㋑［　　］ お肉を美味しく焼く

㋒［　　］ アロマ水をかける

㋓［　　］ おしっこをかける

67

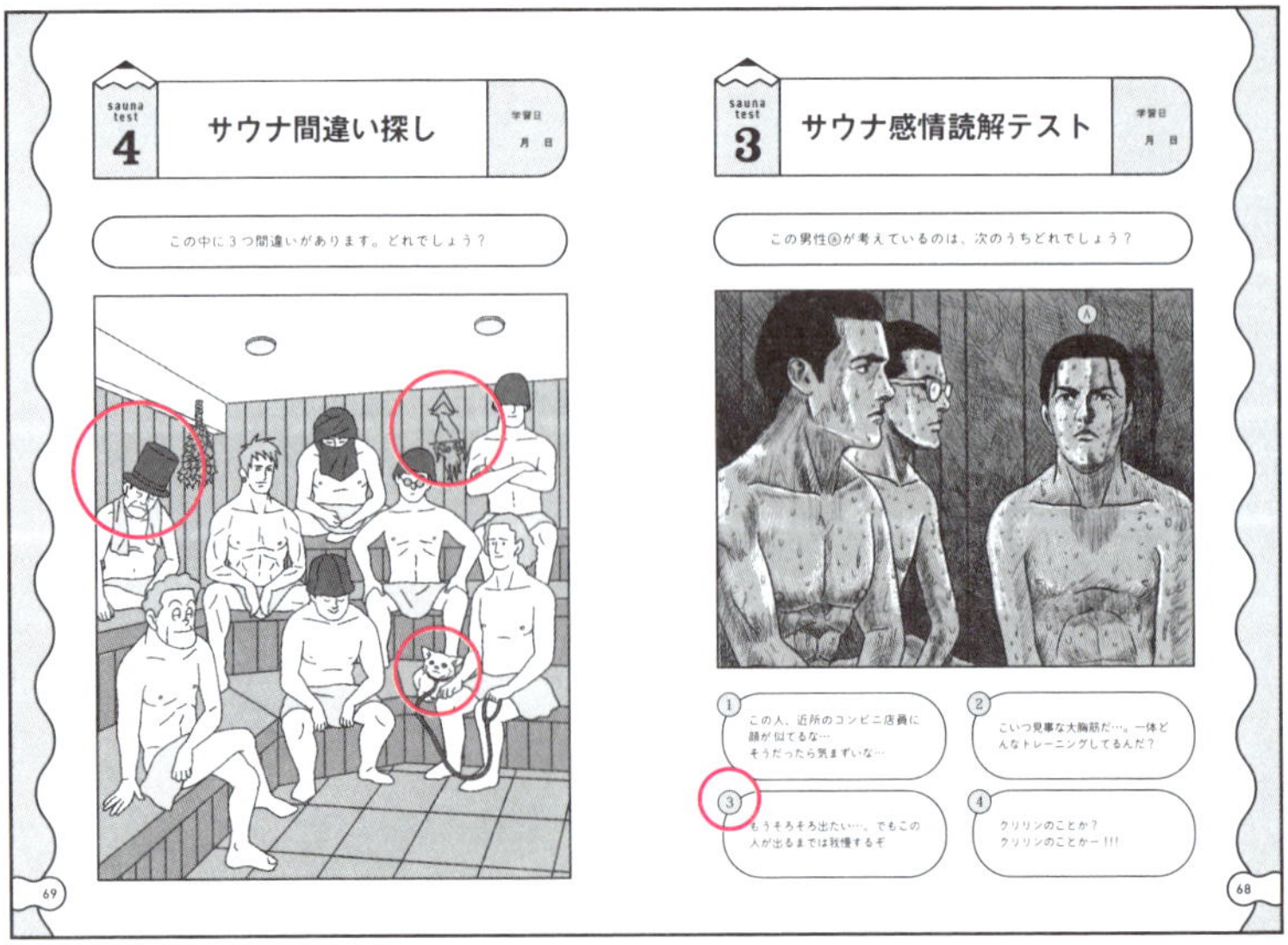

sauna test 3

サウナ感情読解テスト

学習日　月　日

この男性Ⓐが考えているのは、次のうちどれでしょう？

① この人、近所のコンビニ店員に顔が似てるな…
そうだったら気まずいな…

② こいつ見事な大胸筋だ…。一体どんなトレーニングしてるんだ？

③ もうそろそろ出たい…。でもこの人が出るまでは我慢するぞ

④ クリリンのことか？
クリリンのことかー!!!

68

sauna test 4

サウナ間違い探し

学習日　月　日

この中に３つ間違いがあります。どれでしょう？

69

［解説］サウナ間違い探し
×シルクハット　（サウナに適した帽子はサウナハットです）
×ペット連れ　（動物や、幼い子どものサウナ室への入室は絶対ＮＧです）
×スルメ干し　（サウナは台所じゃありません。ヴィヒタを吊るしましょう）

［解説］サウナ感情読解テスト
サウナーの中には「この人が出るまで我慢しよう」と標的を１人決めて頑張る人がいます。暑さに負けてしまいがちな人は試してみましょう。

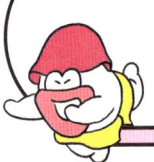

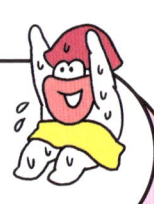

第二章

水風呂

[水風呂の入り方]

よく身体を温めた後は、いよいよ水風呂だ。冷たい水風呂にビビってない？ 水風呂への恐怖を乗り越えてこそ、“ととのう”の入り口に手を掛けることができるんだ！　水風呂を楽しむためのコツ・作法を紹介をするぞ!!

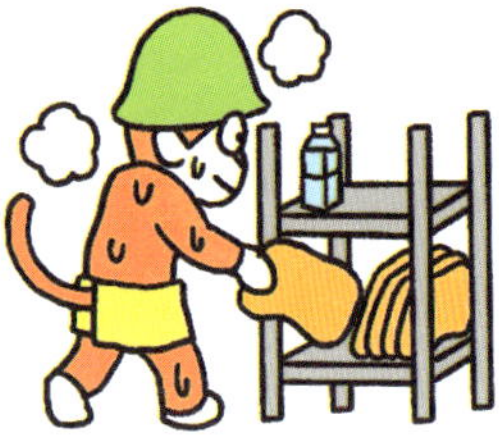

01 サウナマットなどを片付け

まずは焦らずサウナ後の片付けを。私物を棚に置いたり、汗のついたマットを流したりなど、次の人のために行動しよう。

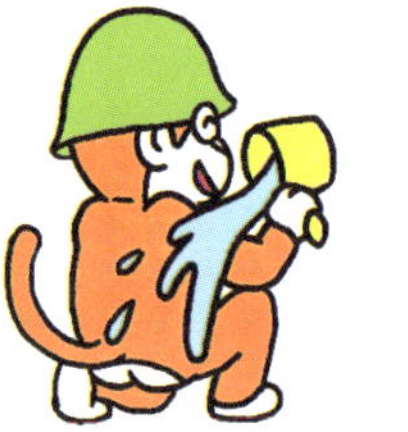

02 手足から掛け水。汗をよく流す

身体の負担を防ぐため、心臓から遠い手足や太腿から掛け水をし、全身(頭も）の汗を流すと共に、冷水に身体を慣らす。(お湯で流しても大丈夫)

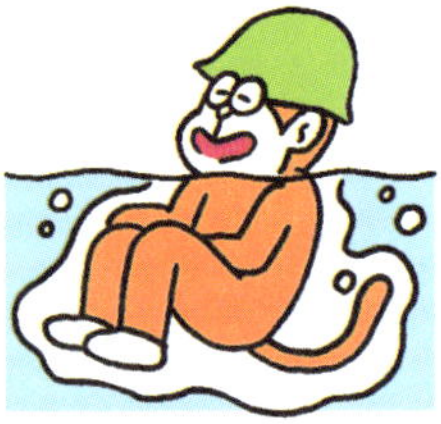

03 体の周りに羽衣をまとう

息を吐きながらだと冷たい水風呂に入りやすい。じっとしてると冷たさが徐々に緩和されて心地よくなる。これが羽衣だ！

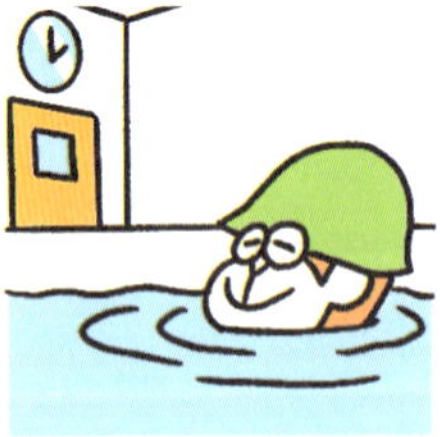

04 30秒～2分を目安に冷やす

首の付け根のリンパが冷えるよう肩までしっかり浸かるといいぞ。時計が見えない場合は自分でカウントしよう。

05 吐く息が冷たく感じたら

吐く息が冷たくなったり、指先が冷えた感覚があったりすれば水風呂から上がるサイン。長時間入りすぎるのもよくないぞ。

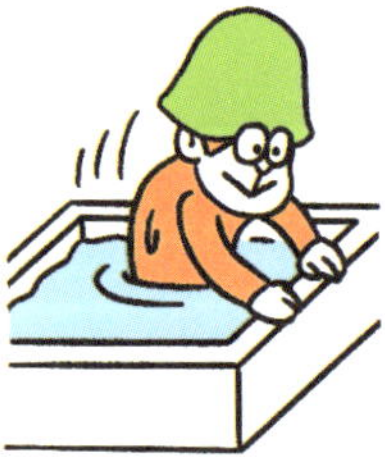

06 波を立てずに静かに上がる

他のお客さんの羽衣を壊さないように、ゆっくりと水から上がり、休憩椅子を目指す。“ととのう”はもう目前だ!!

水風呂での姿勢

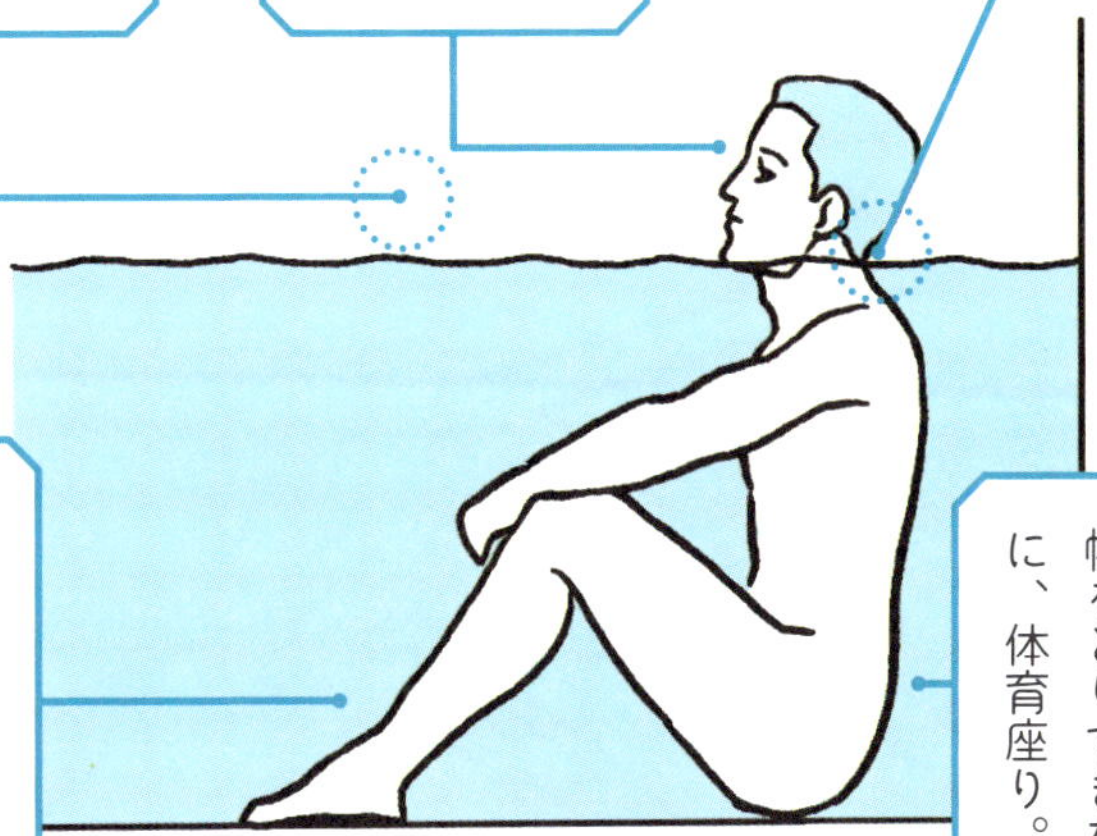
首筋のリンパを冷やす。
キラキラ揺らめく水面を眺める。静かに呼吸し、雑念を捨てる。
両手を水面から出すことで冷たさを感じにくくする技もある。
幅をとりすぎないように、体育座り。
じっとして動かないことで、温度の羽衣を作る。

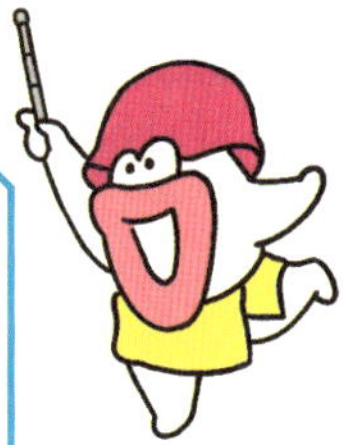

水風呂編 マナー違反サウナーTOP3

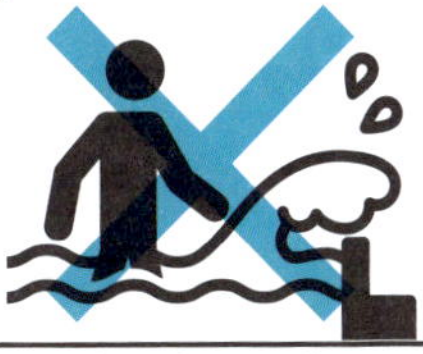
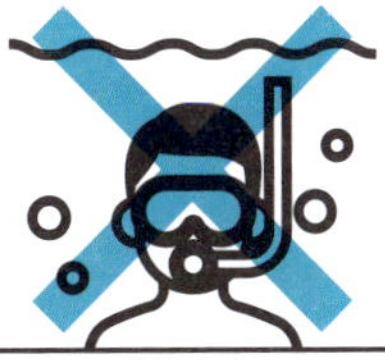
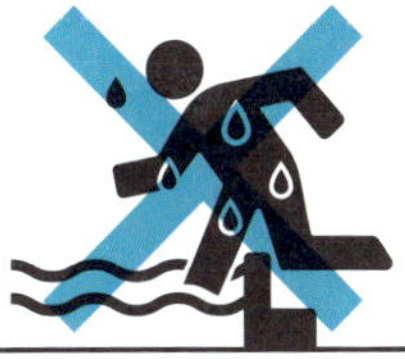

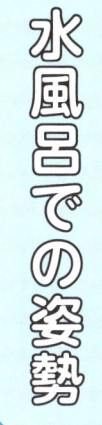

波を立てる人	潜る人	掛け水しない人
水風呂入浴中に乱暴な波を立てられるのは嫌なものだ。温度の羽衣は少しの波で剥がれてしまう。入るときも出るときも、思いやりの心でなるべく静かに動こう。	潜水は衛生的な面で禁止している施設がほとんど。抜け毛や頭部の油分により、水を汚す一番の原因になるんだ。頭は水シャワーで流してスッキリしよう。	汗をかいたまま水風呂に入る人のことを、サウナ用語で「汗流しカットマン」と呼ぶんだ。浴槽の水を汚さないよう、汗を流して入ることは当然のマナーだ。

図解

水風呂

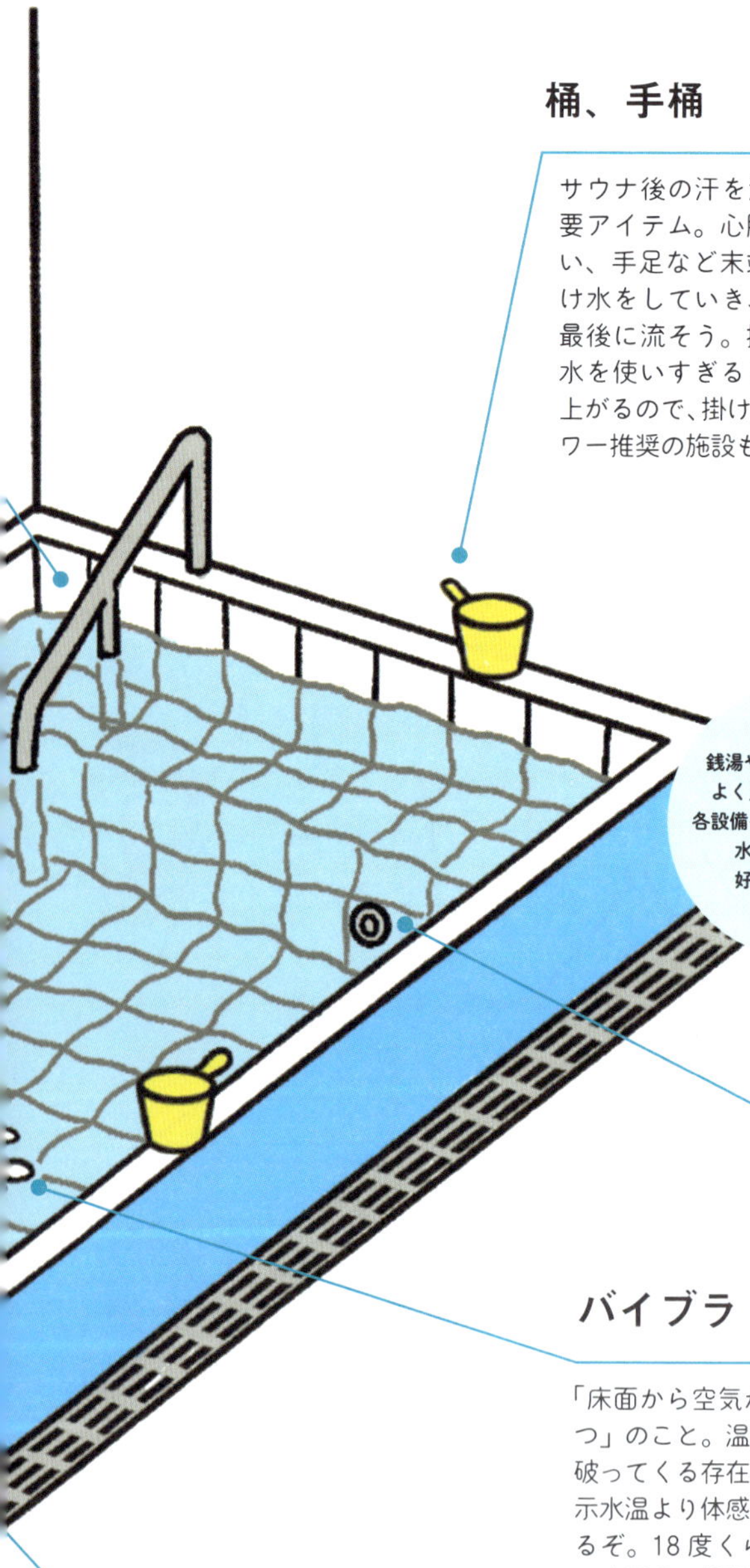

桶、手桶

サウナ後の汗を流す、重要アイテム。心臓から遠い、手足など末端から掛け水をしていき、胴体は最後に流そう。掛け水に水を使いすぎると水温が上がるので、掛け水はシャワー推奨の施設もあるよ。

銭湯や、サウナ施設でよく見る水風呂だね。各設備への知識を深めて、水風呂をもっと好きになろう！

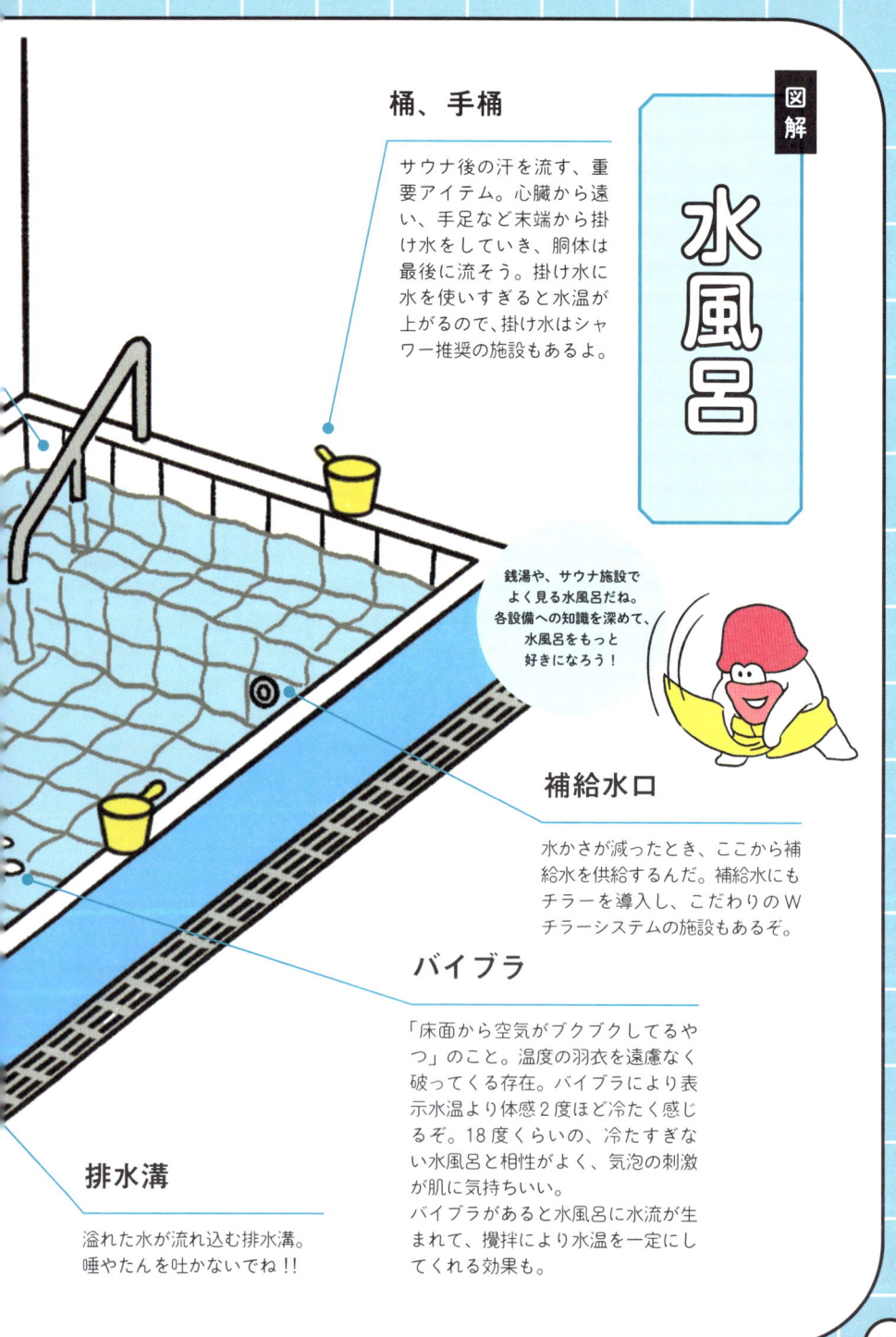

補給水口

水かさが減ったとき、ここから補給水を供給するんだ。補給水にもチラーを導入し、こだわりのWチラーシステムの施設もあるぞ。

バイブラ

「床面から空気がブクブクしてるやつ」のこと。温度の羽衣を遠慮なく破ってくる存在。バイブラにより表示水温より体感2度ほど冷たく感じるぞ。18度くらいの、冷たすぎない水風呂と相性がよく、気泡の刺激が肌に気持ちいい。

バイブラがあると水風呂に水流が生まれて、攪拌により水温を一定にしてくれる効果も。

排水溝

溢れた水が流れ込む排水溝。
唾やたんを吐かないでね!!

水温計

デジタルやアナログなど、さまざまな水温計がある。計器からの距離によって、表示より冷たかったりぬるかったり体感が違う場合がある（奥や底の方が冷たい）。

手すり

水風呂は通常のお風呂より深い場合が多いので、手すりの登場率も高い。スリップや立ちくらみを感じたときの力強い味方。

給水口

掛け流しができるごく一部の施設を除き、多くの施設の水風呂は循環式。ろ過された水が供給されている。

水質浄化ネット

底に謎のネット袋が沈んでいることがある。中身は、珪藻土・ゼオライト・サンゴ・備長炭など。水質浄化、消臭、脱臭効果があるんだとか。

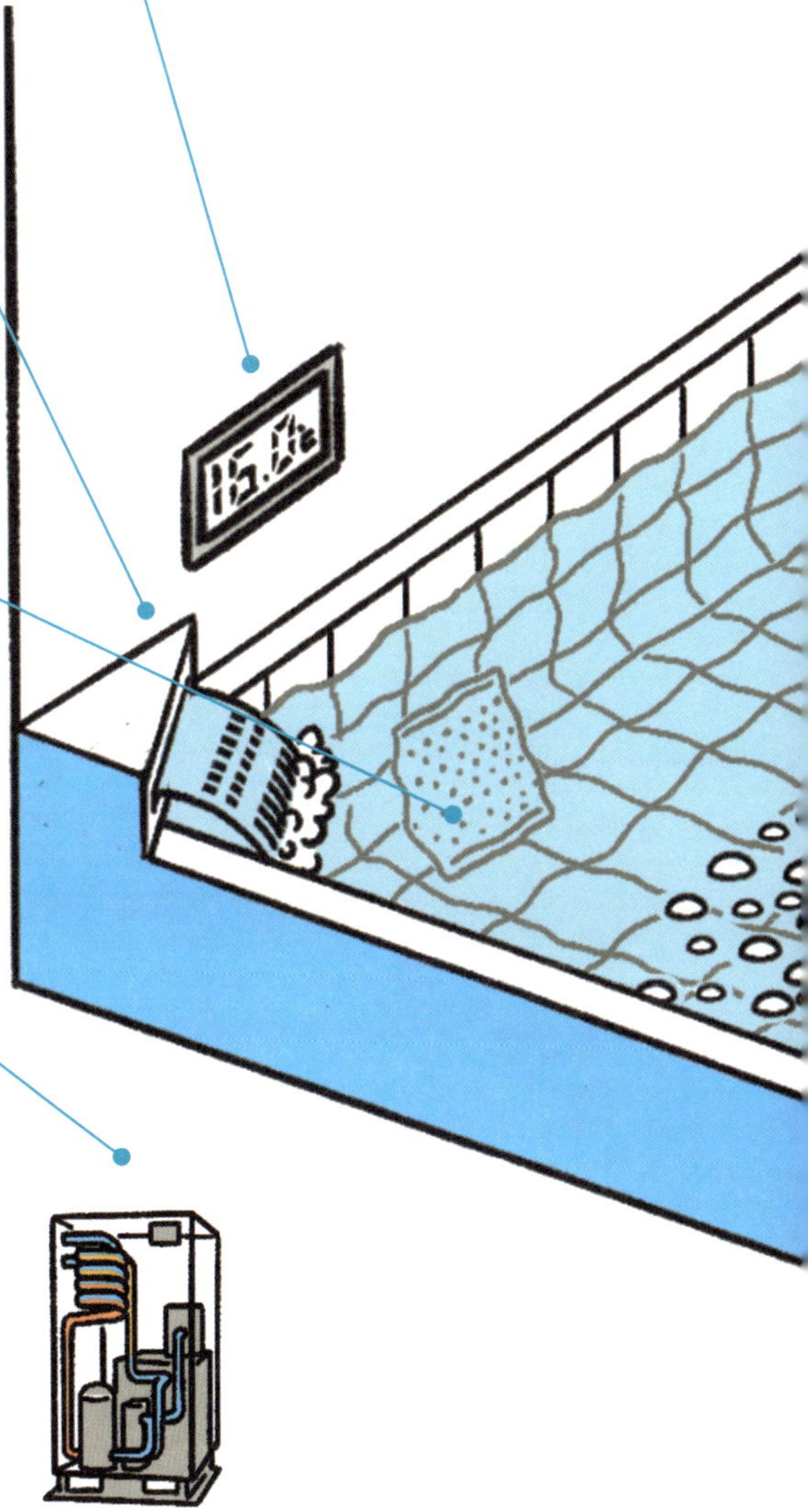

チラー

水風呂を冷やし、かつ一定の水温に保たせている機械をチラーと呼ぶんだ。冷却に使われることが多いので「チラー（チルは冷やすの意味）」と呼ばれているんだ。

特に夏場の水道水は20度超えなんてザラ。快適に水風呂に入れるのはこの機械のおかげなんだね。かなり高価らしく、施設のみなさんには頭が下がります。

サ活は水風呂が主役

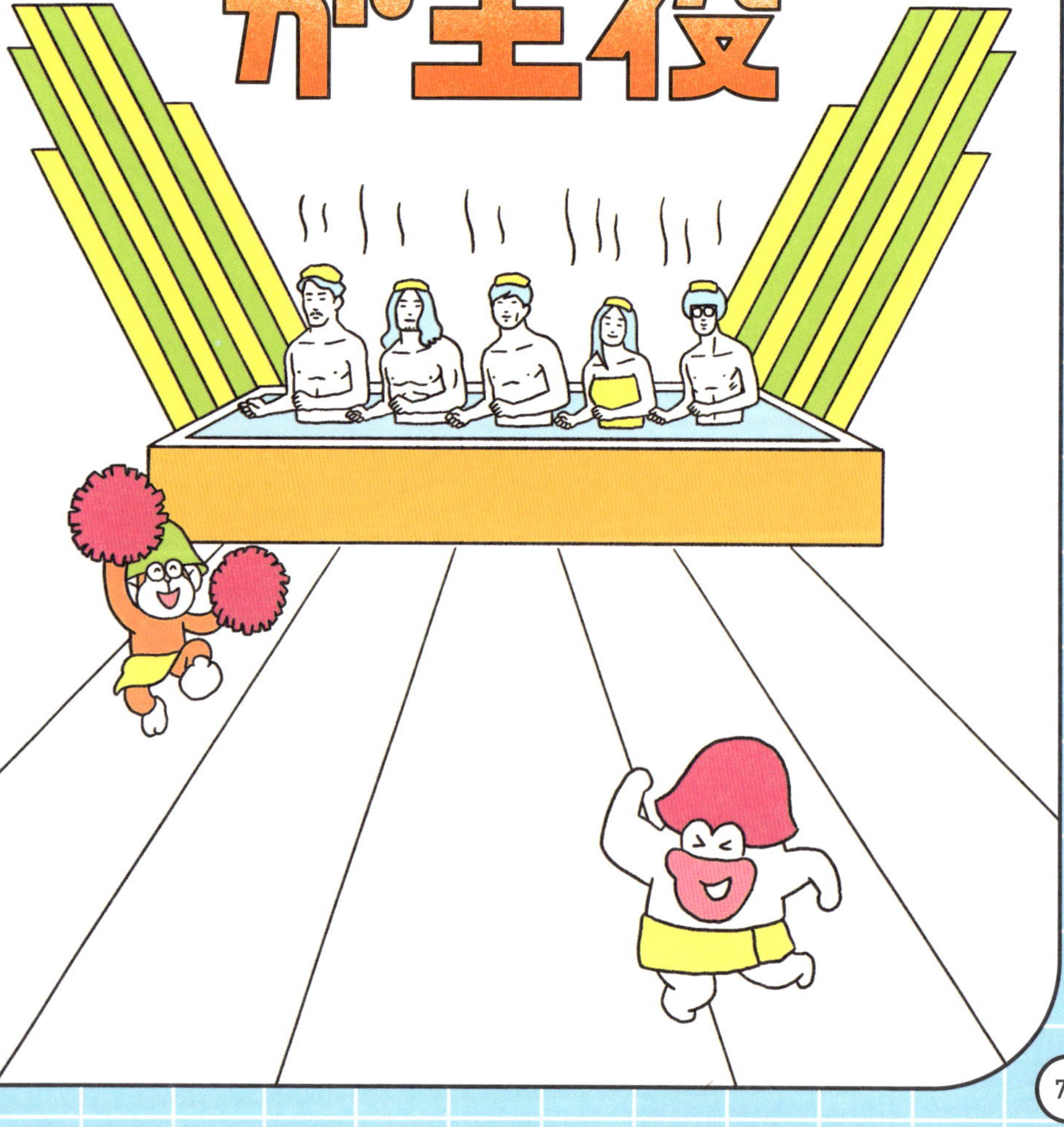

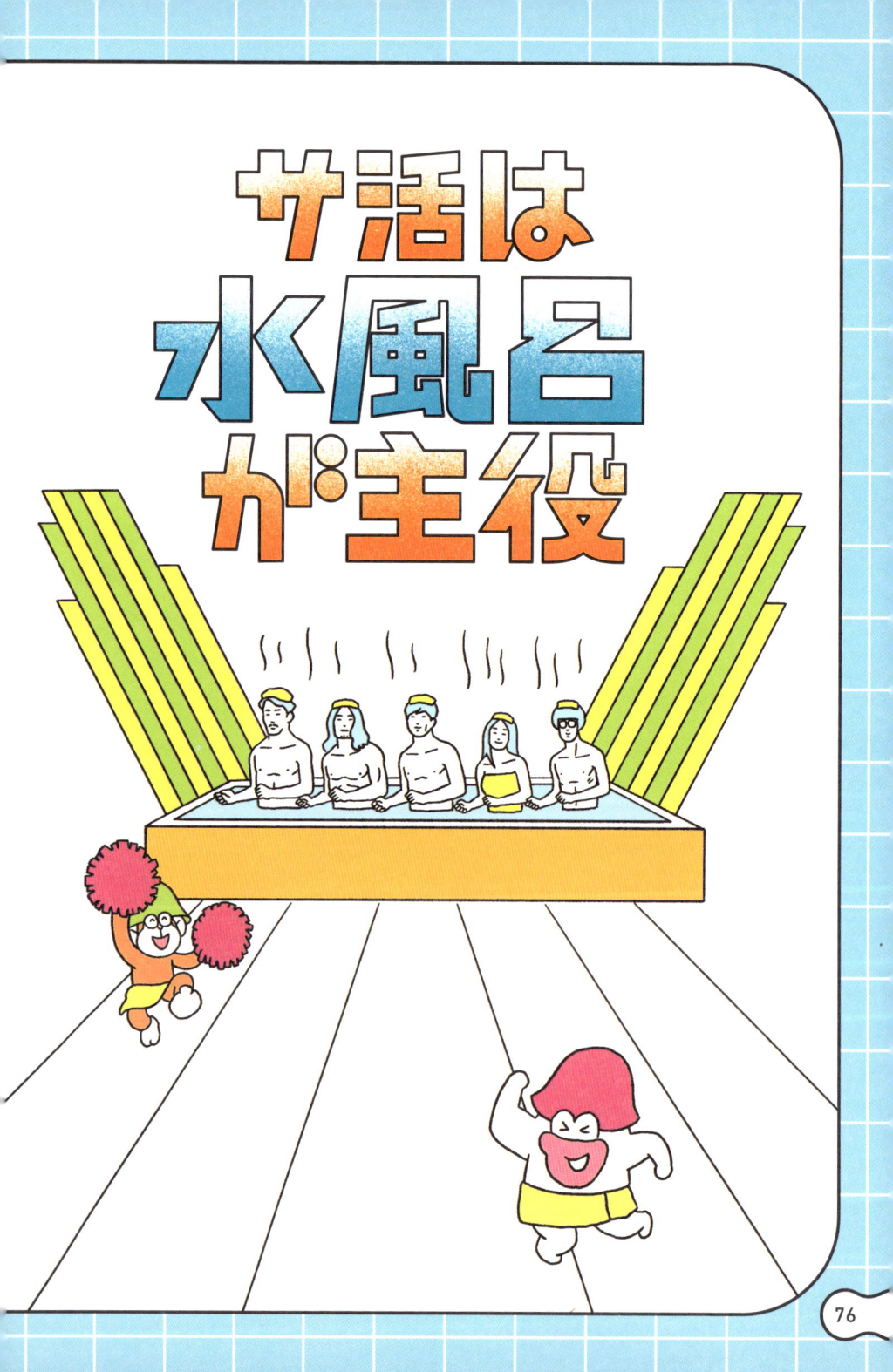

[水風呂の種類]

水風呂にも種類がある。というのも、その施設で使用されている「水」の成分によって入り心地が格段に違うのだ。人気の施設は確実にいい水風呂を備えている！　水質による水風呂の種類を紹介！

01 ー地下水水風呂

レアリティ ★☆☆☆☆

地表よりも下を流れる地下水は、温度差が少なく年間を通して安定した冷たい水なんだ。長い年月をかけ雨水が土に染み込んでいき、その過程で不純物が取り除かれた地下水はミネラルが溶け込んでいるので体にいいんだよ。「浅井戸」と「深井戸」は地下水がある深さによって分けられ、深井戸は細菌が少なくてそのまま飲めるほど綺麗な水も多いんだ。

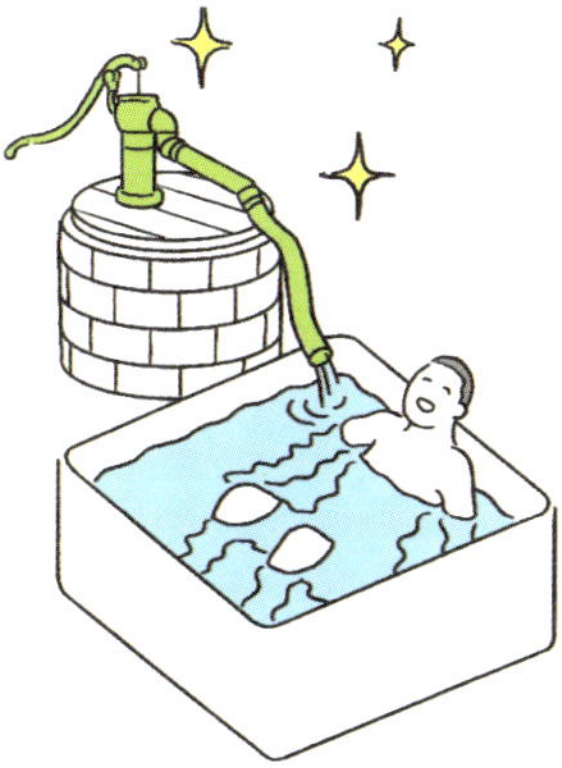

02 ー軟水水風呂

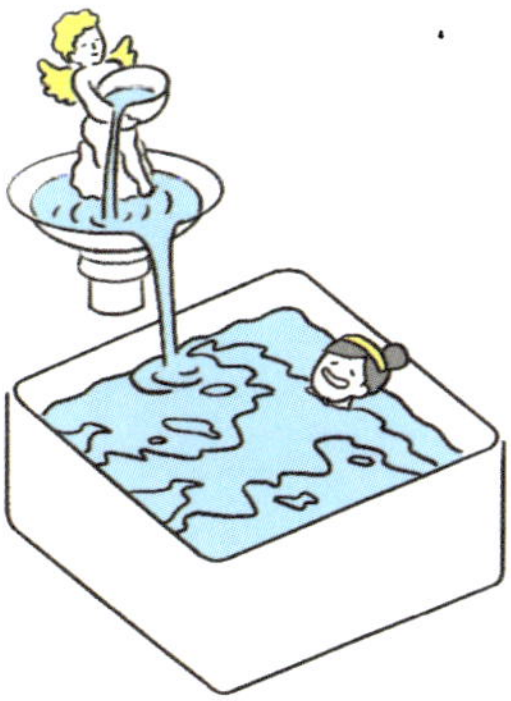

レアリティ ★★☆☆☆

水中に含まれる硬度成分（カルシウムとマグネシウムの量）が少ない水を軟水というんだ。肌に優しく、固くなった角質をほぐすことで美肌効果がある。また血行促進や湯冷めしにくいため疲労回復効果が期待できるよ。日本の水道水は一般に軟水であると言われているけど、硬度は地域によって異なり、関東や九州・沖縄は特に硬度が高い地域なんだ。

03 一備長炭水風呂

レアリティ ★★☆☆☆

備長炭水風呂とは、備長炭のミクロの空洞が水の分子を小さくしてくれる水のこと。浄化された水は肌に優しい弱アルカリイオン水になってまろやかな肌あたりになるんだ。各種のミネラル（カルシウム、カリウム、鉄、マンガンなど）を豊富に含んでいて、マイナスイオン効果、美肌効果、デトックス（毒素排出）効果、臓器を癒す効果も期待できるよ。

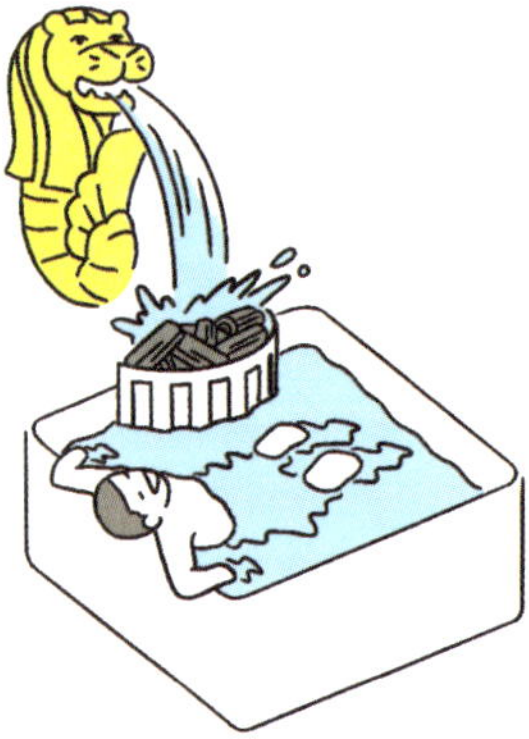

04 一ナノ水水風呂

レアリティ ★★★★☆

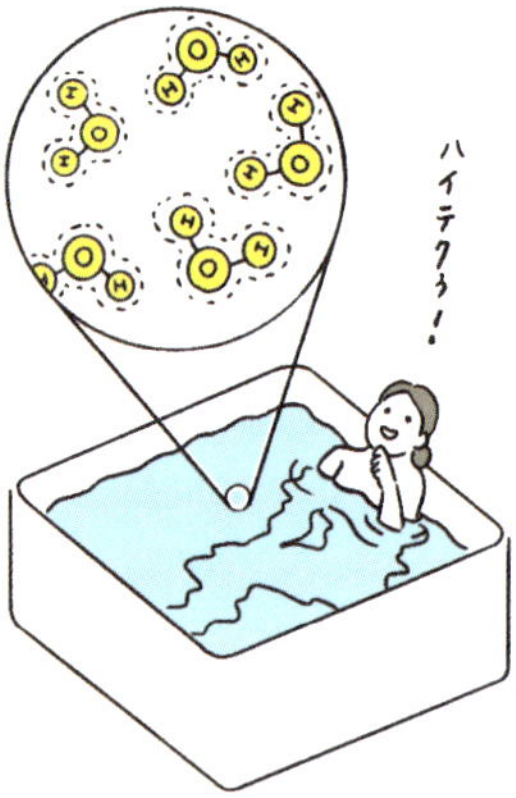

ナノ水とは、ナノレベルの波長で水の分子が振動している「きめ細かな究極の水」だ。ナノ水は、お肌によく浸透するので、まるで化粧水をつけたあとのような肌触り！　髪もしっとりサラサラで、湯上がり後もぽかぽかする保湿効果がある水風呂だよ。また、飲み水としてもスッキリと美味しく、身体へも吸収されやすいんだ。

05 一純水風呂

レアリティ ★★★★★

純水とは、塩類や残留塩素などの不純物やイオン成分を一切除去した水のこと。「ろ過」や「蒸留」、「イオン交換樹脂」など不純物を取り除く方法により、精密機械の洗浄にも使用することができるほど、純粋にきれいな水なんだ。ちなみに、水道水を単にフィルターなどでろ過、または活性炭を通しただけでは純水とはいえないんだって。

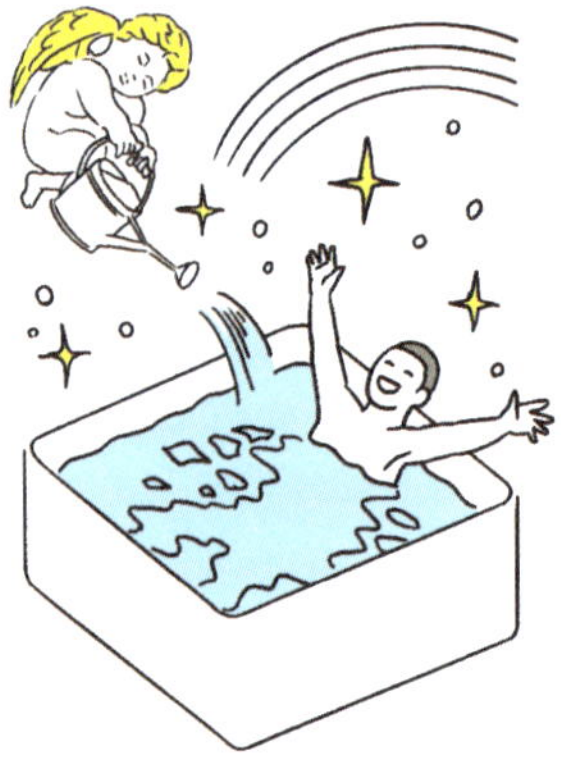

06 名水水風呂

レアリティ ★★★☆☆

名水とは、数多くある水の中でも特に良好な水質をもつ水のこと。飲用の可・不可に関係なく、湧水や地下水、または河川が該当するんだ。

代表的なところでは富士山を水源とする静岡の「しきじ」など。

環境省により選定された「名水百選」は観光にもぴったりなのでまだ見ぬ穴場が見つかるかも?

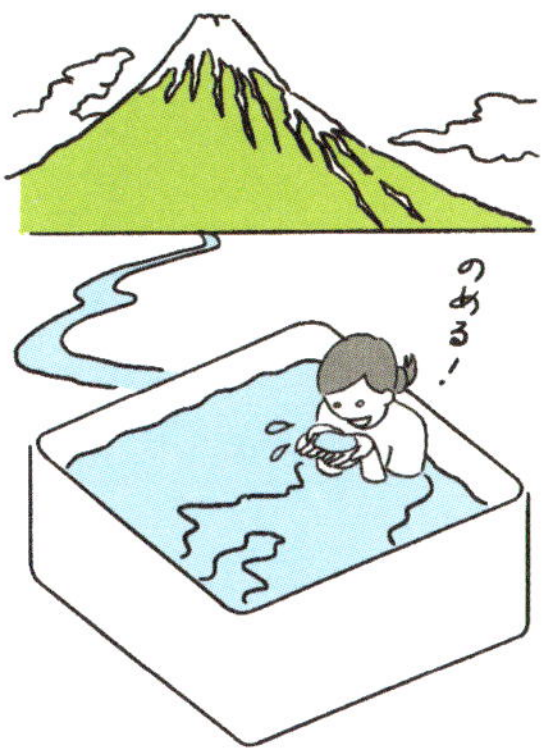

07 海洋深層水風呂

レアリティ ★★★★☆

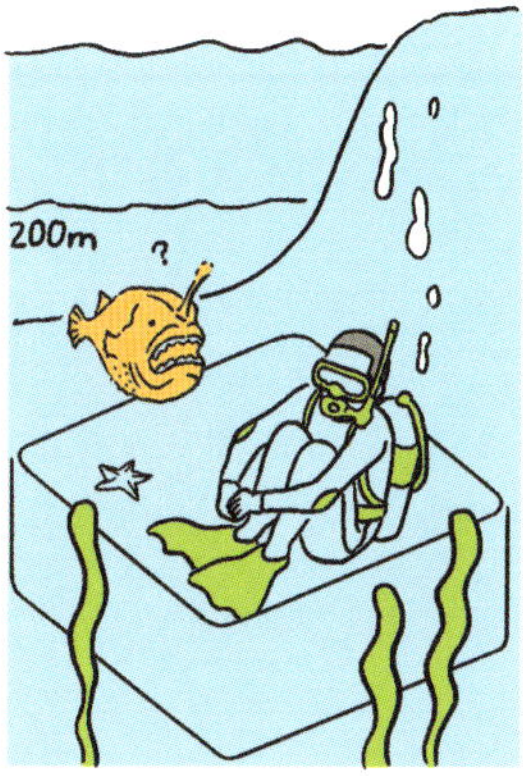

海洋深層水とは、日光が届かず年間を通して水温が変わらない水深200m以下の深海層にある海水のこと。ミネラルがバランス良く含まれていて、特にマグネシウムが多いのが特徴(マグネシウムが不足すると肩こりや高血圧、心筋梗塞など不調の原因に)。科学物質や放射性物質からの汚染の心配もなく、安全で安心な水といわれているんだ。

08 源泉水風呂

レアリティ ★★★★★

源泉とは、地下から噴出するもので、温度の高い・低い、湯量の多い・少ないなどはさまざま。定義として、25度以上のものを「温泉」、25度未満のものを「冷鉱泉」というんだ。冷水で薄めずに源泉をそのまま用いた水風呂はまさに激レア。源泉の泉質を、温泉同様に水風呂でも堪能できる源泉水風呂は、まろやかな肌あたりでつるつる肌になれて最高なんだ!

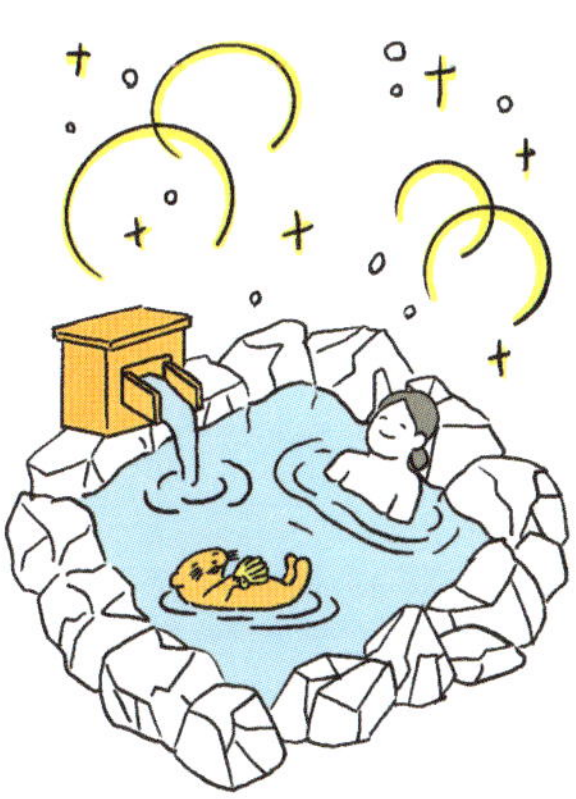

[よい水風呂とは]

何をもってよい水風呂か、人気施設はどのようなスペックを備えているかを考察するぞ！ 初めて訪問する施設ではどうなのかチェックしてみよう！

Point-1 サウナ室からの距離は？

水質と同じくらい、動線はとても大切！ サウナ室から出た直後は、とにかく火照った体を早く冷やしたい気持ちだろう。水風呂が遠いと移動中に中途半端に冷えてしまって水風呂の快感が減ってしまうことも。サウナ→水風呂→休憩スペースが隣接していれば移動にタイムロスが生じない。この三大要素、「サウナトライアングル」が美しいバランスをとれているかどうかが評価の分かれ目になるぞ。

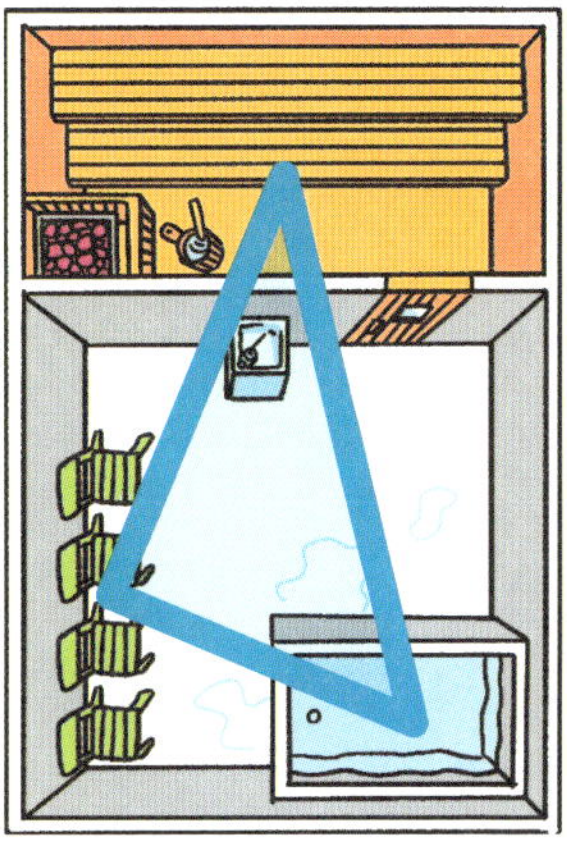

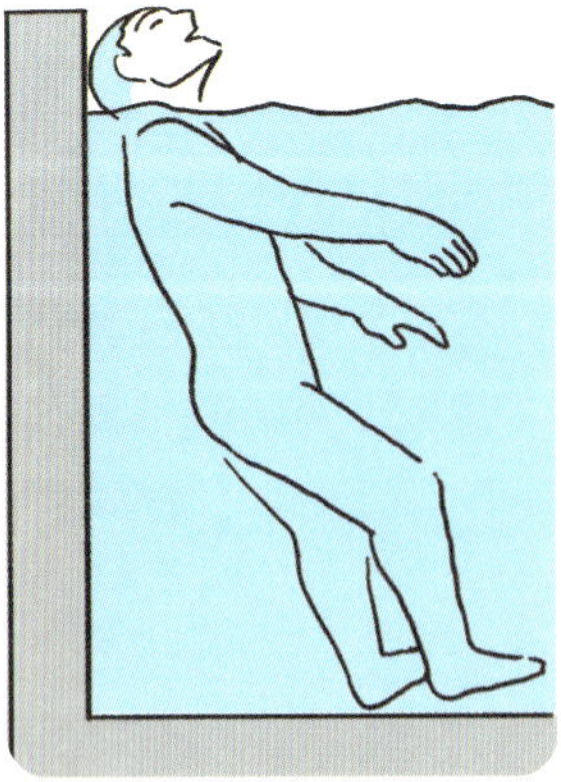

Point-2 水深はどのくらい？

水風呂のキャパが大きければ大きいほど素晴らしいことは言うまでもないが、水深1m以上の水風呂を体験したことがあるだろうか？ 最近は人気施設を中心に深い水風呂が増えてきていて、主にサウナブーム以降にリニューアル・新築された施設で出合うことができるんだ。浮かんで入る水風呂は浮遊感もプラスされて最高だ。水深が深いと水圧がかかり、より冷たく感じるという効果もあるんだ。

Point-3 水温がぬるすぎない？

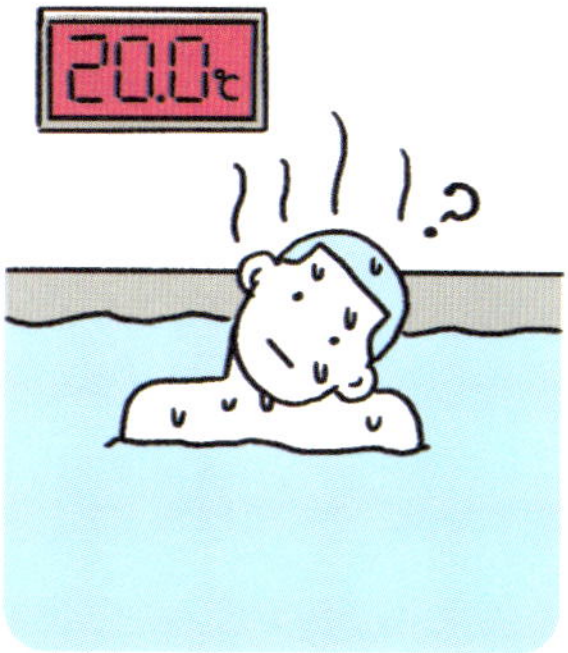

20.0℃

人によって好みはさまざまだが、ぬるめの水温だと、火照った身体を冷ましにくいので、その後の休憩でととのいにくい。水風呂の理想の温度は15度とされているんだ。「冷ため」と「ぬるめ」2種類の水風呂が用意されている施設を見つけたら、「冷ため」→「ぬるめ」の順に、2段階に分けて水風呂に入るのも気持ちいいぞ。

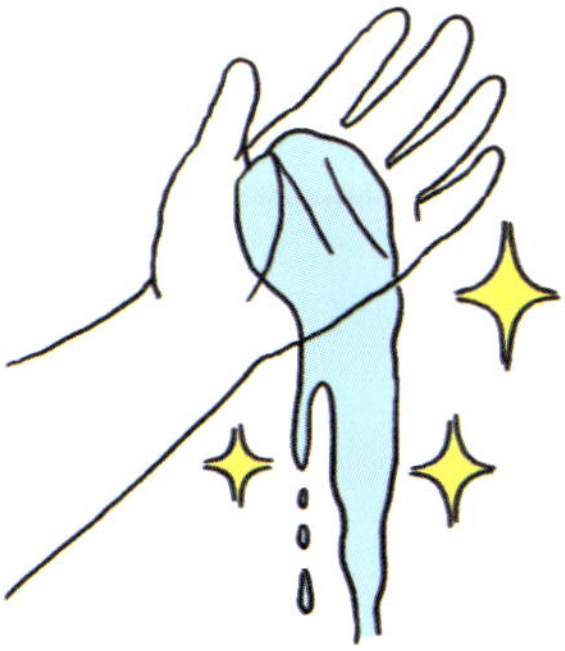

Point-4 水は清潔？

ゆらゆら光る水面を眺めて入る水風呂はオツなものだ。しかし毛髪が浮かんでいたり、なぞの垢が浮かんでたりするのを見つけるとせっかくの気分も削がれてしまう。汗を流さない・潜る等といったマナー違反者を発見した場合は気をつけよう。小型のゴミ取りネットがある施設も多いので、水を清潔に保てるようにみんなで協力しよう。

いい水風呂がある都道府県

TOP 10

ハイクオリティな水風呂を擁するサウナ施設が多い地域をマッピングしたぞ！ 君の最寄りはどこかな？ 調べてみよう！

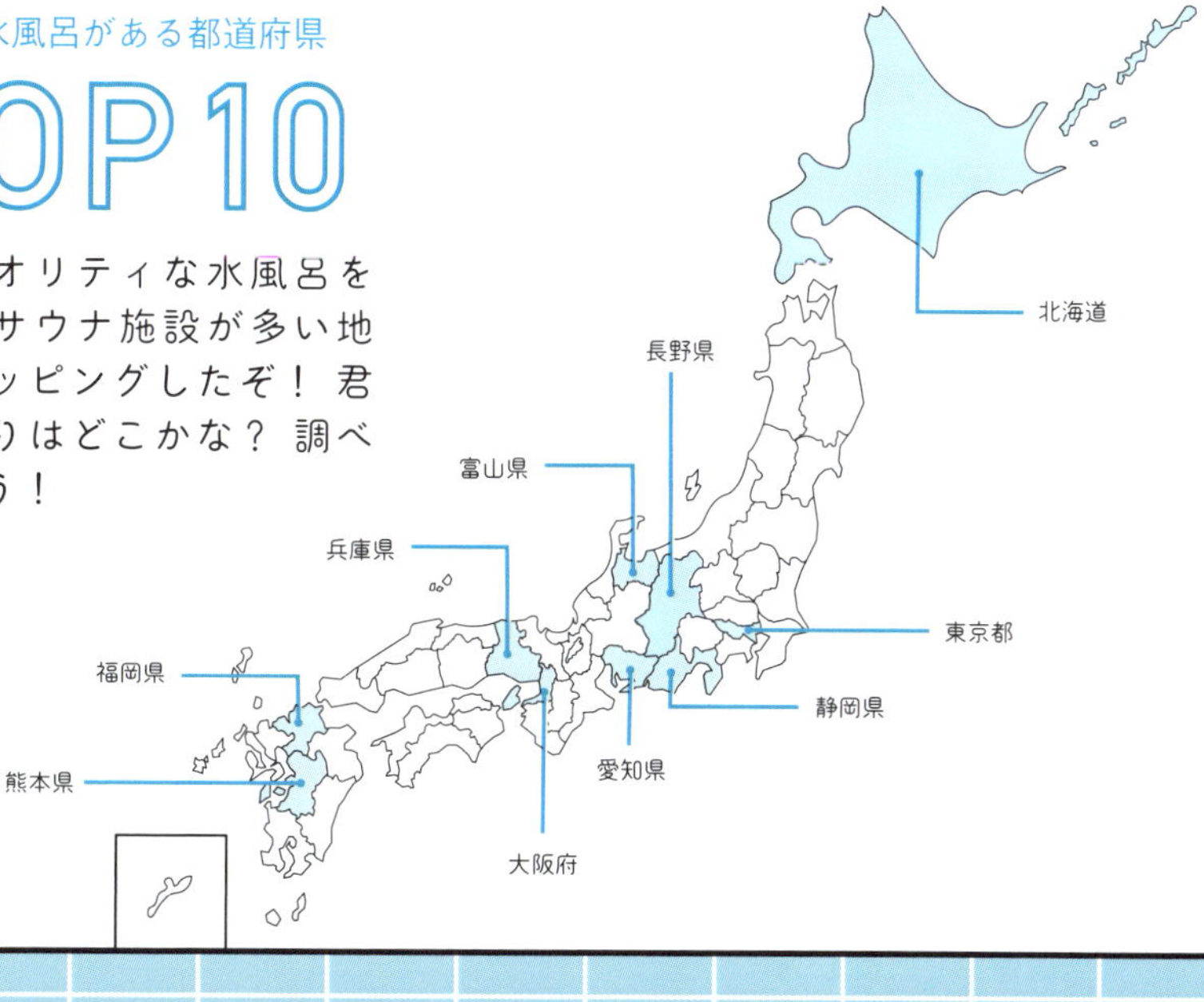

北海道
長野県
富山県
兵庫県
東京都
福岡県
静岡県
熊本県
愛知県
大阪府

軟水・硬水の違い

水温だけでは判断できない よい水風呂のキモは「pH《ペーハー》値」!!

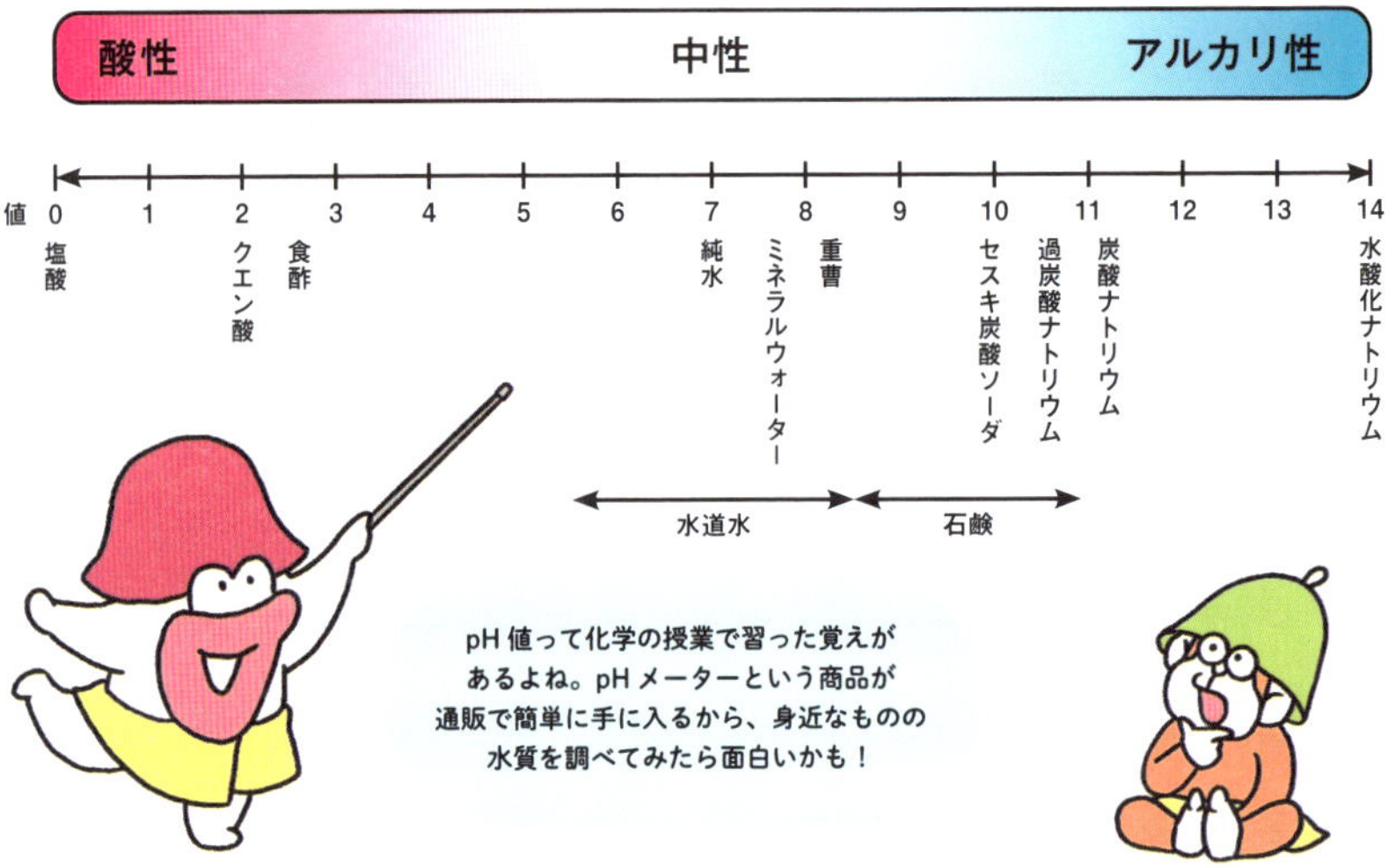
酸性
中性
アルカリ性
pH値
0
1
2
3
4
5
6
7
8
9
10
11
12
13
14
塩酸
クエン酸
食酢
純水
ミネラルウォーター
重曹
セスキ炭酸ソーダ
過炭酸ナトリウム
炭酸ナトリウム
水酸化ナトリウム
水道水
石鹸
pH値って化学の授業で習った覚えがあるよね。pHメーターという商品が通販で簡単に手に入るから、身近なものの水質を調べてみたら面白いかも！

奥深い「水質」のはなし

水風呂を構成する要素は、バイブラの有無・掛け流し・循環などさまざま。でも、同じくらいの広さ、深さ、水温の水風呂なのに、肌触りがなめらかな気がする、など、「水の質」の違いを感じている人もいるのでは？

「水の質」を構成する要素のひとつに「pH値」があるよ。pHとは、その溶液中の水素イオン濃度、水素イオン（H^+）の量を表すもの。pHの値が7より小さいときが酸性、7より大きいときがアルカリ性になる。よい水風呂は大体6〜8内なんだ。

また、水の「硬度」も大きな要素といえるんだけど、みんなの憧れ「飲める水風呂」で有名な静岡の「しきじ」は硬度84、pH7.7の弱アルカリ性の硬水の水風呂なんだ。他にも有名な施設の水風呂は硬水の場合が多いぞ！

[変わり種水風呂]

水風呂における暗黙のルール、「泳がない・潜らない」は基本中の基本だが、場所によってはその限りではないんだ！ ハウスルールにしたがって！

泳いでOK！ プール水風呂

我々日本人は、暗黙のルールとして「風呂では泳いではいけない」という教えが染み付いているが、一部施設では、遊泳OKの珍しい水風呂が存在するぞ。ゆったりと泳いだり浮かんだりと一味違う水風呂を味わうことができる。ゴーグルまで持参する強者は見たことはないが、おそらく怒られないだろう。

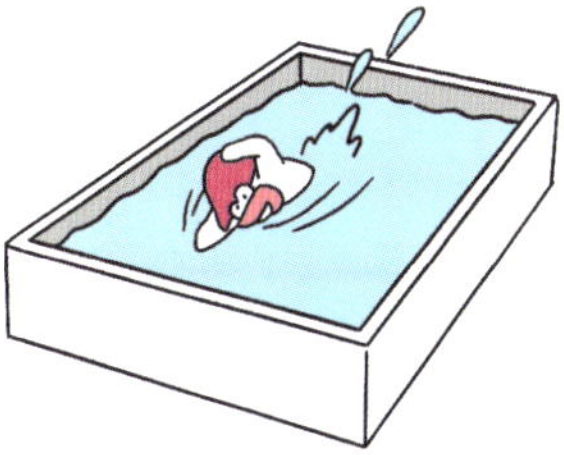

浮遊する快感！ 深〜い水風呂

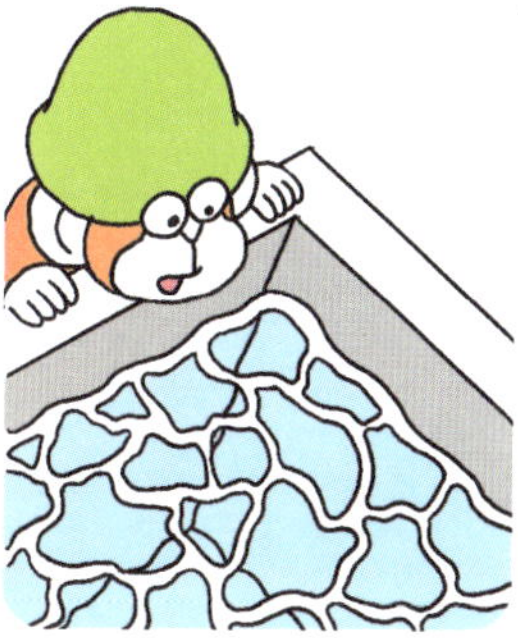

昨今のサウナブーム以降増えてきた深い水風呂。衛生面から、基本的には潜水行為はご法度（ごく少数、潜水OKを謳っている施設もある）。「浮遊浴」という入浴法も考案され、潜ってヨシ、浮いてヨシで満足度が段違い！ 安全上の観点から、中学生以上の利用制限がある施設が多い。

まるで滝行！ MAD MAX ボタン

壁面にさりげなく配置された危険な臭いのするボタン。押せば頭上から勢いよく滝が落ちてきて、息をするのも忘れるほどの衝撃と壮快感に襲われるぞ！ 体は冷えるが頭が冷えにくい水風呂の弱点を克服してくれる素晴らしい装置だ。勢いよく落ちる滝はなかなか怖いので上級者向けかも。

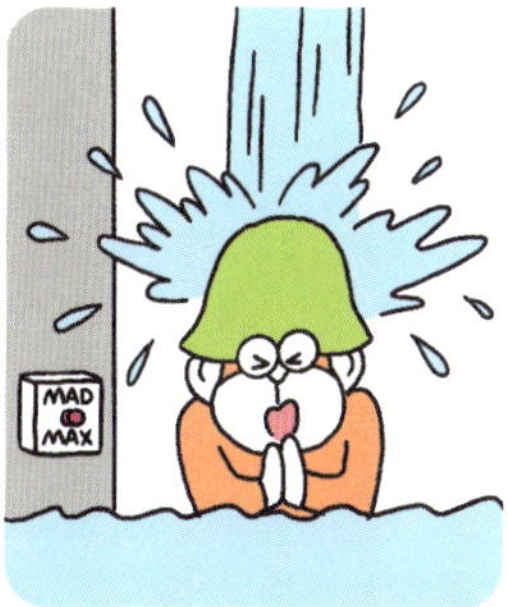

全サウナーの憧れ 雪にダイブ！

雪ダイブは期間限定、北国限定のプレミアムなクールダウンだ。火照った体を新雪に放り投げる行為は最高の感動を味わえるだろう。サウナ直後は意外と雪も冷たくない！ が、30秒もすれば「痛い！」。凍傷にならないようにさっさと引き揚げよう。水風呂に比べてゆっくり体を冷やせないので、上級者向けの方法なんだね。注意点は雪の降ったその日を狙うこと。1日以上経った雪は硬いのでダイブなんてできたものじゃないぞ。

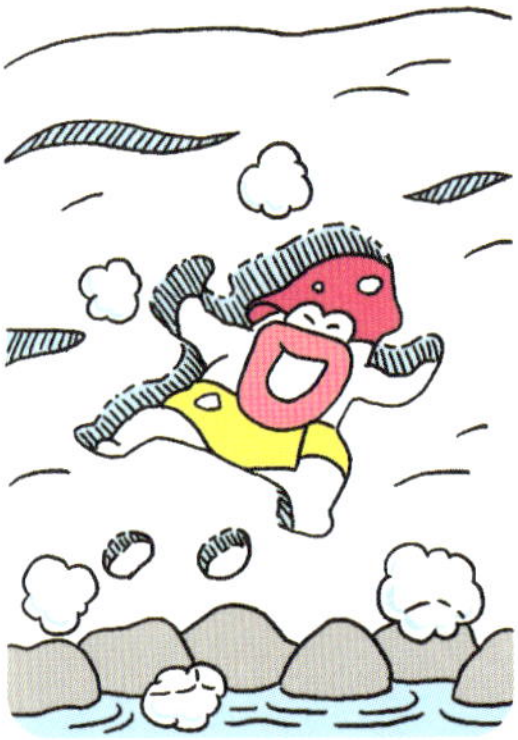

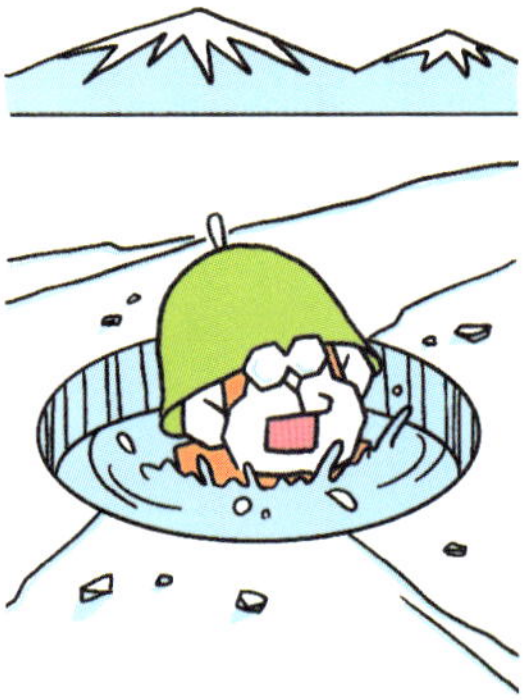

まさに寒中水泳!? アヴァント

アヴァントとは、サウナの本場フィンランドで愛される、凍った湖に穴をあけて水風呂代わりにする文化のことなんだ。

日本では冬季限定、北海道の一部地域で凍った川のそばにテントサウナを設置するスタイルで体験できるぞ。外気温よりも水温の方が温かいというレアな体験ができるけど、水温はもちろん一桁台のため十数秒が限度。かなり上級者向けの水風呂だね。

アイデア次第で どこでも水風呂

サウナに行きたくても行けない…そんなときはおうちでととのおう。お風呂で半身浴をして、水シャワーも気持ちいいけど、「ポータブルバスタブ」という商品も存在する！ これがあれば水シャワーでは得られない爽快感をゲットできるぞ！ 水道水の利用が基本だけど、名水が蛇口から使える地域ならば尚、素晴らしいおうち水風呂ができるね！ 災害時には貯水することもできて活躍するかも？

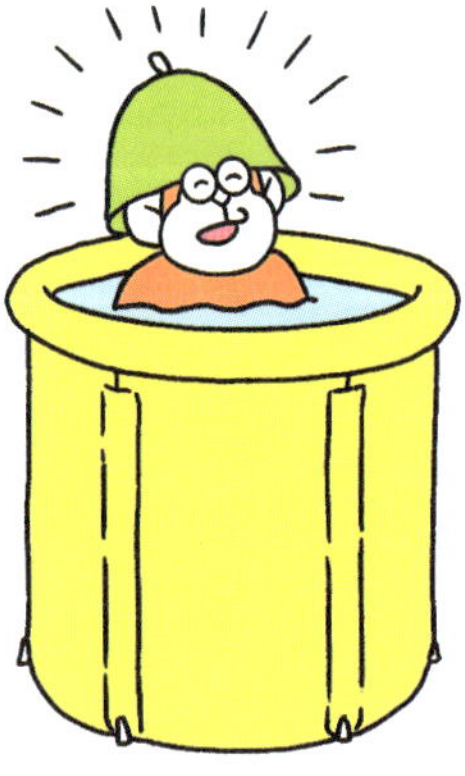

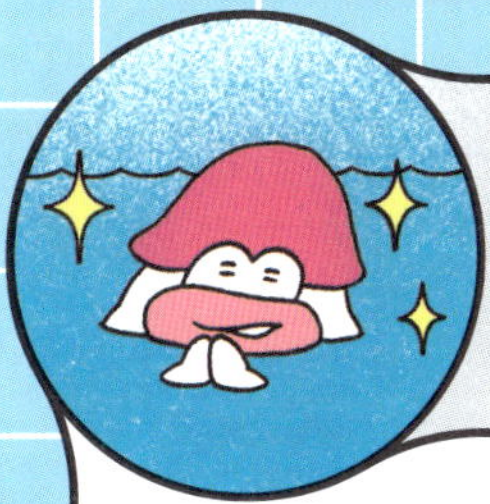

水風呂が
辛くなくなるコツ！

Point-1　サウナでしっかり温まる

何度も言うようだけど、最大のコツはよく温まること。水風呂好きな人も1セット目の水風呂は冷たく感じるもの。セットを重ねて血行がよくなって体の内側から温かくなれば、冷たさがマシになるんだ。

Point-2　大きく息を吐きながら入る

大きく息を吐きながら水風呂に入ると、心臓への負担が減って、心臓のバクバク感が抑えられるよ。「心臓がバクバクするのが苦手」という人は、是非試してみて。声を出しながら入ることも効果的なんだ。

Point-3　両手を水から出す

手足は体の中でも温度を敏感に感じる部位なんだ。あえて手（可能なら足も）を水の外に出すことで冷たい感覚を和らげる効果があるんだ！　簡単で、かなり効果的なので是非実践してみてね。

！　どうしても無理な人は

何事も楽しくて気持ちいいことが一番。どうしても水風呂に入れない人は、脚だけ水風呂に浸かるのでもいいし、いっそのこと水風呂を飛ばして外気浴でもいいよ。ととのうのに水風呂が絶対不可欠というわけではないんだ。自分のやり方を探してみよう！

[サウナあるある -水風呂編-]

初心者から上級者まで！ サウナーだけが笑って泣ける、
あるあるネタを大公開！

あるあるレベル ★★★★★

サウナよりむしろ本番は水風呂

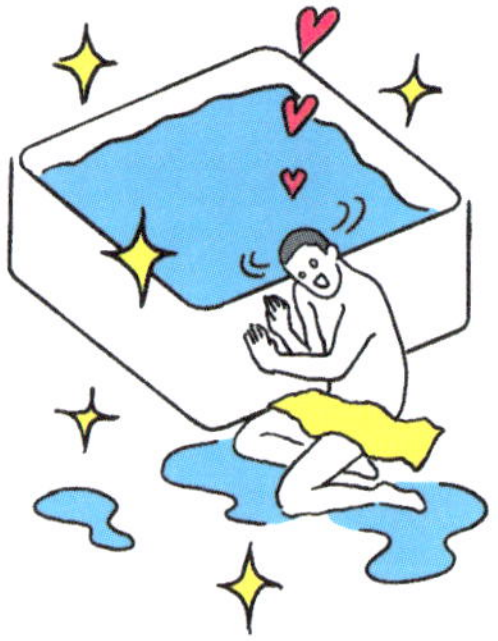

あるあるレベル ★★★★★

その日最初の掛け水は少しだけ緊張する

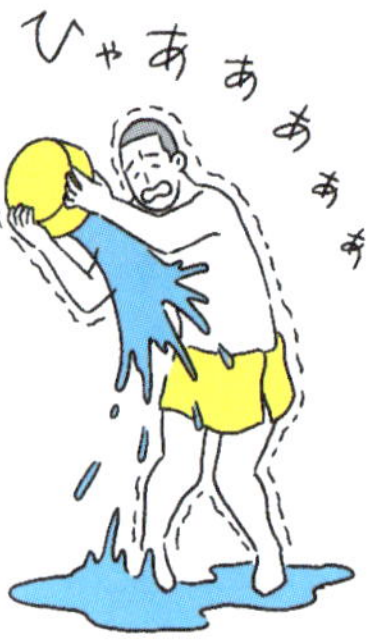

あるあるレベル ★★★★★

どのみち水風呂に入るのに冷たさにビビッて掛け水はお湯でやる

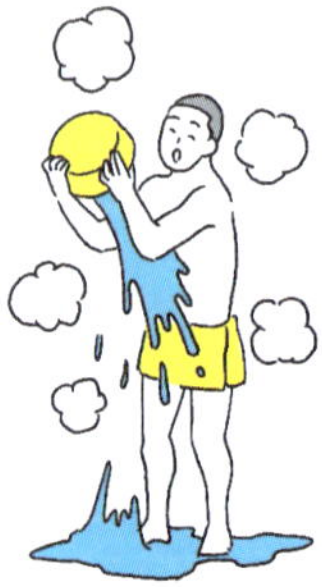

あるあるレベル ★★★★★

15度くらいの水温設定は最高

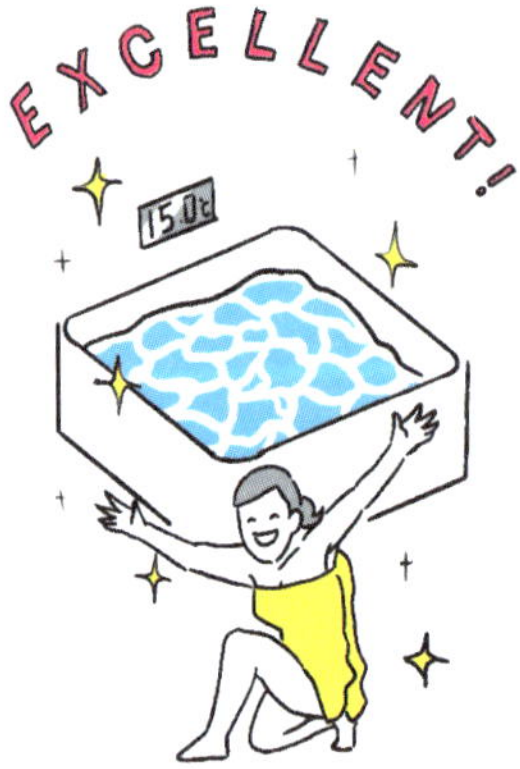

あるあるレベル ★★★★☆

冷たさに耐えながら心の中で必死に30秒数える。でも後半はズルして早めに数えちゃう

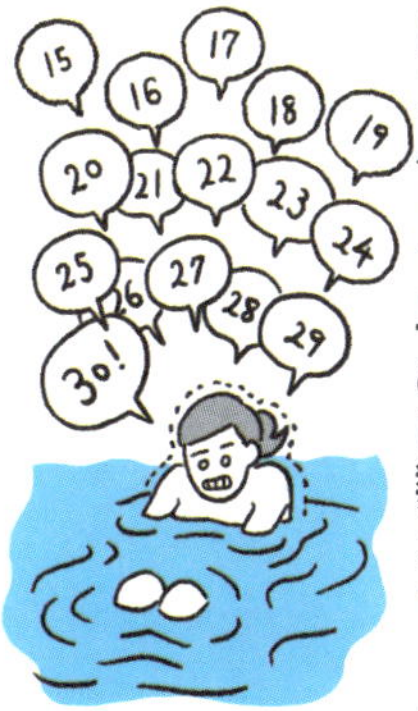

あるあるレベル ★★★★☆

水風呂に長く入れないことにサウナーとしての劣等感を抱く

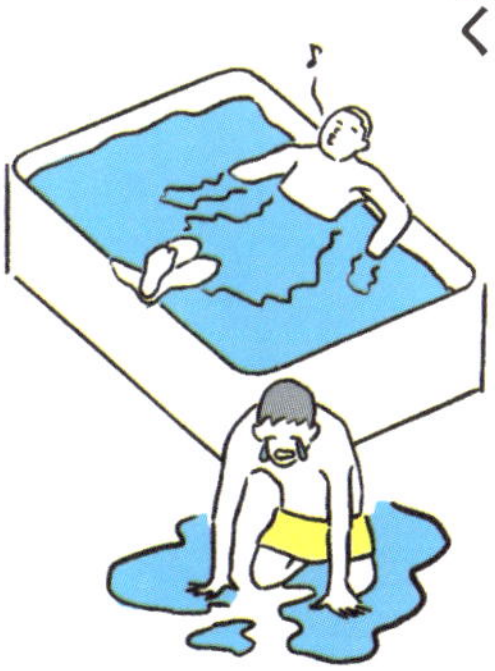

あるあるレベル ★★★★☆

水風呂待ちの絶望は筆舌に尽くしがたい

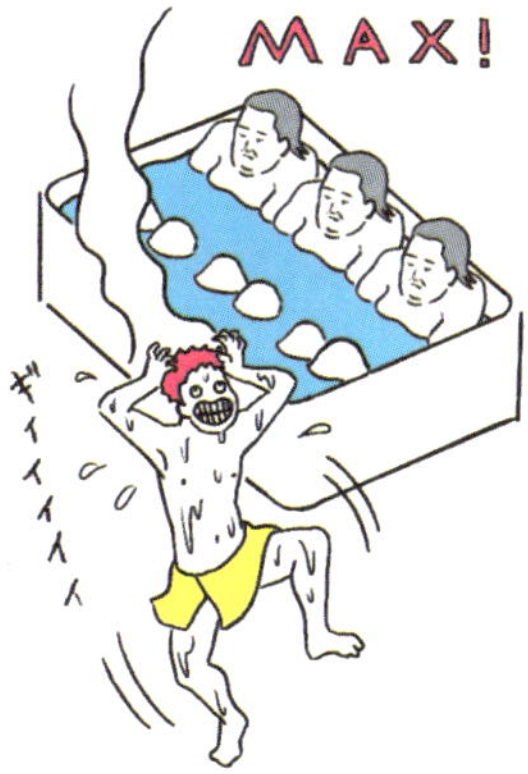

あるあるレベル ★★★☆☆

水風呂が満員でも体を縮めて入ってくるサウナーの貪欲さに感心する

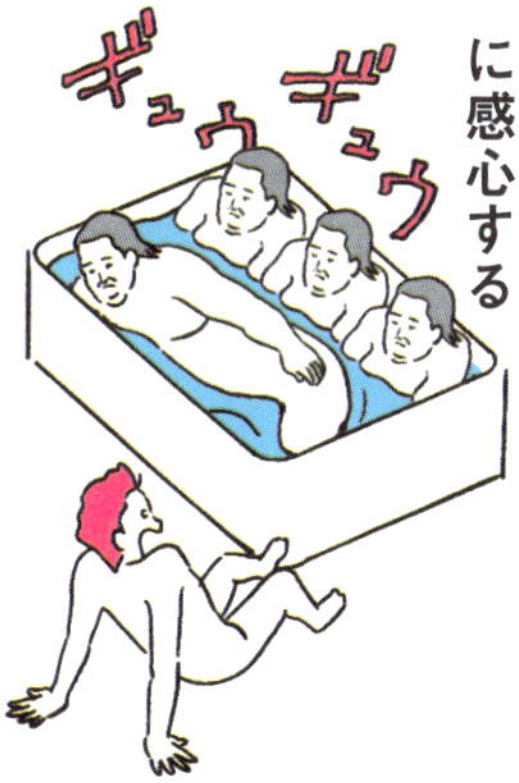

あるあるレベル ★★★☆☆

グルシンの水風呂には生命の危機を感じる

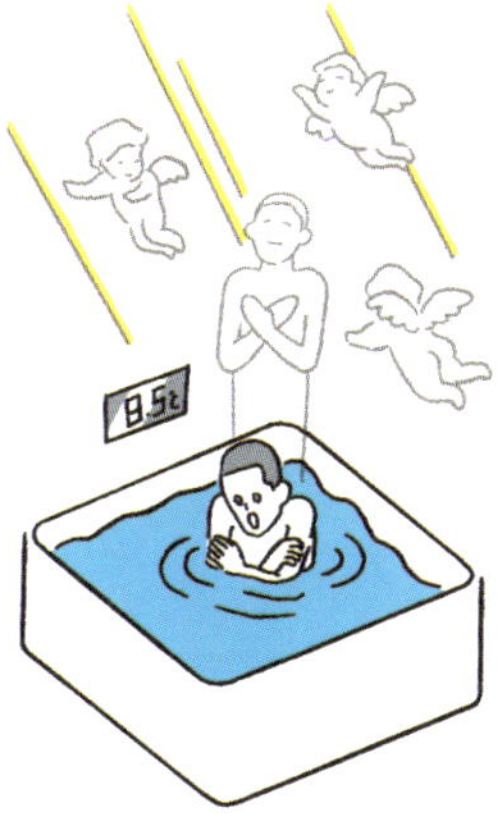

あるあるレベル ★★★☆☆

長く入っていると脳内麻薬がドバドバ出てくるのが分かる

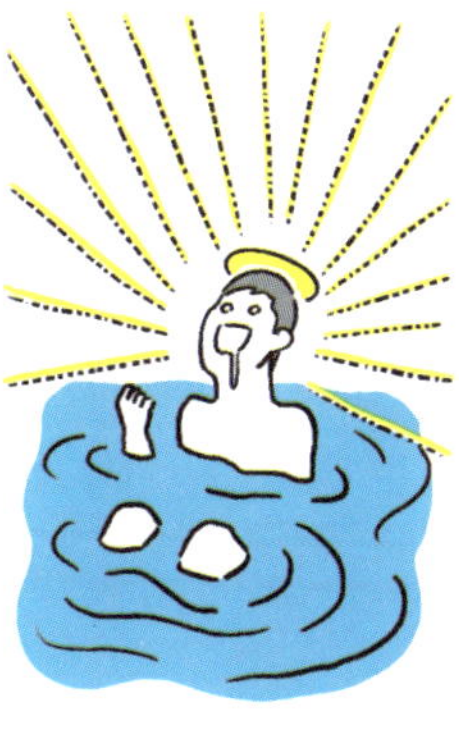

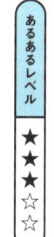

あるあるレベル ★★★☆☆

水風呂に長く入れないのは根性じゃなくて体質の問題だと信じたい

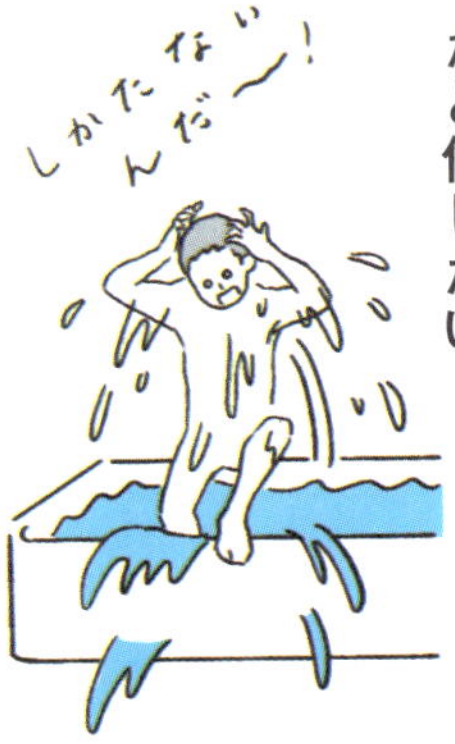

あるあるレベル ★★★☆☆

遠慮なく波を立てて出ていく人がいると、心の中で舌打ちする

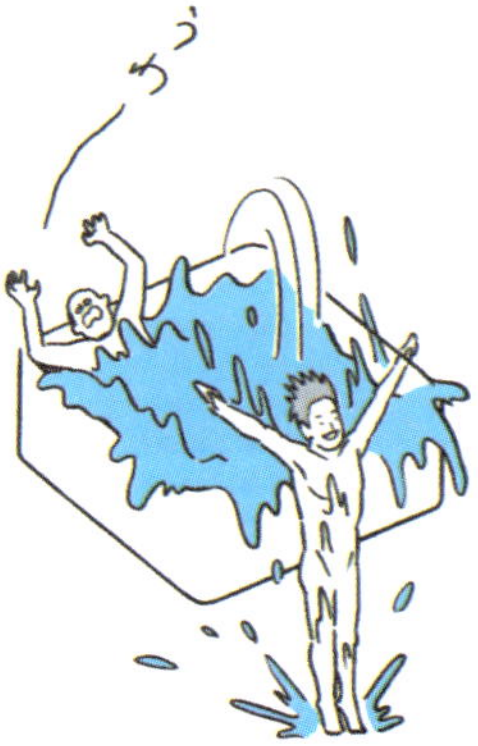

あるあるレベル ★★★☆☆

水風呂後、すぐさまサウナに戻る玄人を見るとそんな境地もあるのかなと思う。それか初心者なのかも?とも思う

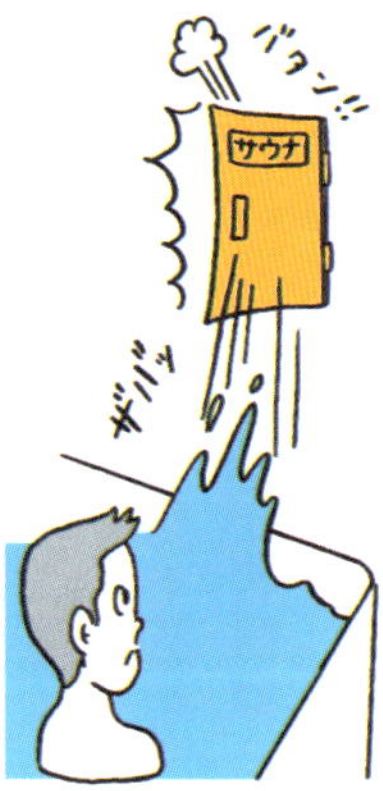

あるあるレベル ★★★☆☆

腰痛や肩凝りが楽になる気がする

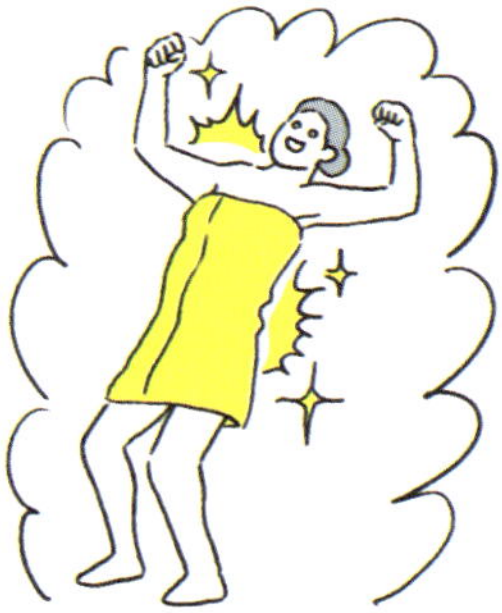

あるあるレベル ★★☆☆☆

水温計の表示が信用できない

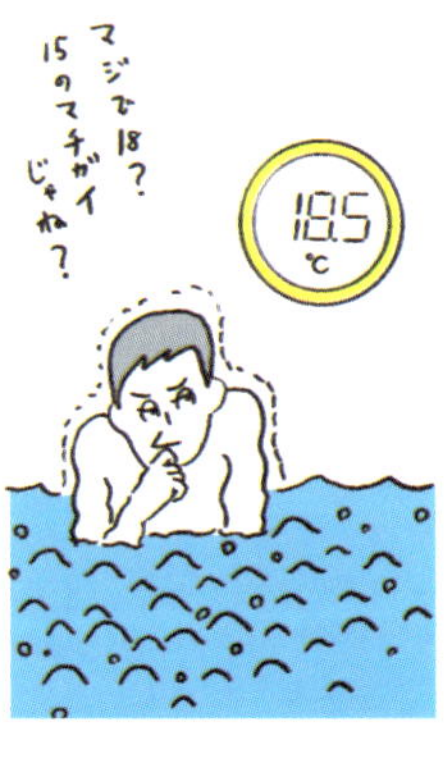

あるあるレベル ★★☆☆☆

水風呂に入ったときのうめき声の大きさは年齢に比例する(気がする)

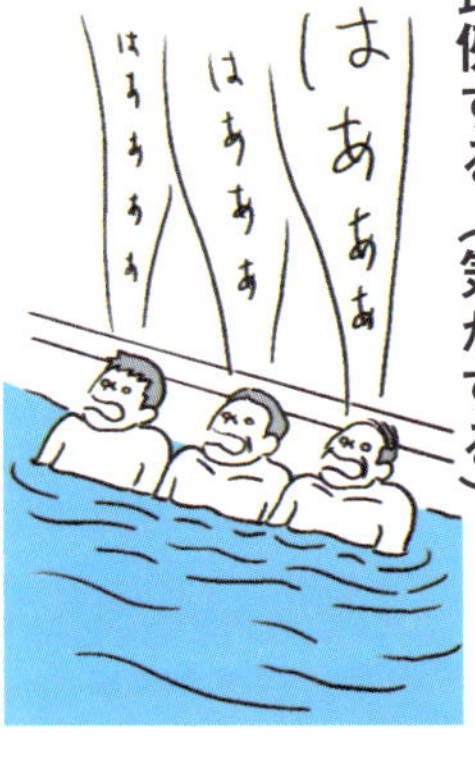

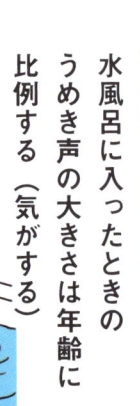

あるあるレベル
★★☆☆☆

サウナーの友人が力説する、水質の違いがイマイチ分からない

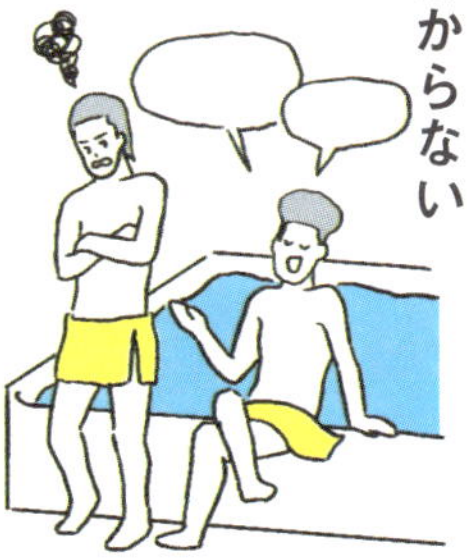

あるあるレベル
★★☆☆☆

水風呂が平気そうな人には生命力を感じる

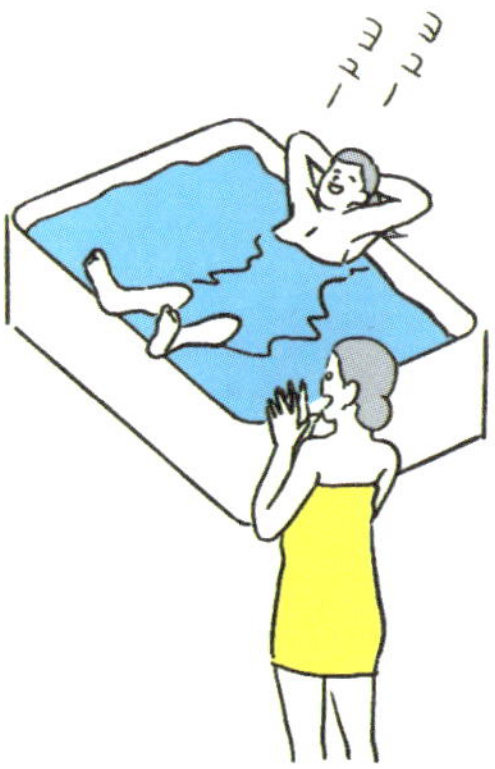

女湯あるある

男湯と比べると水温設定が高いことが不満

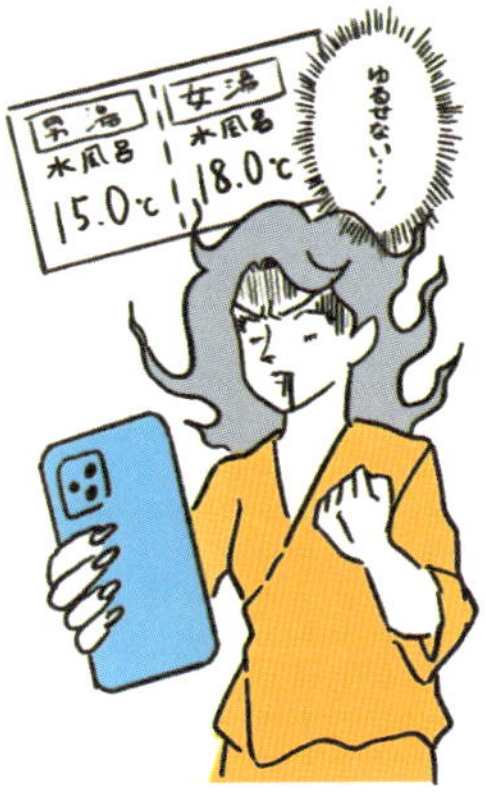

女湯あるある

女湯に水風呂がないパターンがある理不尽

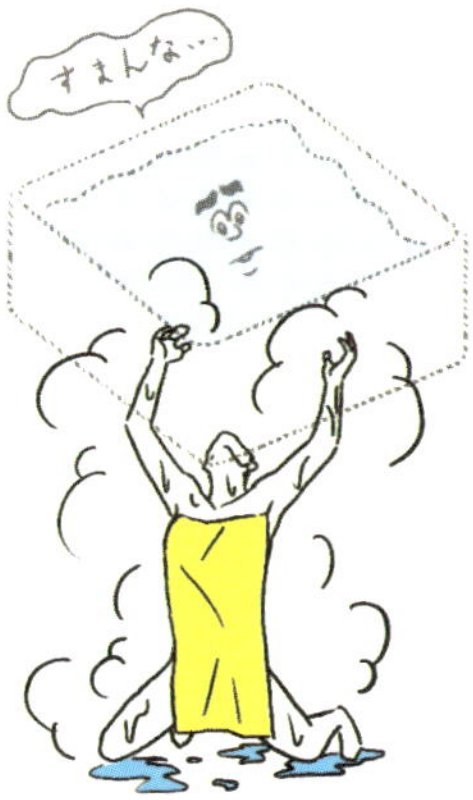

女湯あるある

男湯は今頃激混みしてるんだろうと想像して、ほくそ笑む

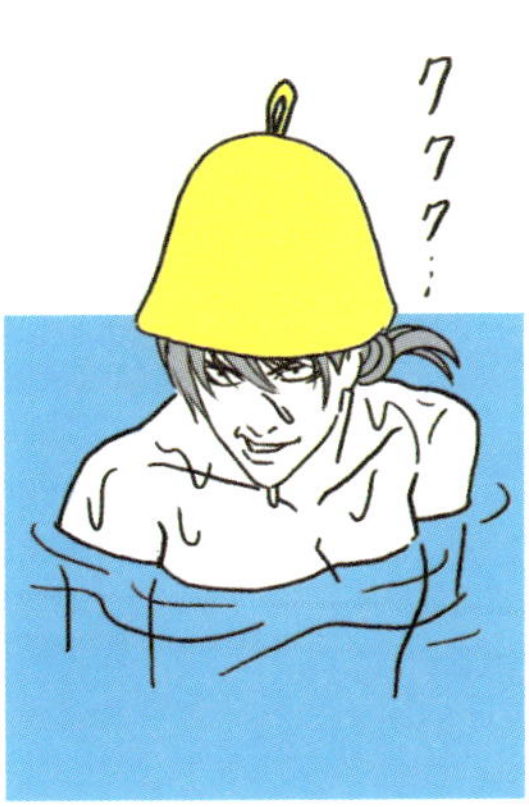

女湯あるある

ヌシと水風呂タイミングが被らないように気をつける

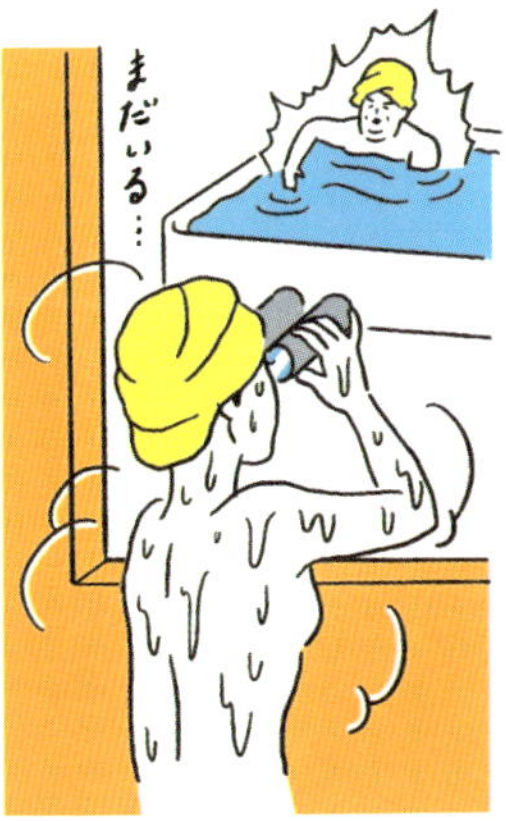

究極の水風呂はここだ!!

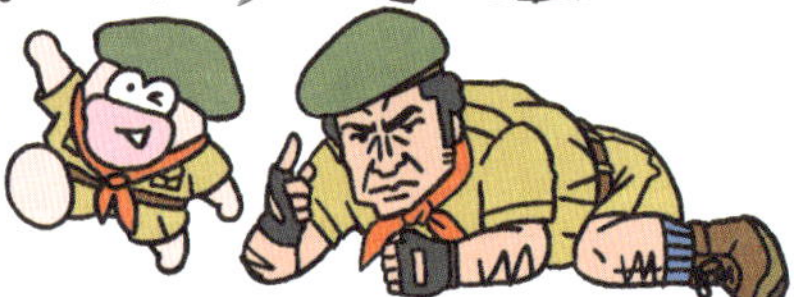

サウナで熱された後の水風呂はサ活のクライマックスといっても過言ではない！ 最高の水風呂を備えた施設はどこだろう？ 全国の「神」水風呂を独断と偏見で５つピックアップ！ 究極の体験がここにある！

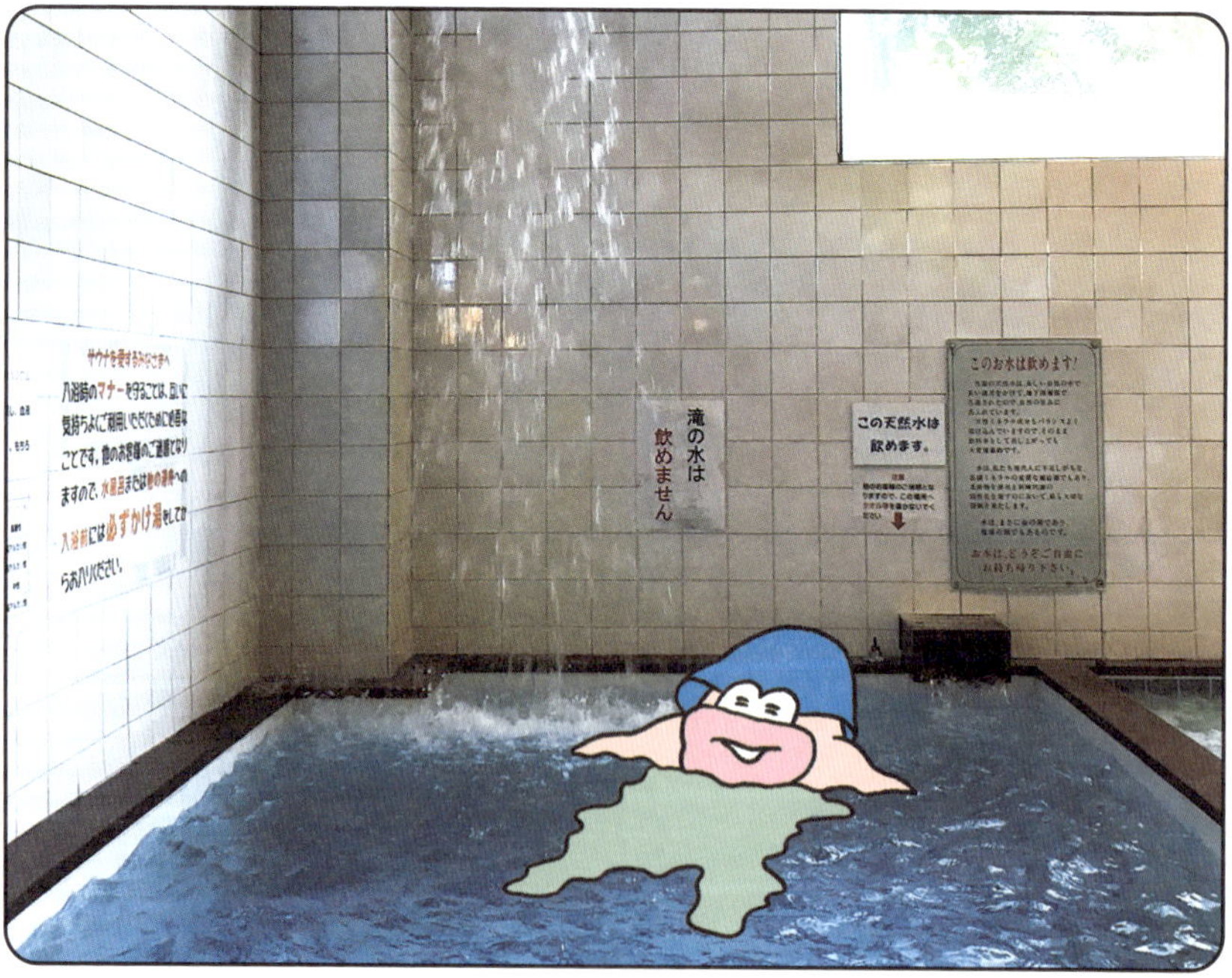
滝の水は飲めません
この天然水は飲めます。
このお水は飲めます！

01 しきじ

静岡県静岡市駿河区敷地２丁目25-1

水風呂温度：約18℃

もはや説明不要の水風呂の聖地「サウナしきじ」。この水を求めて全国から静岡に人が集まってくる。

滝のように音を立てて流れ落ちる水風呂は存在感抜群で、写真右奥のかけ流しの水は「飲める水風呂」。暴力的な熱さの薬草サウナを耐えた者にとってこの水風呂は、まるでオアシスのように光り輝いて映るだろう。

ミネラル分が豊富な水は非常にまろやかで優しく、体中に染み渡っていく感覚を味わうことができる。

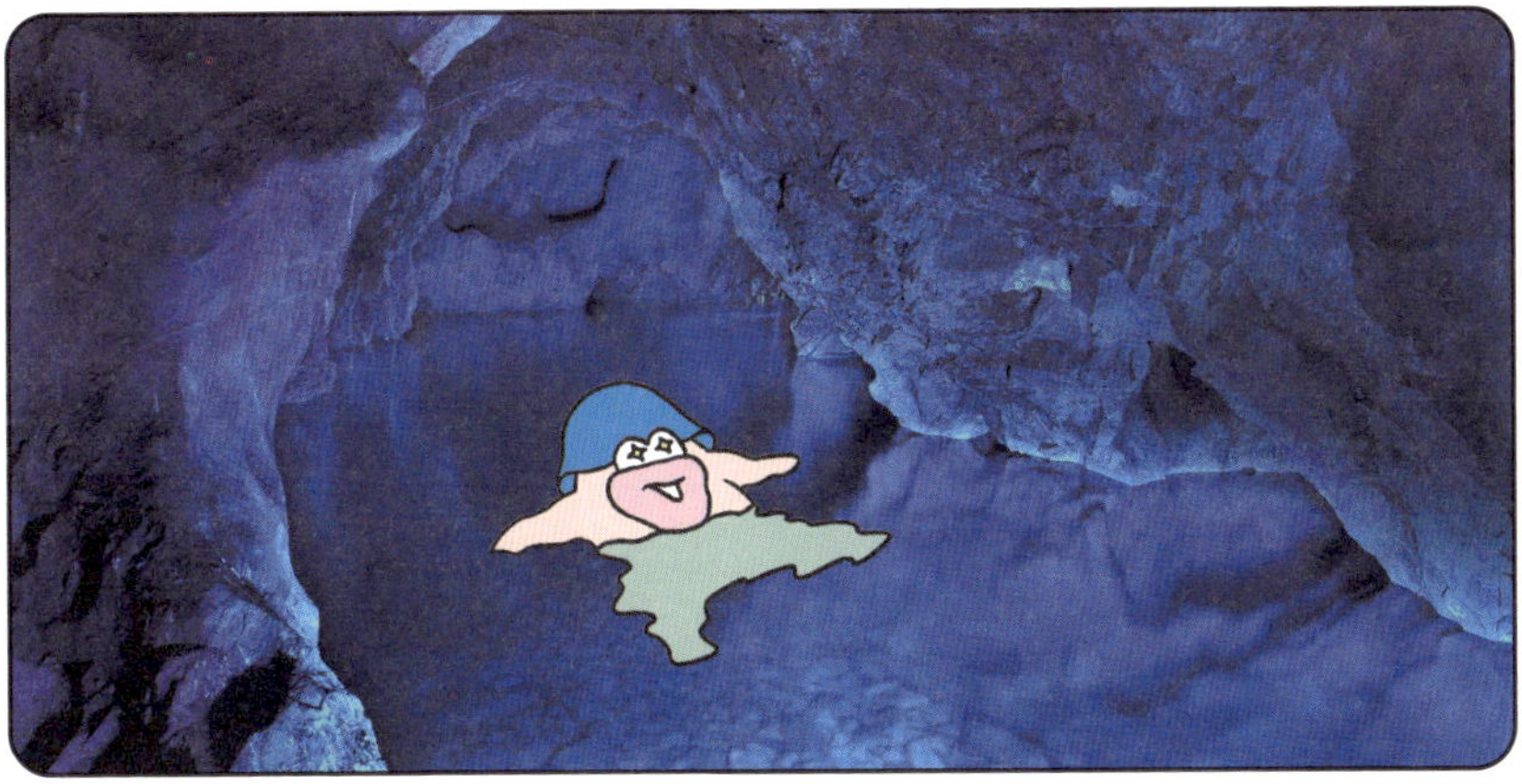

02 稲積水中鍾乳洞

大分県豊後大野市三重町大字中津留300番地

水風呂温度：約16℃

あなたは鍾乳洞で泳いだことはあるだろうか？ 大分県豊後大野市にある日本最大級の水中鍾乳洞「稲積水中鍾乳洞」でならその願望を叶えることができる。

洞奥から湧き出る清流が溜まって、青く透き通った美しい池のようになっており、観光地としても人気のスポット。なんとこの水中鍾乳洞をサウナの後の水風呂として楽しめてしまう。通年16℃の魚が泳ぐ青く透き通った、まさに奇跡の水風呂は、ここでしか味わえない。

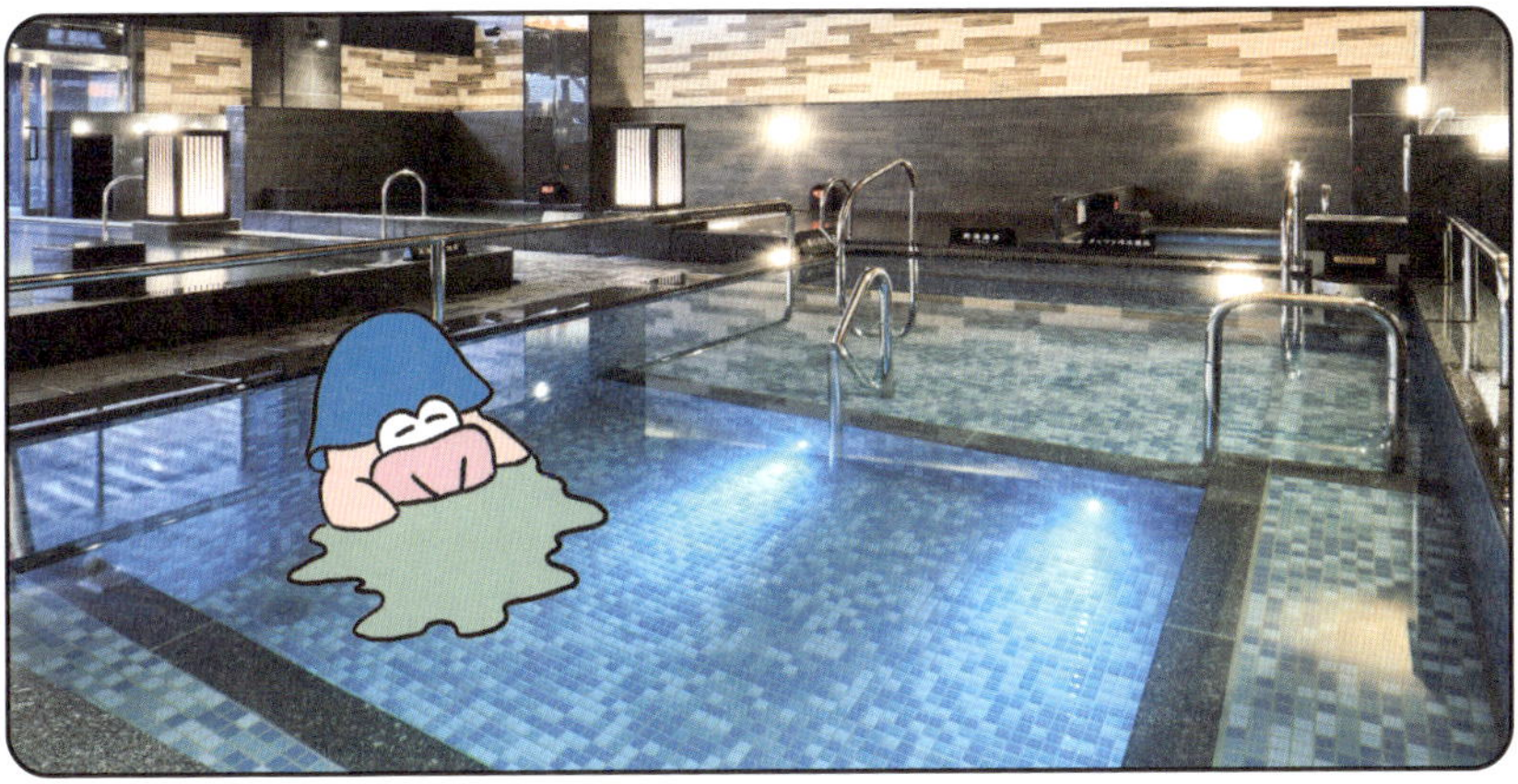

03 スパメッツァ おおたか 竜泉寺の湯

千葉県流山市おおたかの森西1丁目15番1

水風呂温度：森の冷水風呂　約15℃
深水風呂　約16℃
メッツァ冷水風呂　約8.5℃

サウナーが水風呂に求める要素は「冷たさ」「広さ」「深さ」など人それぞれ異なるが、スパメッツァおおたかの水風呂はこれら全てを網羅している。

水風呂はなんと3種類。10人以上が入れる大容量の「森の冷水風呂」と、水温一桁台の「メッツァ冷水風呂」ではグルシンを体験でき、さらに男湯には157cmの深さを誇る「深水風呂」があなたを迎え撃つ。

きっとあなたのお気に入りの水風呂が見つかるだろう。

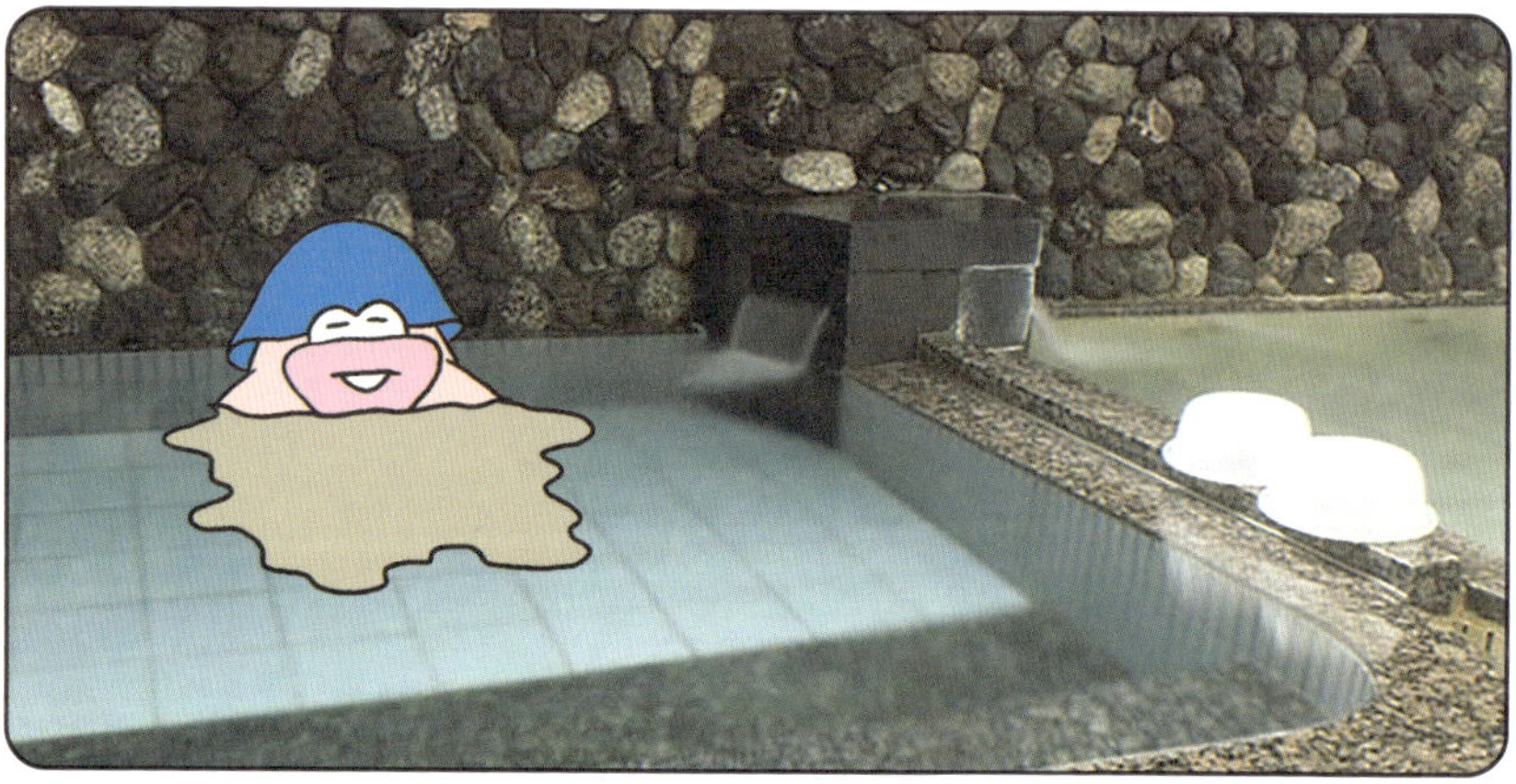

04 大垣サウナ

岐阜県大垣市三塚町 1222

水風呂温度：約 14℃

ヴェネツィアだけではなく、日本にも「水の都」と呼ばれる土地がある。それは岐阜県大垣市。多くの家庭に、ポンプで汲み上げなくても自然と水が噴き出す「自噴井戸」があったというこの土地はまさに水風呂のための土地。

そんな水の都・大垣にある「大垣サウナ」の水風呂はまさに「シンプル・イズ・ベスト」。大垣の名水を直接地下から汲み上げかけ流し。それだけでいい。男たちは大垣サウナの水で何度でも生まれ変わる。

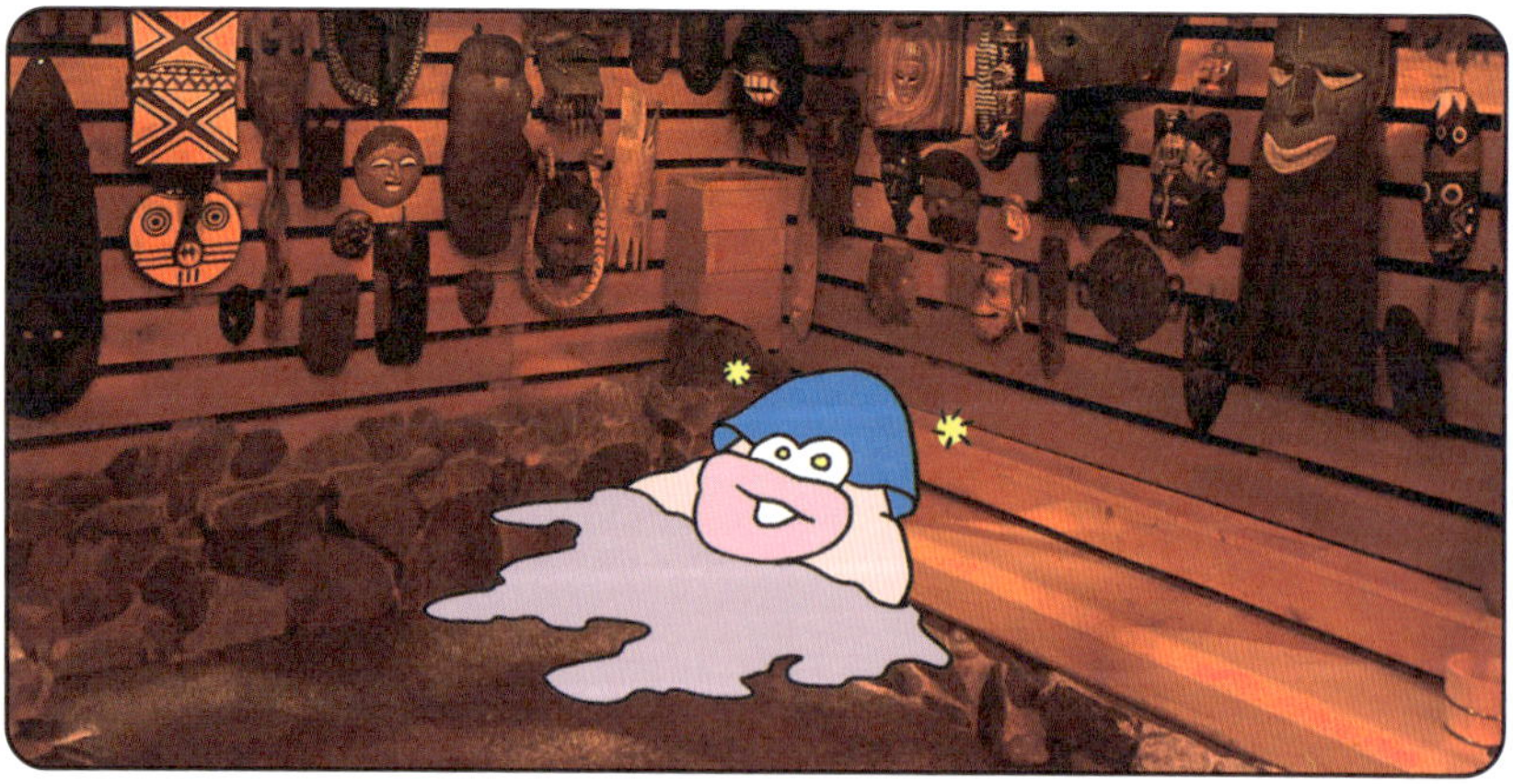

05 サウナ発達

福島県南相馬市原町区本町 3 丁目 21

水風呂温度：約 12℃

日本で一番「ヤバい」水風呂はきっとここだろう。福島県南相馬市にある「サウナ発達」の水風呂は、世界中から集められたたくさんの仮面に見つめられながら入るという異世界のような体験ができる。見た目のインパクトだけではなく、川から汲み上げている天然水で、通年12℃という水風呂のクオリティにも脱帽。

普通の水風呂に飽きた人は、是非この新次元の水風呂を体験してほしい。

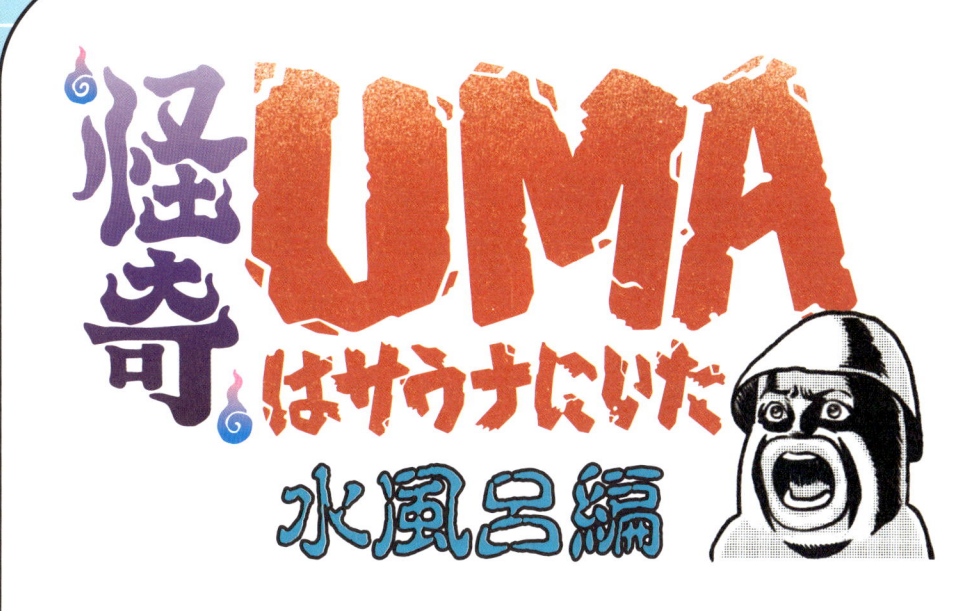

怪奇UMAはサウナにいた

水風呂編

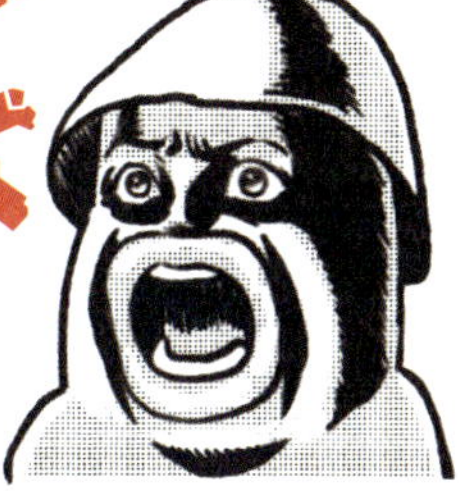

君は彼らの存在を許せるか!?

UMAはサウナ室だけではなく水風呂にも出現するぞ。むしろ水風呂は、サウナ以上にメジャーなUMAがひしめく魔境だ。その多くは「サウナでの熱を早く冷ましたい」などといった、肉体的に余裕のない場合に発生することが多く、その誘惑は強烈なもの。誰しもがダークサイドに堕ちる可能性を孕んでいるのだ。

人のふり見て我がふり直せ。自分の行動を顧みて、我が物顔で傍若無人なサウナーになっていないか、今一度自分の胸に手を当て思い返してみよう。

汗流しカットマン

汗の出汁エキススプレッダー

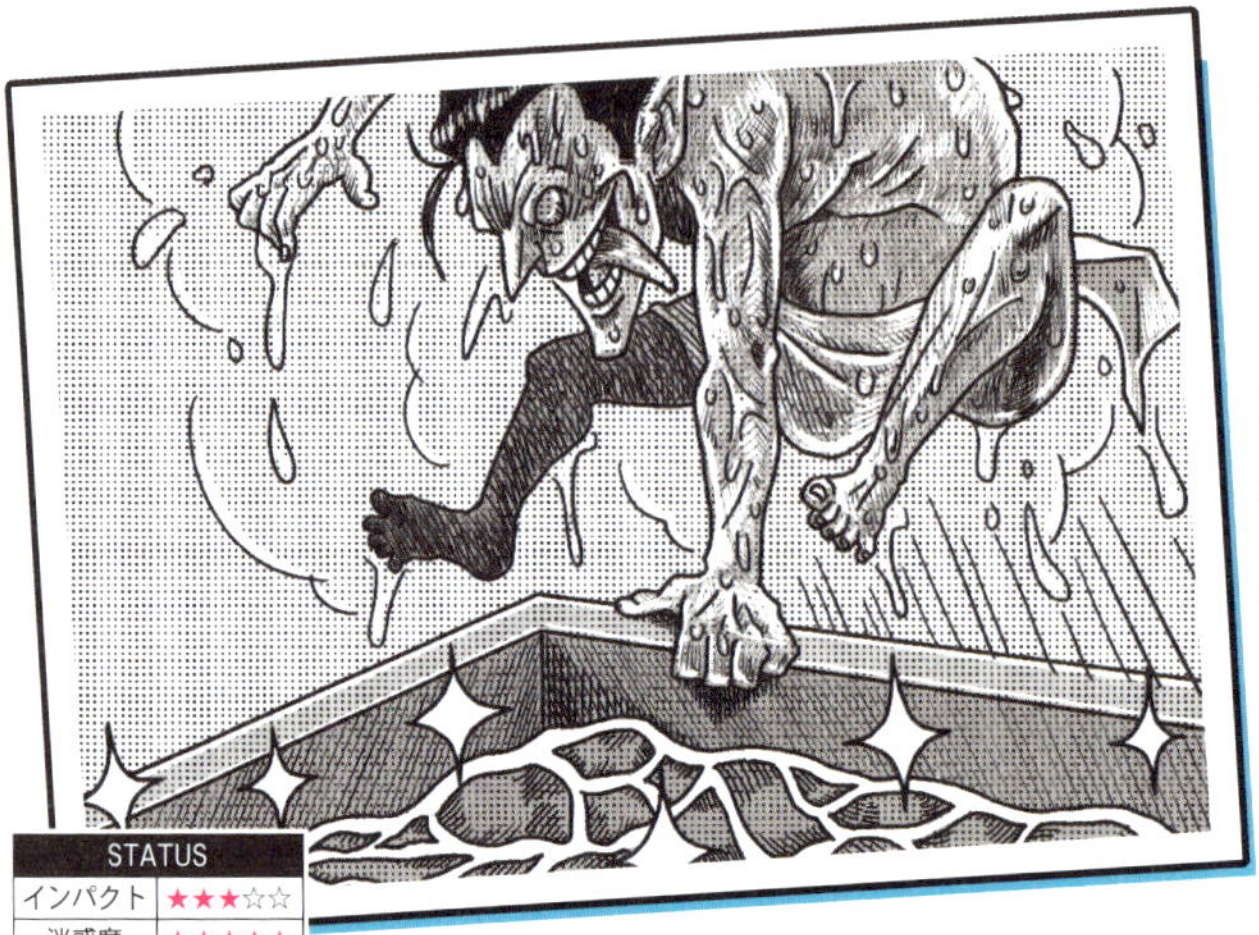

STATUS	
インパクト	★★★☆☆
迷惑度	★★★★★
レア度	★☆☆☆☆

サウナ後の汗を流す行為をカットすることから、通称「汗流しカットマン」。非常に出現率の高い迷惑系UMAだ。当然、掛け湯・掛け水をせずに浴槽に入ったら、汗・皮脂などにより水が汚れてしまうんだ。家族・友人でも抵抗あるのに他人のエキスはすごく嫌だ…頼むから流して入ってくれ！

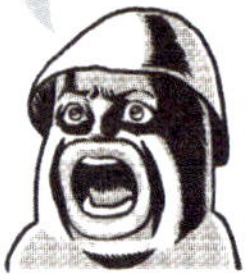

水風呂ダイバー

不衛生独りよがりダイビング

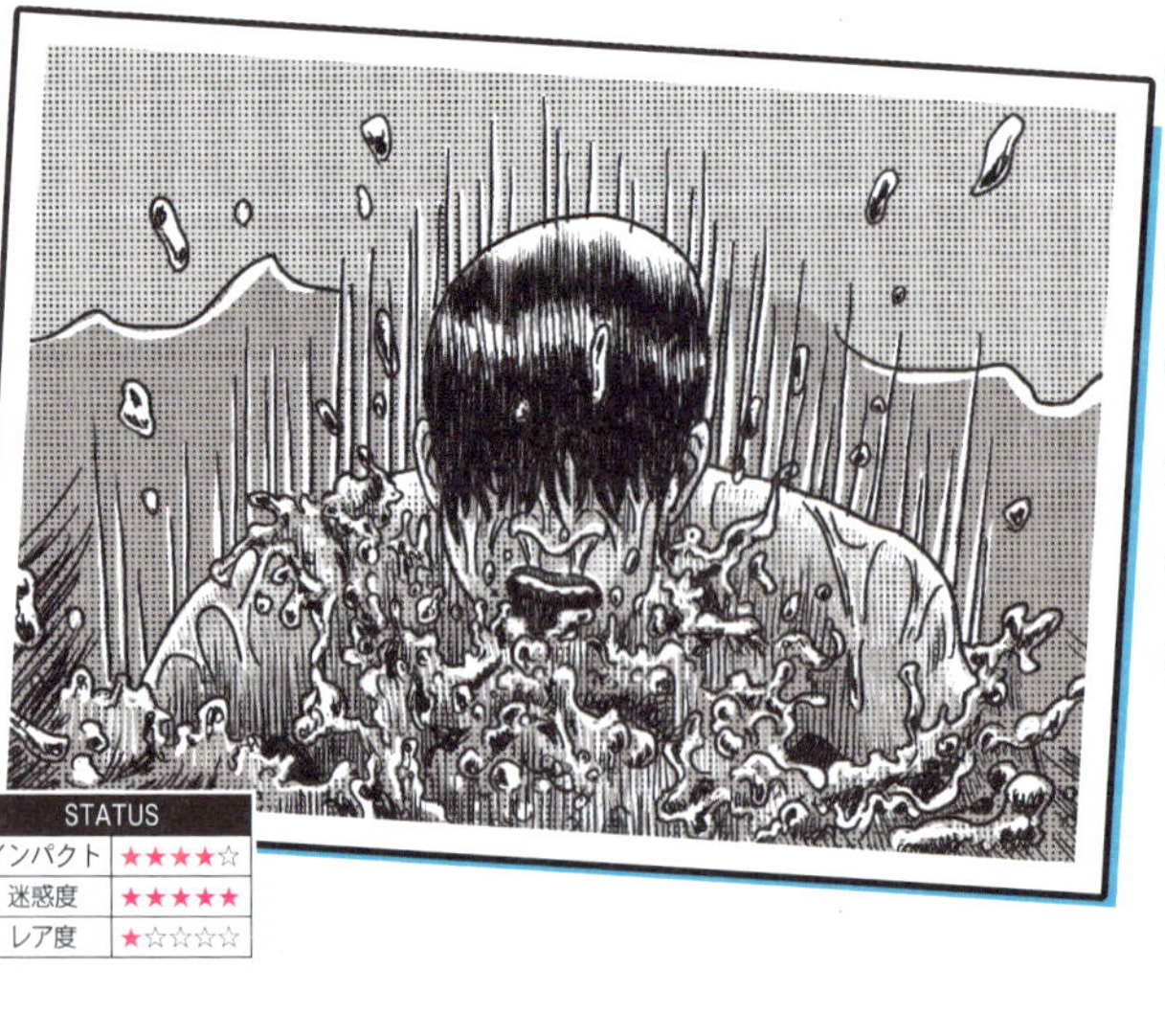

STATUS	
インパクト	★★★★☆
迷惑度	★★★★★
レア度	★☆☆☆☆

浴槽にはヘアートラップがあり、閉店後スタッフが清掃してくれている。お風呂と水風呂の決定的な違いは、水風呂のヘアーキャッチャーの方が圧倒的に頭髪が多いことだそう。このことから迷惑系UMA、水風呂ダイバーがいかに多いか窺える。頭をすっきりさせたいなら水シャワーを使ってほしい。

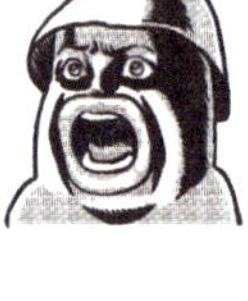

羽衣剥がし

静寂を打ち破る
無慈悲の大波

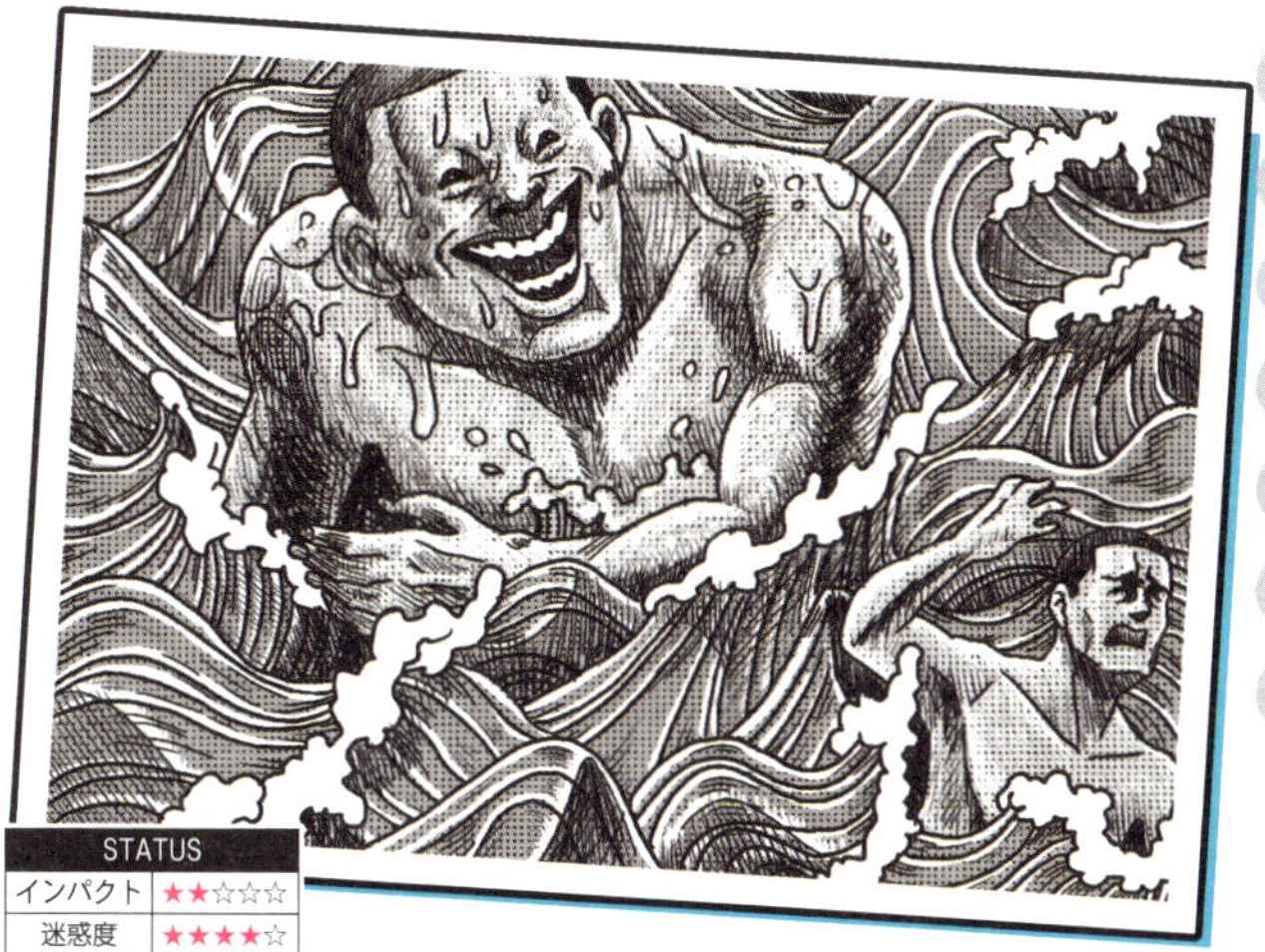

STATUS	
インパクト	★★☆☆☆
迷惑度	★★★★☆
レア度	★☆☆☆☆

クールダウン中は静かに水風呂を楽しむものだけど、無遠慮に静寂を破ってくるUMAがいるんだ。コイツの引き起こす荒波によって温度の羽衣は引き剥がされて、気分は台無しに。利用者間のトラブルにも発展しかねない迷惑行為なんだ。

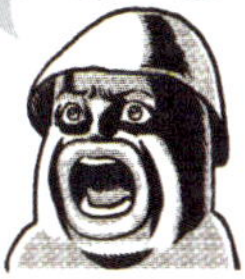

withタオルマン

厚顔無恥な
常識知らず

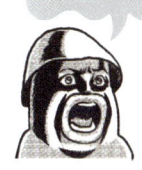

お風呂はもちろん、水風呂にもタオルを浸けるのは非常識な迷惑行為！ そのタオルがきれいなのか、汗を吸っているのか他人には判別しようがないからね。周りの目を意識して節度ある行動を。どうしてもタオルを浸けたいなら自宅風呂でどうぞ。

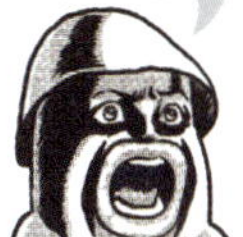

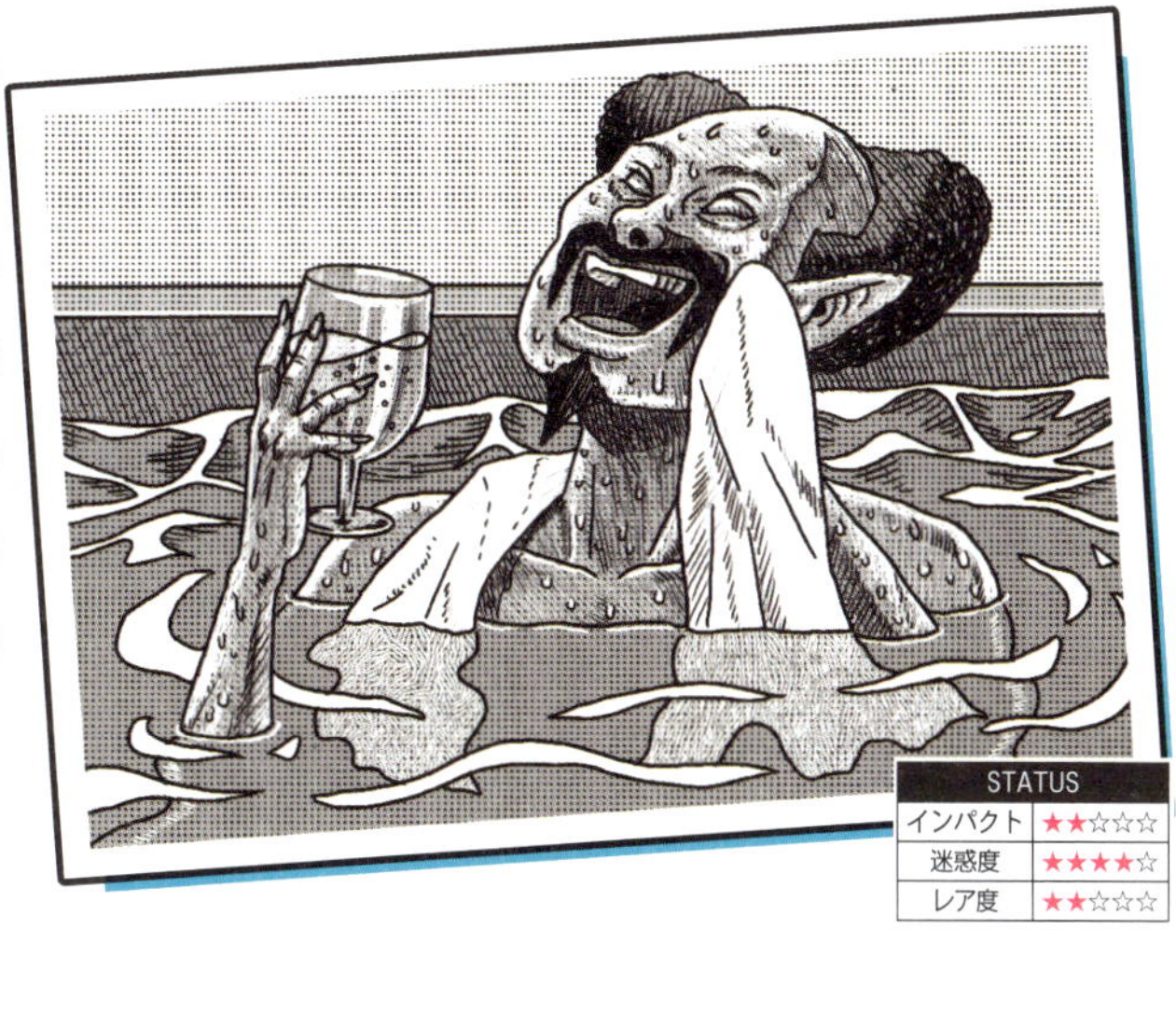

STATUS	
インパクト	★★☆☆☆
迷惑度	★★★★☆
レア度	★★☆☆☆

水風呂の復習テスト

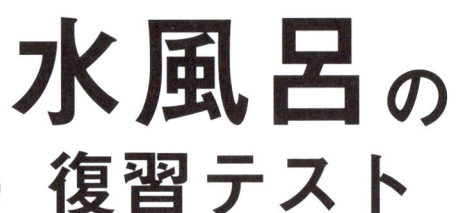

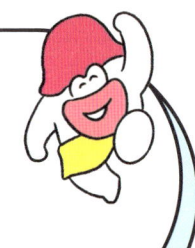

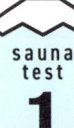

sauna test 1 水風呂の種類

学習日
月　日

水風呂にはさまざまな種類があり、それぞれに特徴があります。
特徴を表す①～③と、水風呂の種類㋐～㋒を線で結びましょう。

① 温度を下げた源泉を水風呂に使用した、贅沢な水風呂

② 給水口に炭がセットされ、浄化された水がまろやかな水風呂

③ ミネラルが溶け込んだ井戸水を使用した水風呂

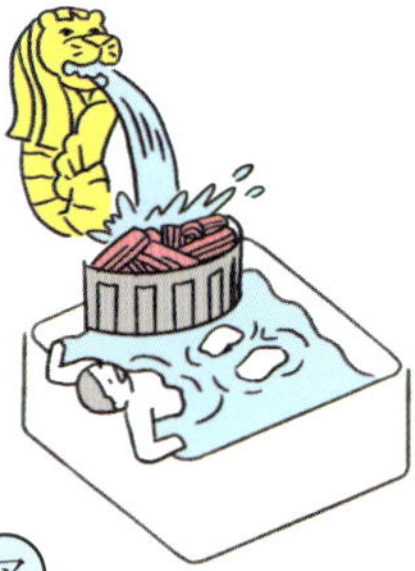

㋐ 備長炭水風呂

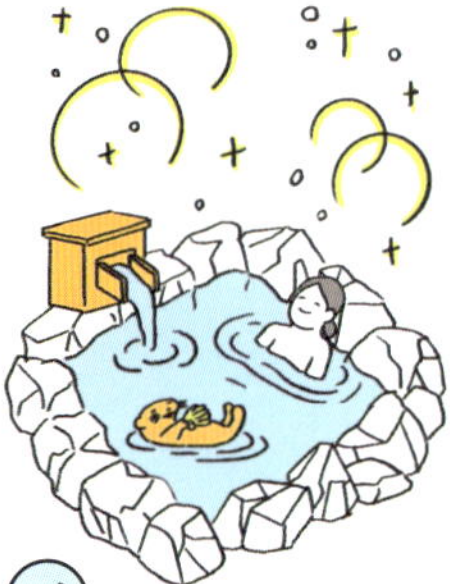

㋑ 源泉水風呂

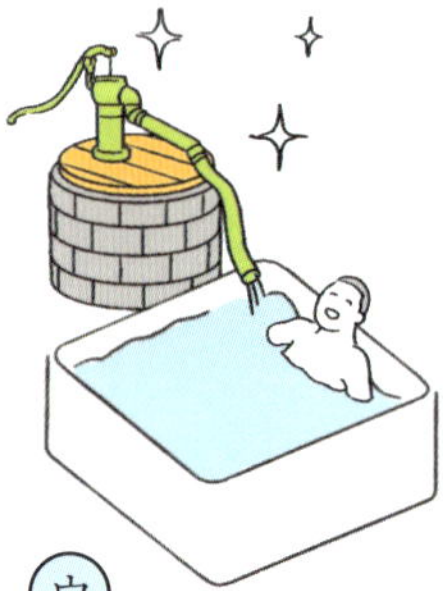

㋒ 地下水水風呂

sauna test 2

水風呂のコツ

学習日　　月　日

冷たい水風呂が苦手なサウナーでも、気軽に気持ちよく水風呂を楽しめるコツがあります。正しい行動はどれですか？〔　　〕に○をつけましょう。

ア〔　　〕

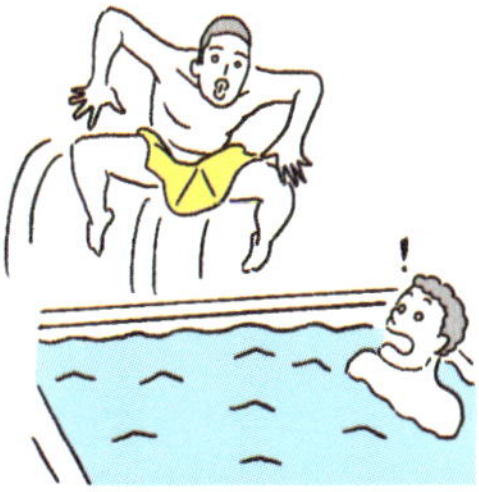

勢いよくダイブ

イ〔　　〕

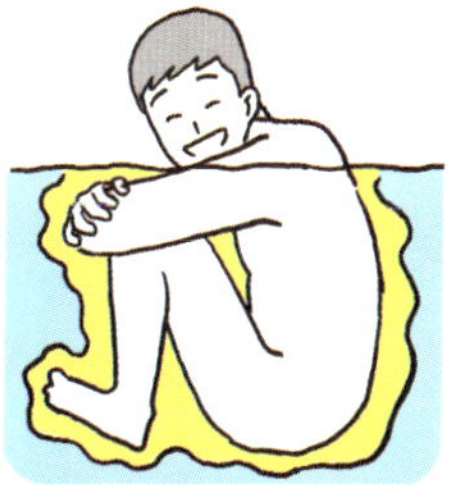

温度の羽衣をまとう

ウ〔　　〕

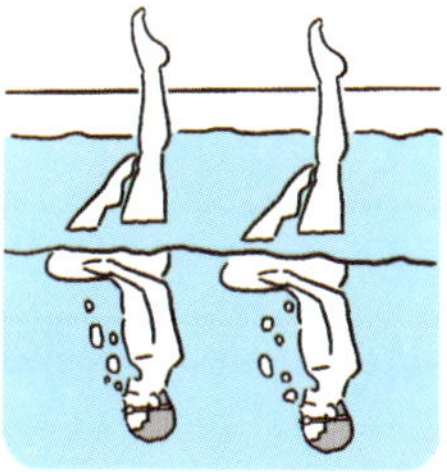

シンクロする

エ〔　　〕

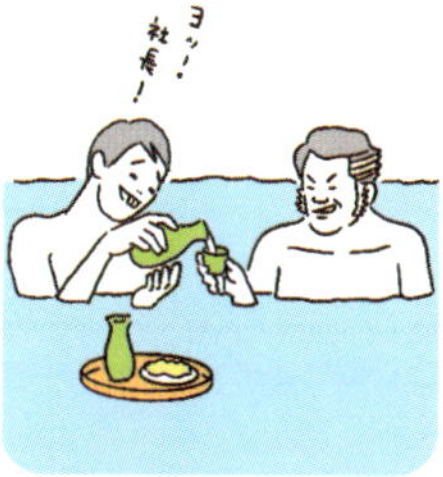

一杯やる

sauna test **3**

サウナーことわざ

学習日

月　日

古から伝わる、水風呂にまつわる「サウナーことわざ」です。（　　）に入る言葉を、▭から選んでことわざを完成させましょう。

① 井の中のサウナー（　　）を知らず

② （　　）は急げ

③ ほかほかサウナーも急げば（　　）で滑る

④ 能あるサウナーは水から（　　）を出す

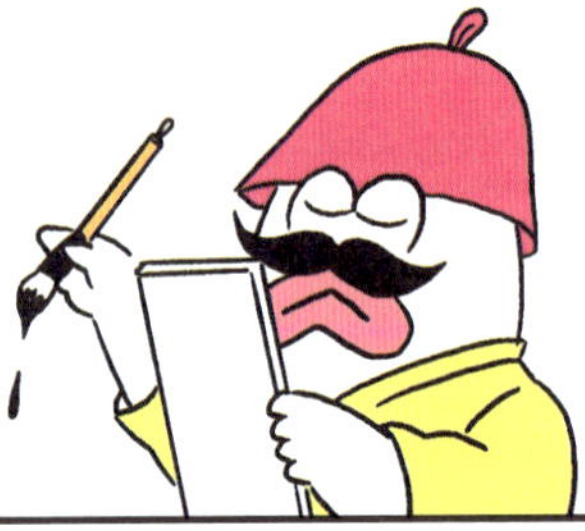

海老・グルシン・床・川流れ・両手
夏の虫・水風呂・バイブラ

sauna test 4

サウナ間違い探し

学習日

月　日

この中に3つ間違いがあります。どれでしょう？

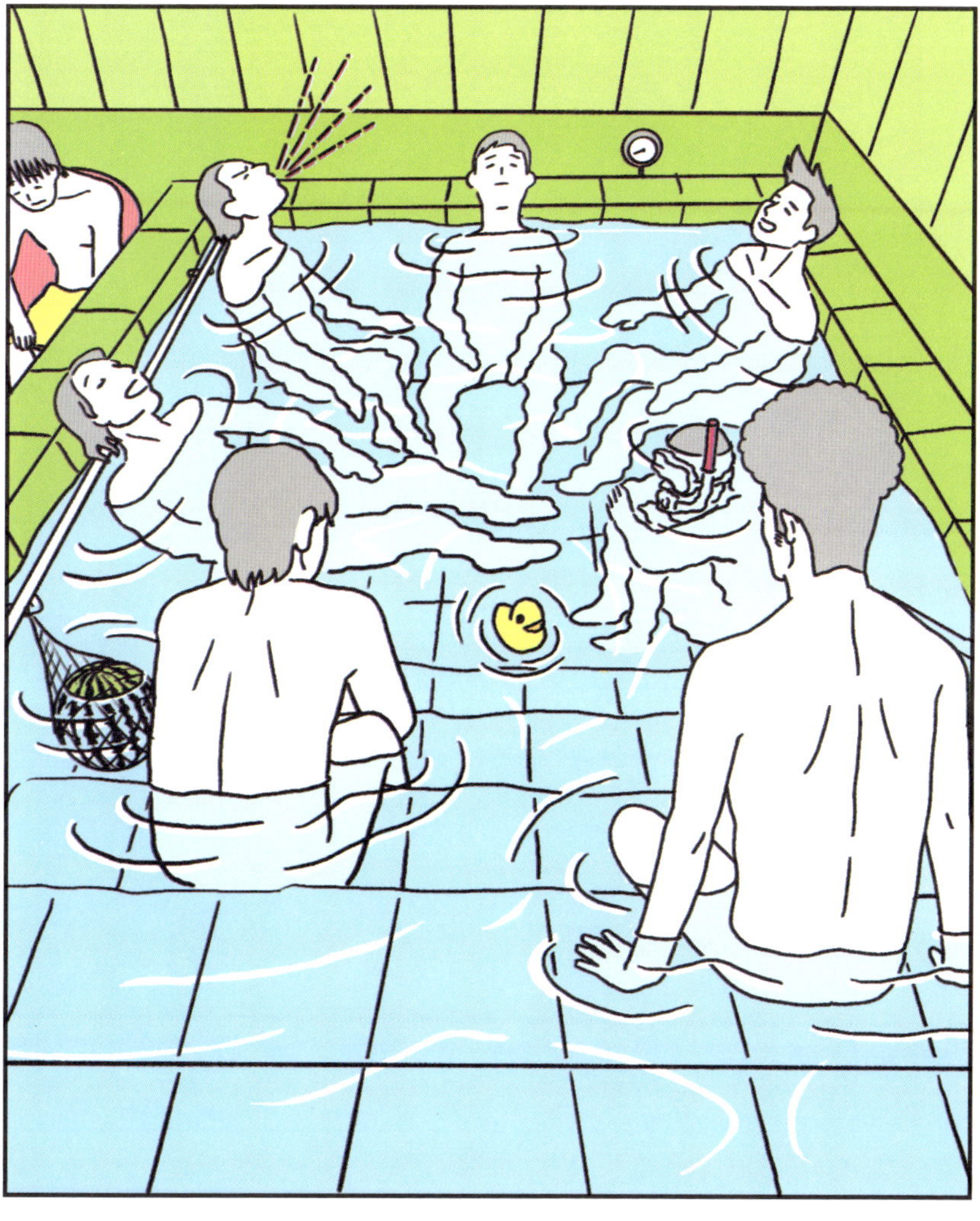

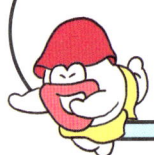

テストのこたえ

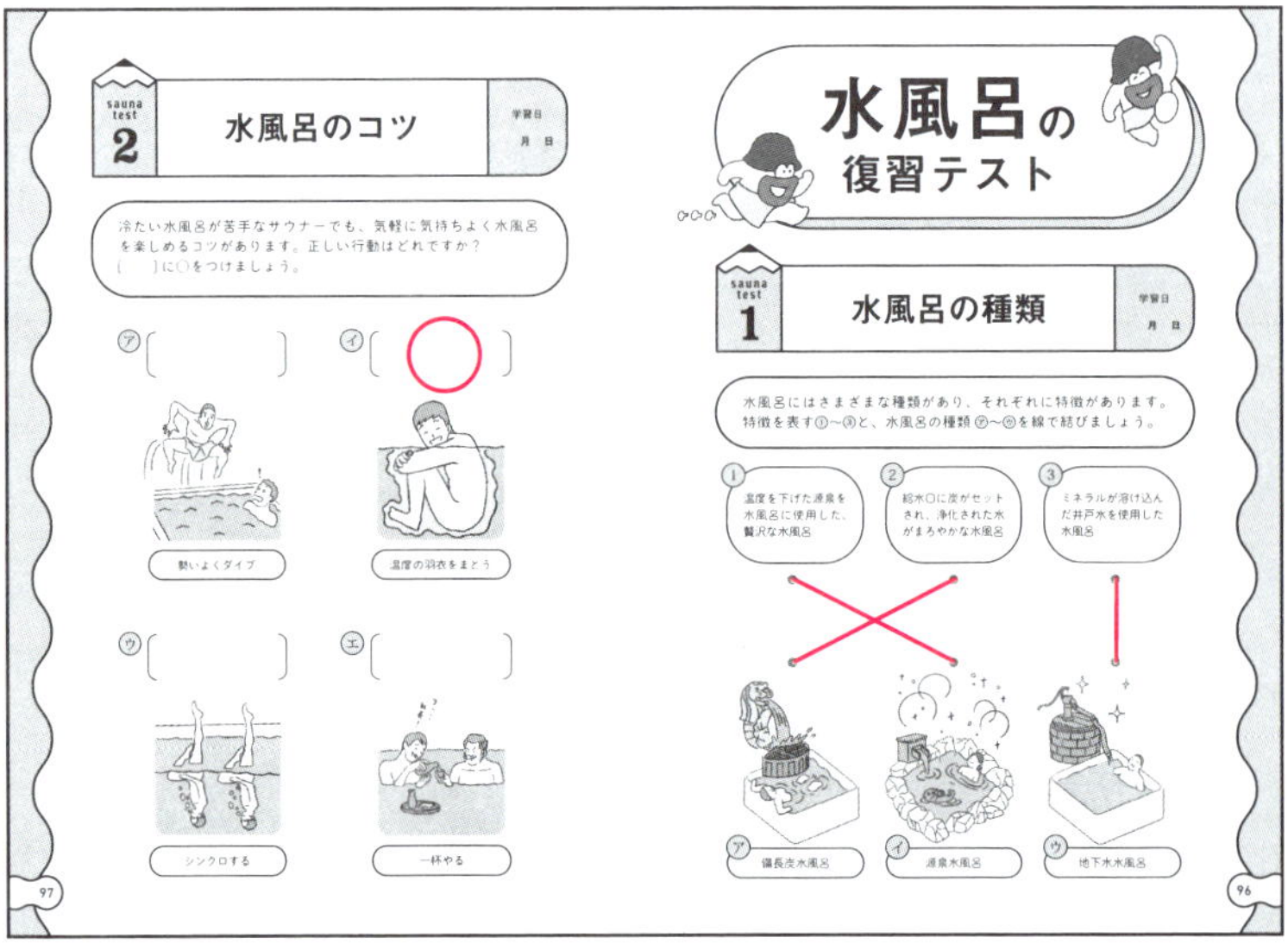

sauna test 2 水風呂のコツ

学習日　月　日

冷たい水風呂が苦手なサウナーでも、気軽に気持ちよく水風呂を楽しめるコツがあります。正しい行動はどれですか？
［　］に〇をつけましょう。

㋐［　］勢いよくダイブ

㋑［〇］温度の羽衣をまとう

㋒［　］シンクロする

㋓［　］一杯やる

97

水風呂の復習テスト

sauna test 1 水風呂の種類

学習日　月　日

水風呂にはさまざまな種類があり、それぞれに特徴があります。特徴を表す①〜③と、水風呂の種類㋐〜㋒を線で結びましょう。

① 温度を下げた源泉を水風呂に使用した、贅沢な水風呂

② 給水口に炭がセットされ、浄化された水がまろやかな水風呂

③ ミネラルが溶け込んだ井戸水を使用した水風呂

㋐ 備長炭水風呂

㋑ 源泉水風呂

㋒ 地下水水風呂

96

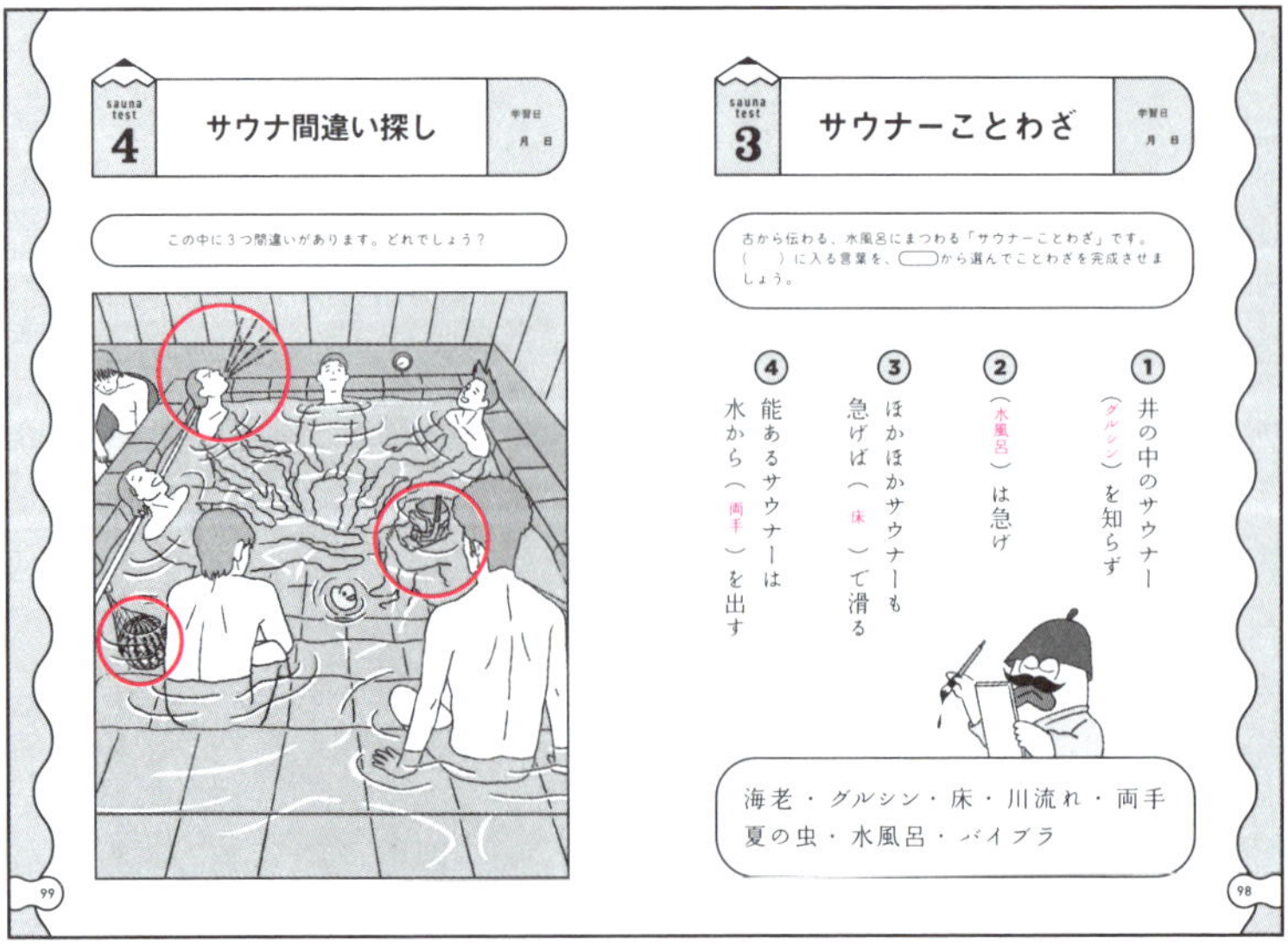

sauna test 4 サウナ間違い探し

学習日　月　日

この中に３つ間違いがあります。どれでしょう？

99

sauna test 3 サウナーことわざ

学習日　月　日

古から伝わる、水風呂にまつわる「サウナーことわざ」です。
（　）に入る言葉を、▭から選んでことわざを完成させましょう。

① 井の中のサウナー（グルシン）を知らず

② （水風呂）は急げ

③ ほかほかサウナーも急げば（床）で滑る

④ 能あるサウナーは水から（両手）を出す

海老・グルシン・床・川流れ・両手
夏の虫・水風呂・バイブラ

98

［解説］サウナ間違い探し
×毒霧を吹く男　（ザ・グレート・カブキに憧れるのは構いませんが毒霧はやめましょう）
×スイカを冷やす（たとえ真夏でも水風呂でスイカを冷やすのはＮＧです）
×水風呂ダイバー（シュノーケリングは沖縄の海で楽しみましょう）

［解説］サウナーことわざ
①初心者サウナーは10度以下の水風呂の破壊力を知らないという意味。
②サウナを出た後は一刻も早く水風呂に入った方がいいという意味。
③サウナ後に慌てて水風呂に向かうと床で足を滑らせるという意味。
④水風呂が冷たすぎる場合、両手だけ外に出すと楽になるという意味。

第三章

休憩

[休憩のお作法]

ここまでよく頑張った！　水風呂で火照った体を冷やしたら、すかさず休憩だ。魅惑の“ととのい”の世界はもう目前。ここでは休憩を楽しむためのコツ・作法を紹介するぞ!!

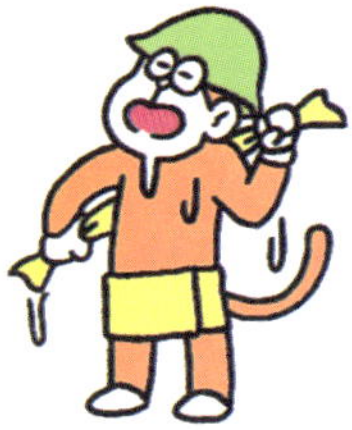

01 身体を拭いて休憩へ

水風呂から上がったら、休憩スペースに向かおう。身体の水気を拭っておけば、体温の低下を防ぐことができるぞ。

02 休憩場所の確保

椅子がある施設ばかりではないので、洗い場の椅子や、迷惑にならない隅っこなど、座る場所を確保しよう。邪魔にならないように！

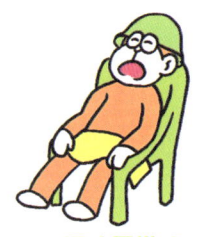

03 深く腰掛けリラックス

休憩椅子に座ったら何も考えず頭をからっぽにしてリラックスしよう。目を瞑るもよし、ぼーっと景色を見るのもよし。

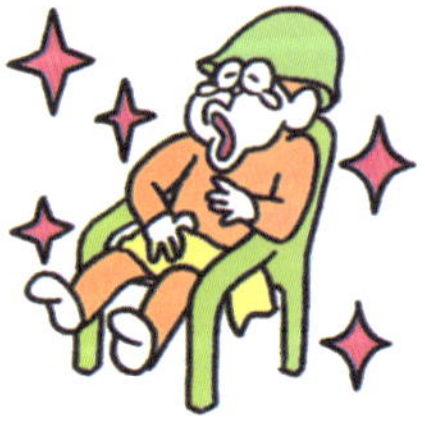

04 じわ～～っとととのう

冷えた体温が戻ってくるに従ってジンジンフワフワして、「ととのい」がやってくる。多幸感に身を委ねよう。

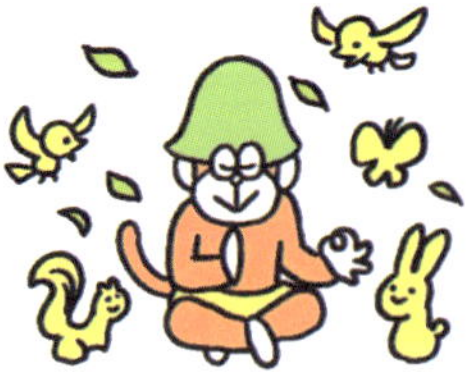

05 鼓動や環境音に耳を澄ます

ととのった状態では特に聴力が研ぎ澄まされる。なんでもない環境音もエモいBGMに。自然とのセッションを楽しもう。

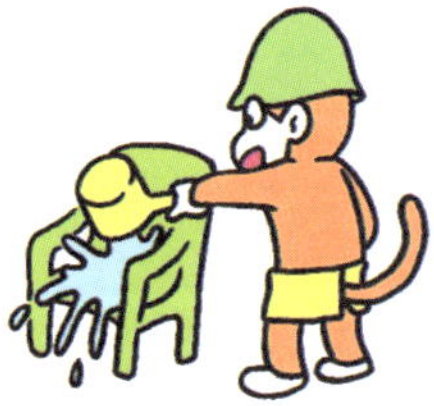

06 使った椅子をかけ流す

心ゆくまで休んで、ととのったら、後に座る人が気持ちよく利用できるように座面をかけ流して次の行動に移ろう。

休憩の姿勢

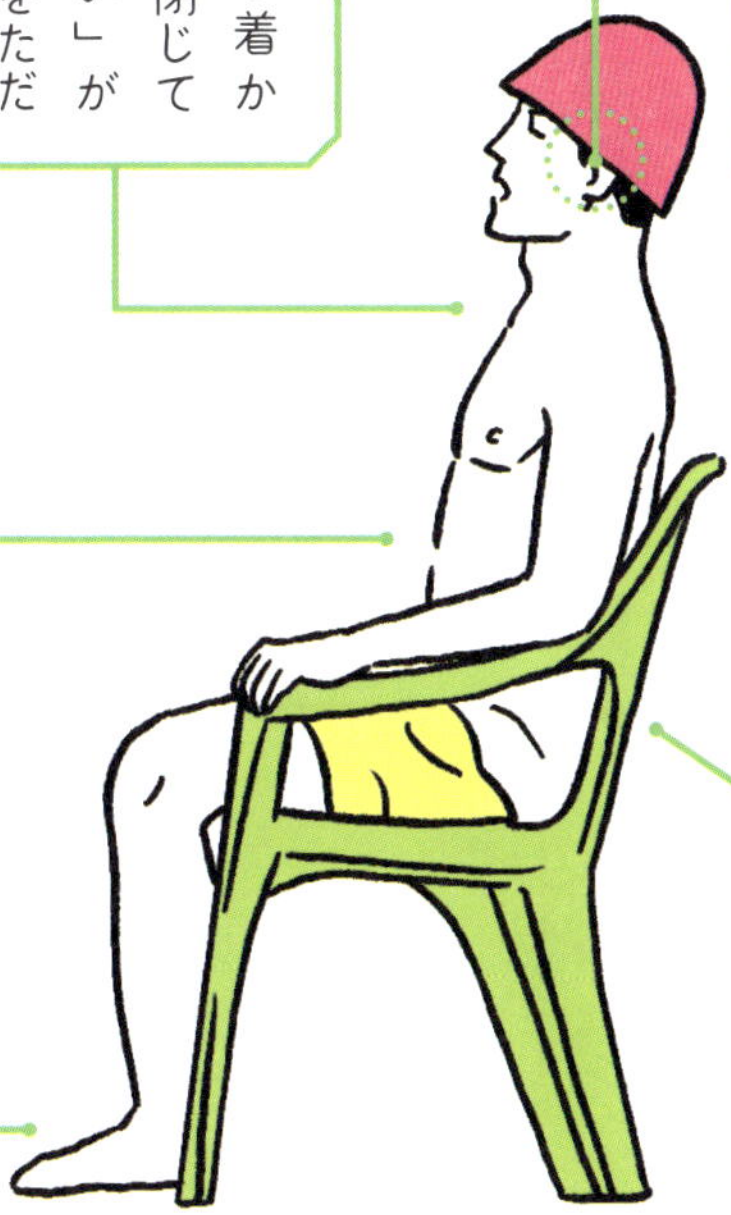

心音や環境音に耳を澄ませる。

心を落ち着かせ、目を閉じて「ととのい」が訪れるのをただ静かに待つ。

体温低下を防ぐため、しっかりと全身の水滴を拭き取る。

リラックスして、座面にしっかり腰掛ける。

足は肩幅の広さで。足台があるなら是非利用する。

休憩編 マナー違反サウナーTOP3

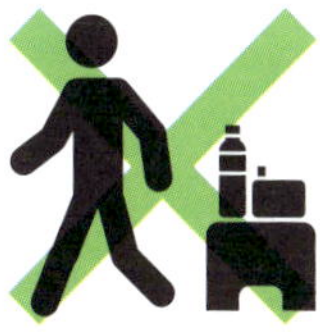

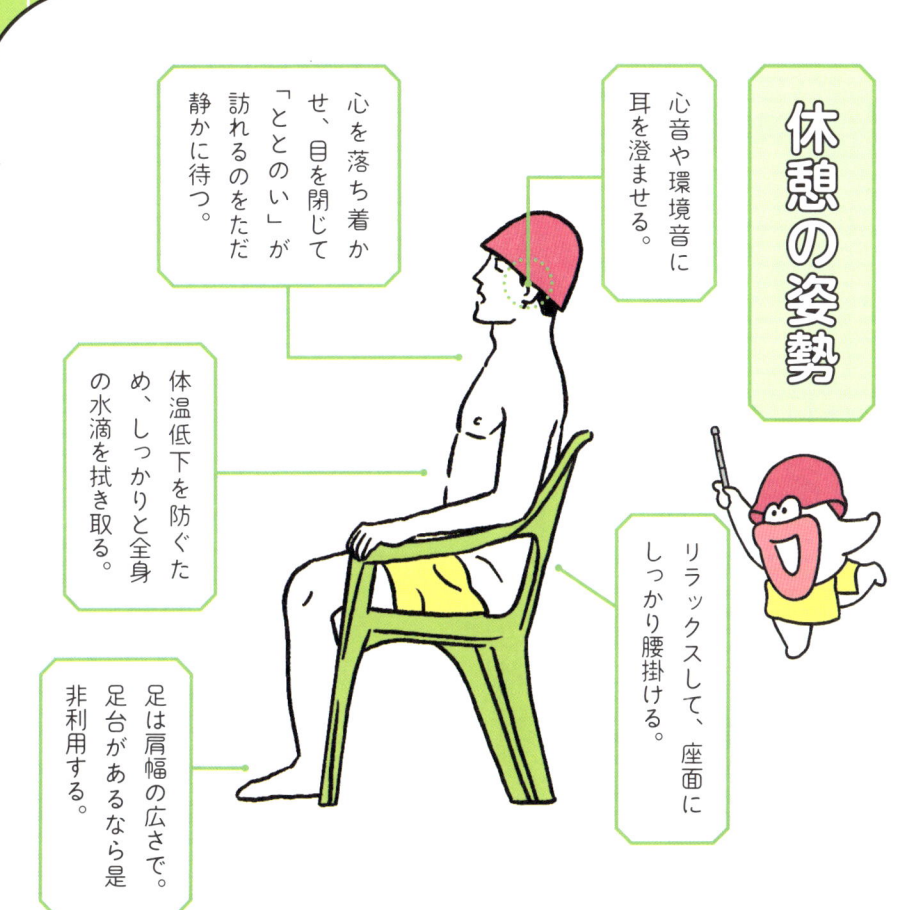

邪魔になる行為

通行の妨げや、邪魔になる場所で休憩しないように気をつけよう。公衆空間は限りあるスペースを共有するので、みんなで気持ちよく使えるように振る舞って。

熟睡

椅子で熟睡してしまうと、休憩椅子の占有行為になってしまうよ。ととのいたいのに椅子がないときはかなり困る…。限られた設備は譲り合って使おうね。

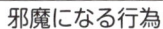

おしゃべり

サウナ室同様、休憩スペースも「黙浴」推奨。大きな声で会話してしまうと、リラックスしている人の妨げになってしまう。浴場内は会話は控えた方がいいね。

図解

休憩スペース

休憩スペースにありそうなものを入るだけ入れてみたよ！ 休憩所にこそ力を入れている施設も多いんだ！

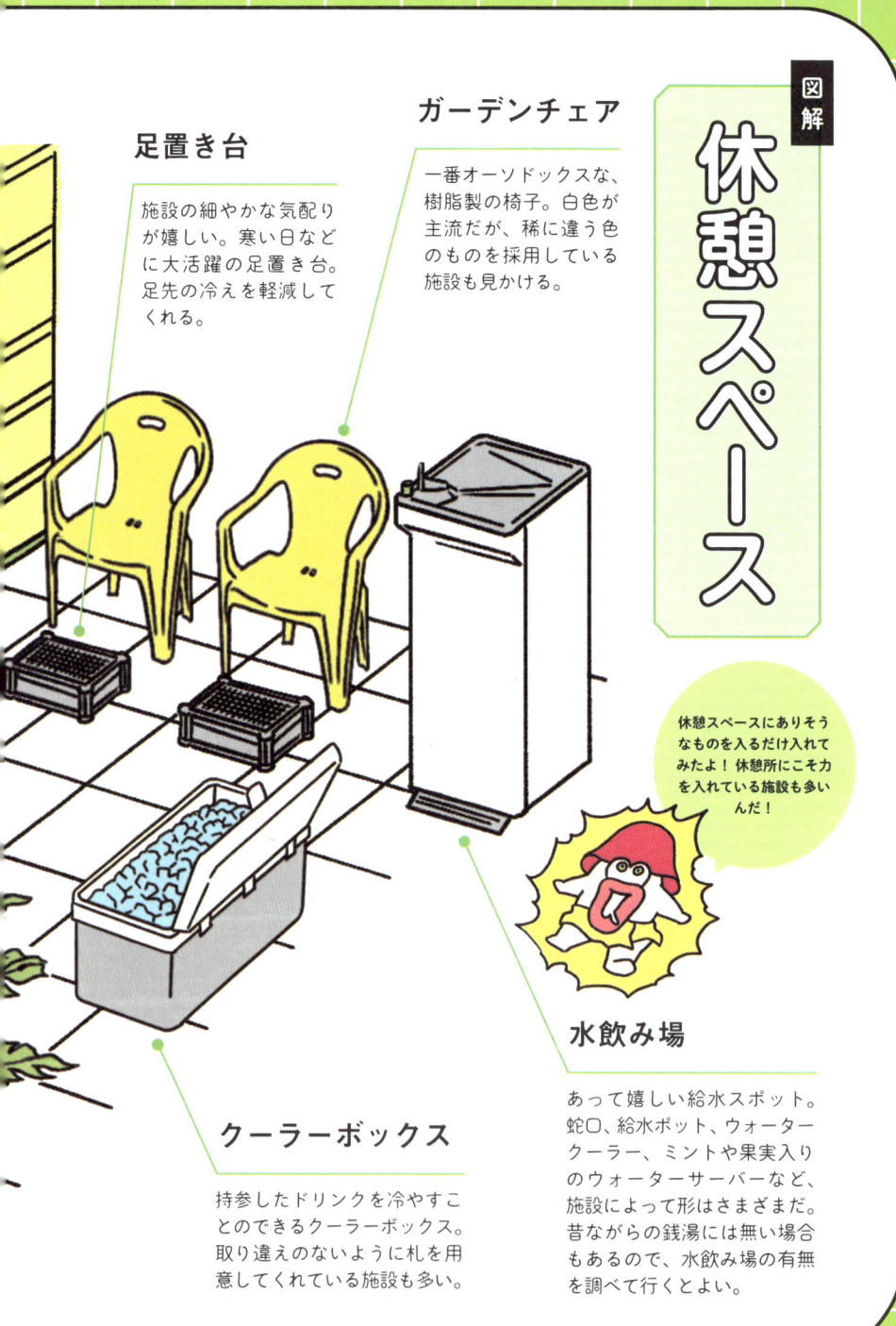

足置き台

施設の細やかな気配りが嬉しい。寒い日などに大活躍の足置き台。足先の冷えを軽減してくれる。

ガーデンチェア

一番オーソドックスな、樹脂製の椅子。白色が主流だが、稀に違う色のものを採用している施設も見かける。

水飲み場

あって嬉しい給水スポット。蛇口、給水ポット、ウォータークーラー、ミントや果実入りのウォーターサーバーなど、施設によって形はさまざまだ。昔ながらの銭湯には無い場合もあるので、水飲み場の有無を調べて行くとよい。

クーラーボックス

持参したドリンクを冷やすことのできるクーラーボックス。取り違えのないように札を用意してくれている施設も多い。

サーキュレーター

特に夏の外気浴で大活躍。無風の休憩スペースでも、柔らかな風でととのいをサポートしてくれる。

ホース

使用後の椅子をかけ流すための水道。「立つサウナー、跡を濁さず」の精神で、次の人が気持ちよく使えるように配慮しよう。※休憩している他の人に水がかからないように注意。

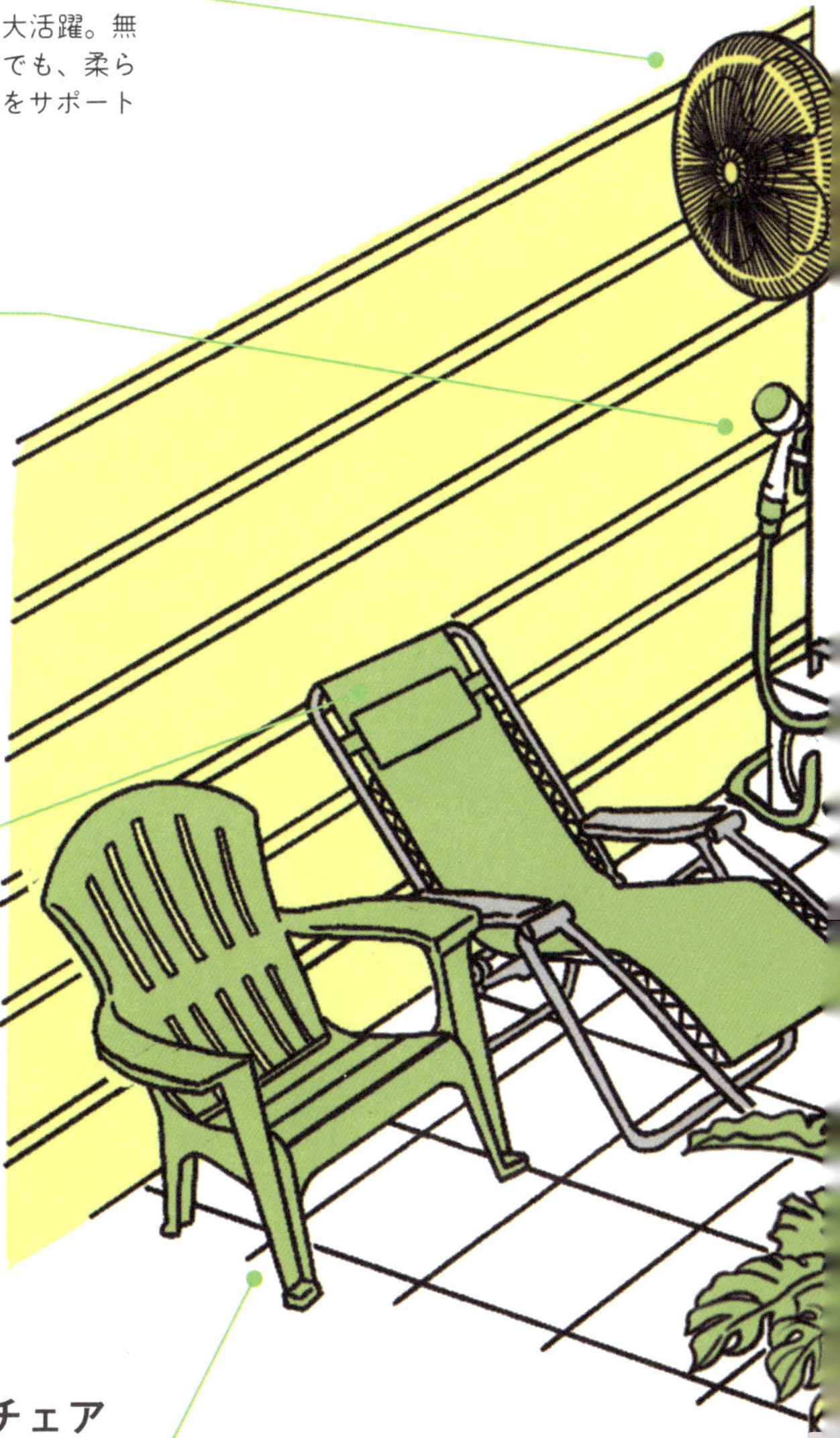

インフィニティチェア

流行りの施設でよく採用されているチェア。シートがメッシュ生地なので柔らかく身体を包み込んでくれる。最大の特徴は背もたれの傾斜角度を自分好みに変えられること。まるで「雲の上で寝ているような座り心地」を得ることができる。この椅子の有無が施設の評価に影響を与えるといっても過言ではないかもしれない。

アディロンダックチェア

アメリカ生まれのガーデンチェア。樹脂素材で、水に濡れてもまったく問題なくとても丈夫。人間工学に基づき設計されており、硬い素材なのに座り心地がとてもいい。

観葉植物

休憩スペースに癒しと潤いを与えてくれる。

休憩椅子コレクション

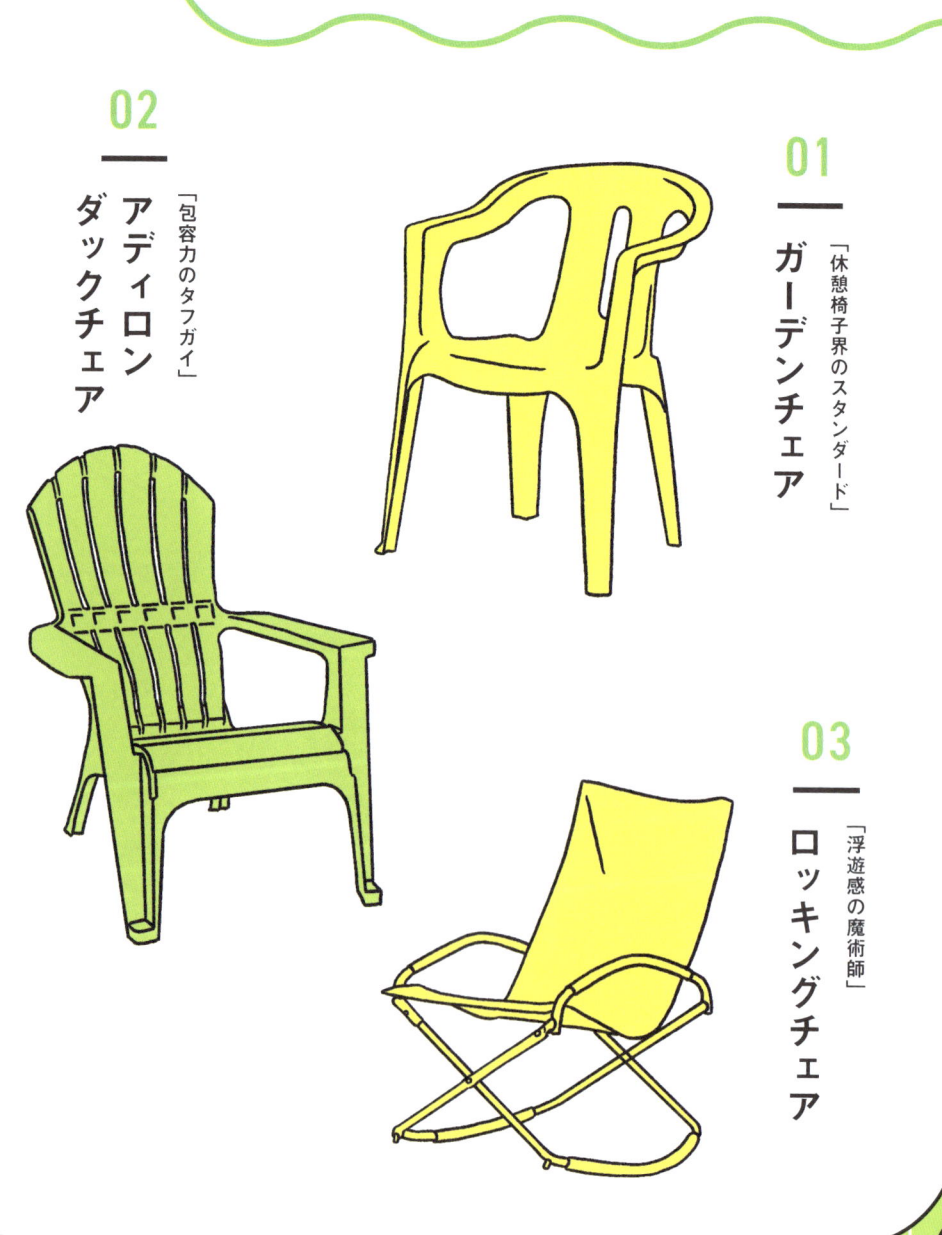

COLLECTION OF REST CHAIRS

01

「休憩椅子界のスタンダード」

ガーデンチェア

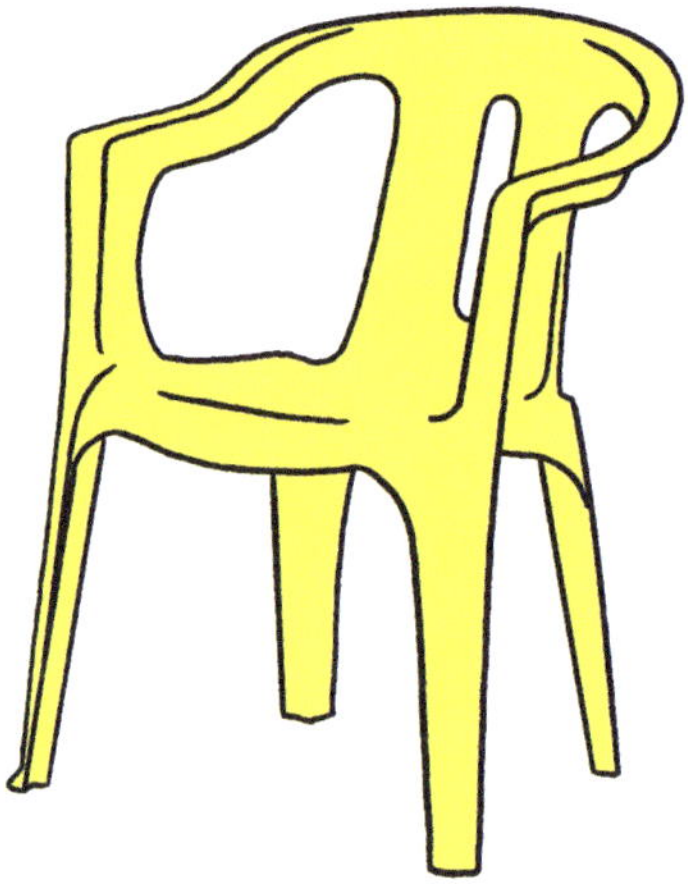

02

「包容力のタフガイ」

アディロンダックチェア

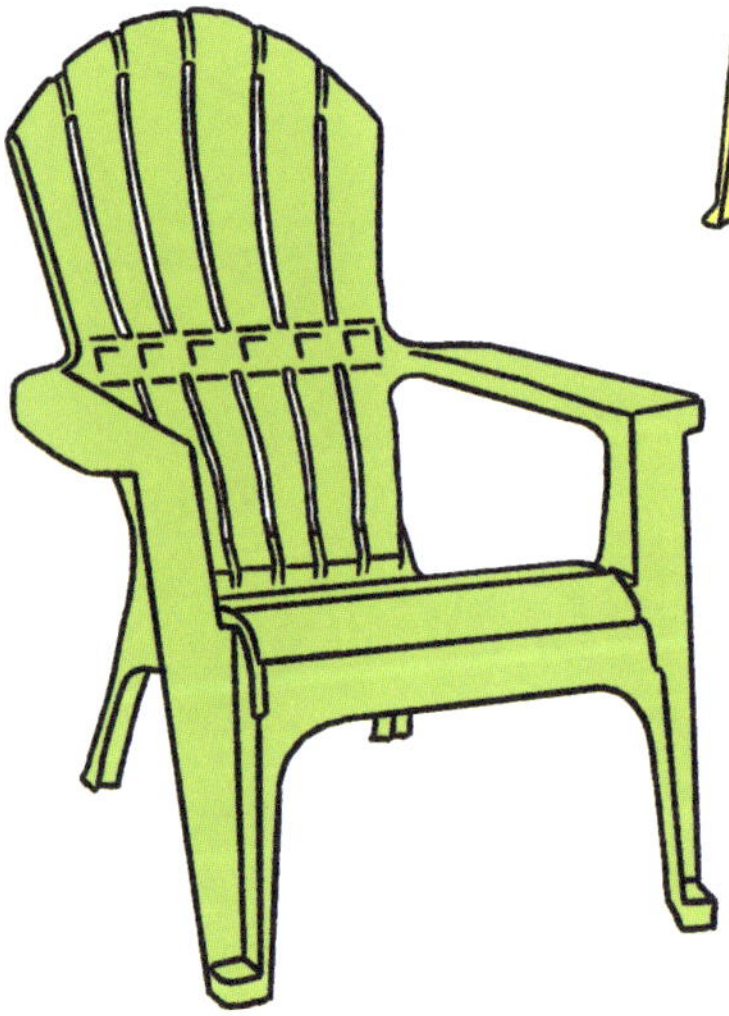

03

「浮遊感の魔術師」

ロッキングチェア

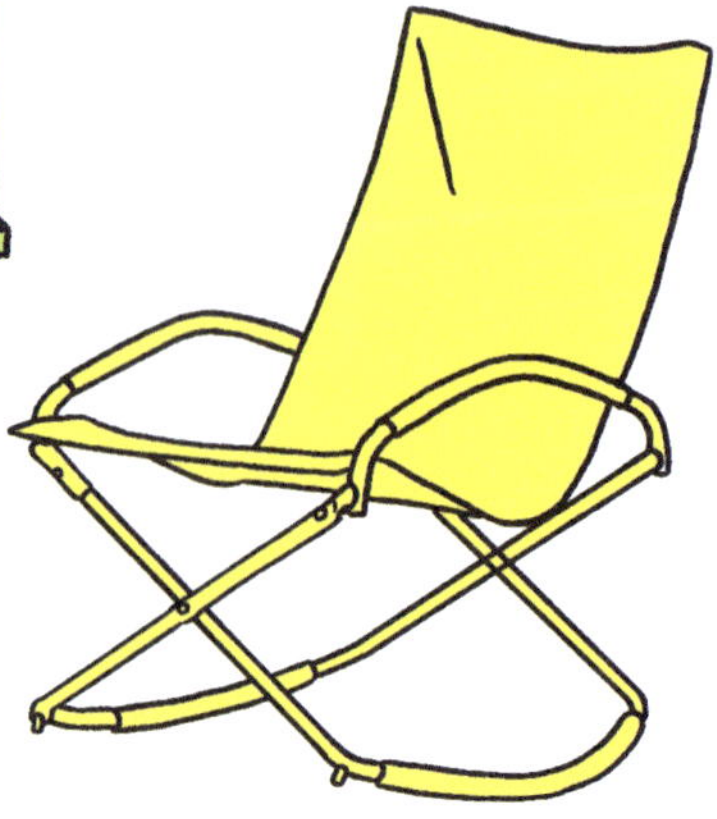

04

「みんなのアイドルで革命児」

インフィニティチェア

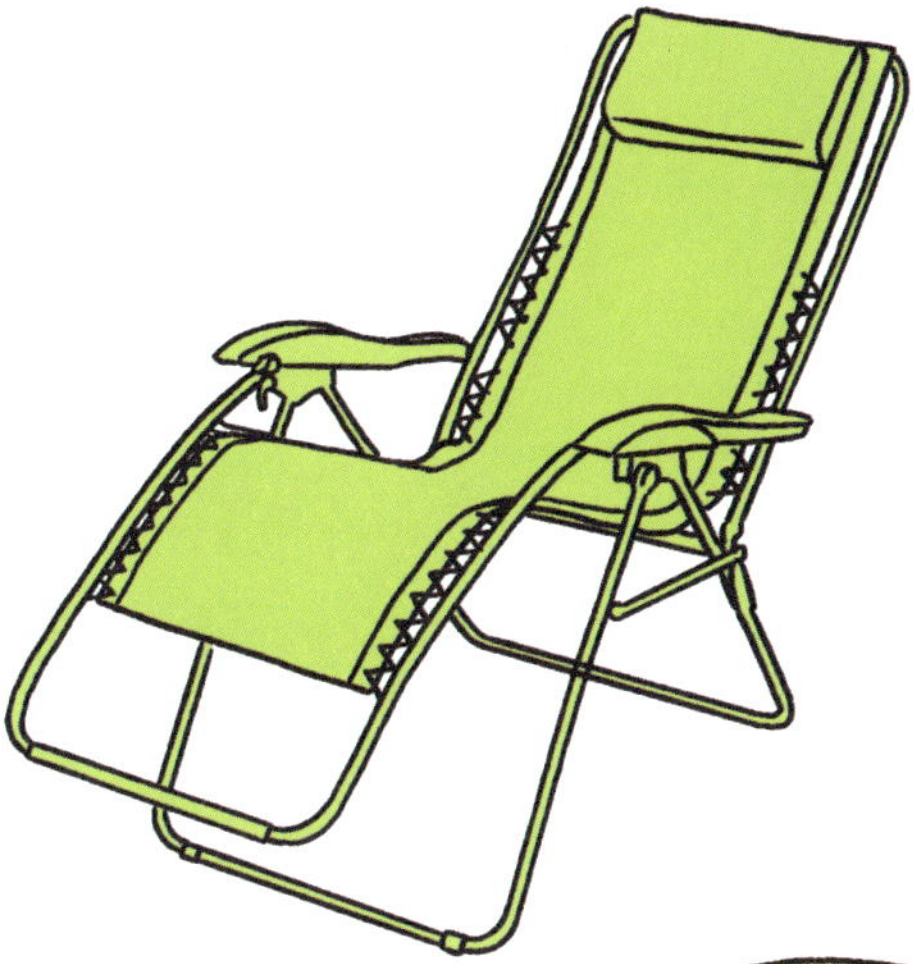

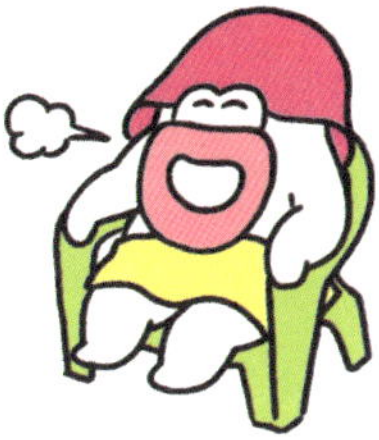

05

「プールサイドからやってきた刺客」

サンラウンジャー

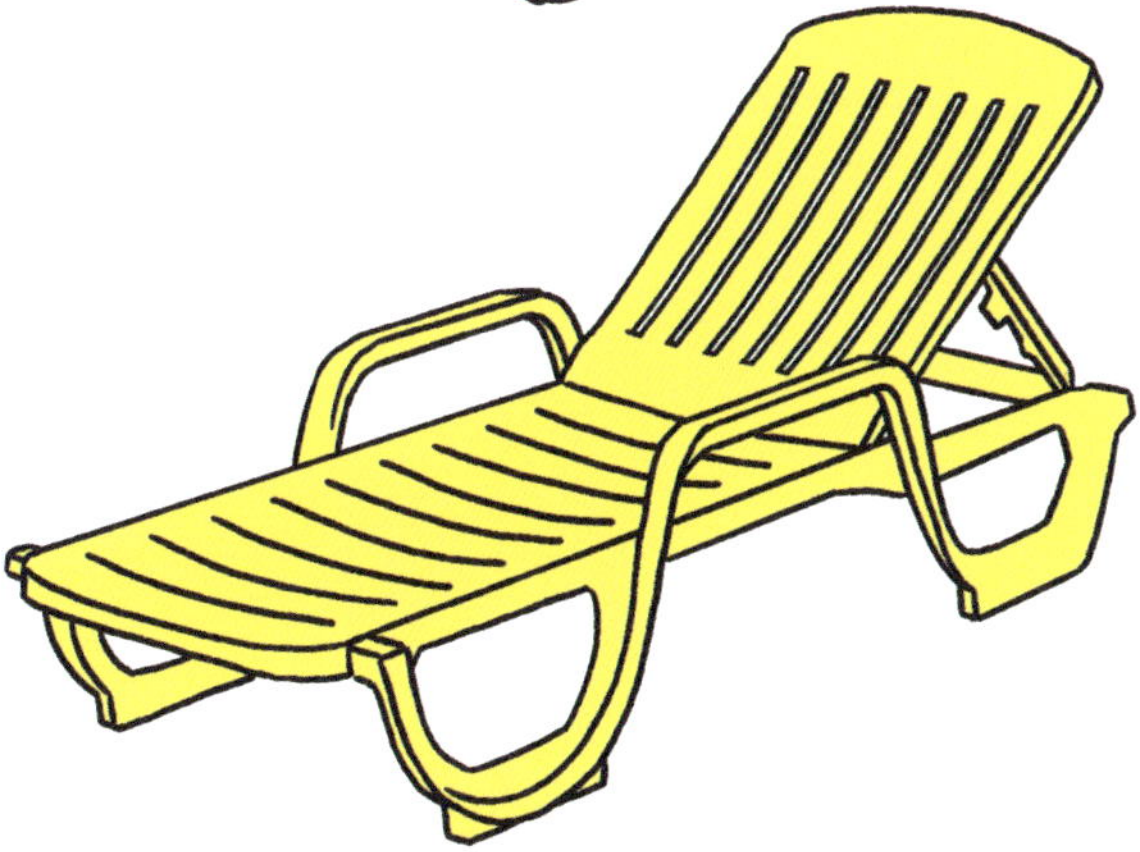

06

「上品な座り心地は王者の風格」

オリバーガーデンシリーズデッキチェア

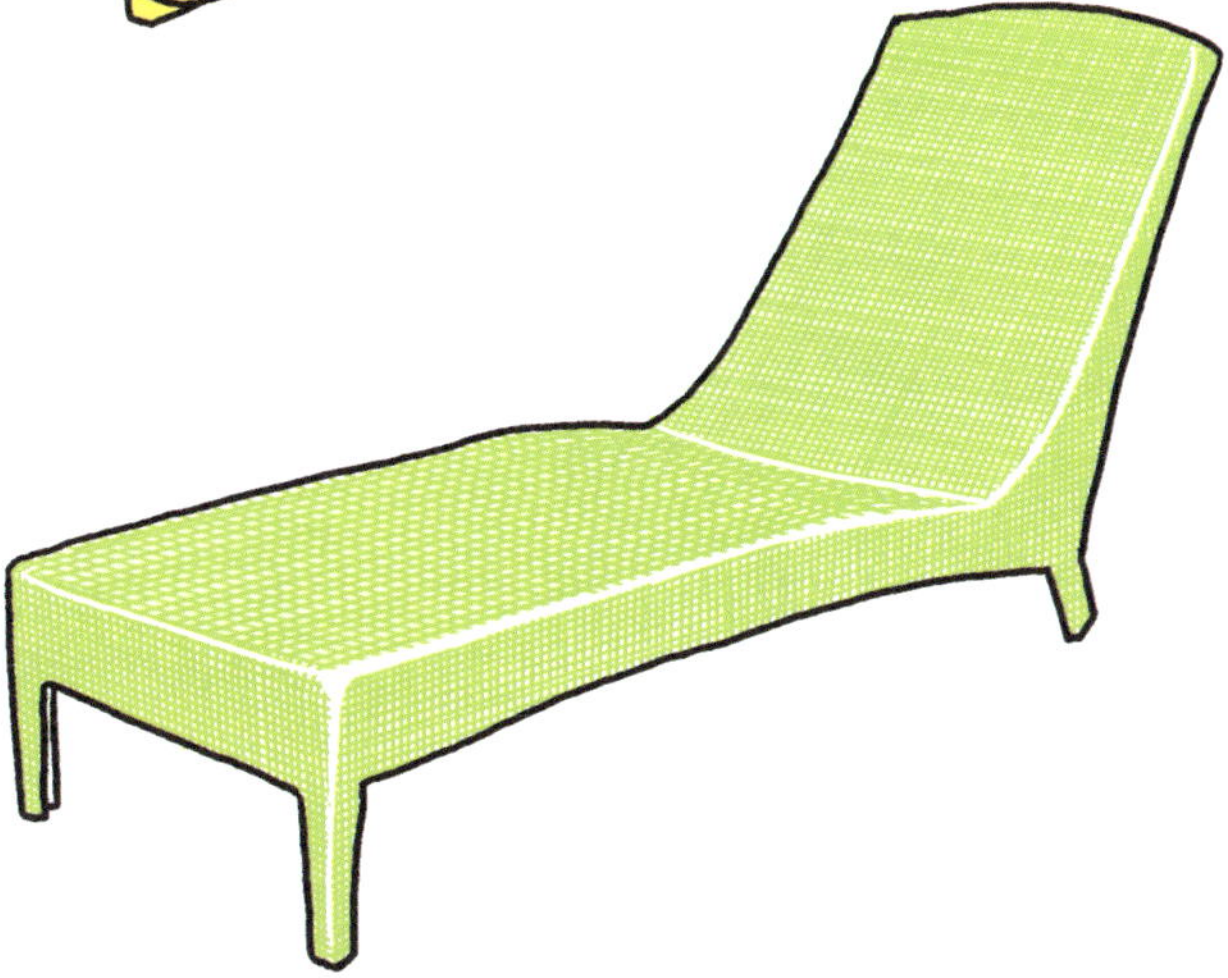

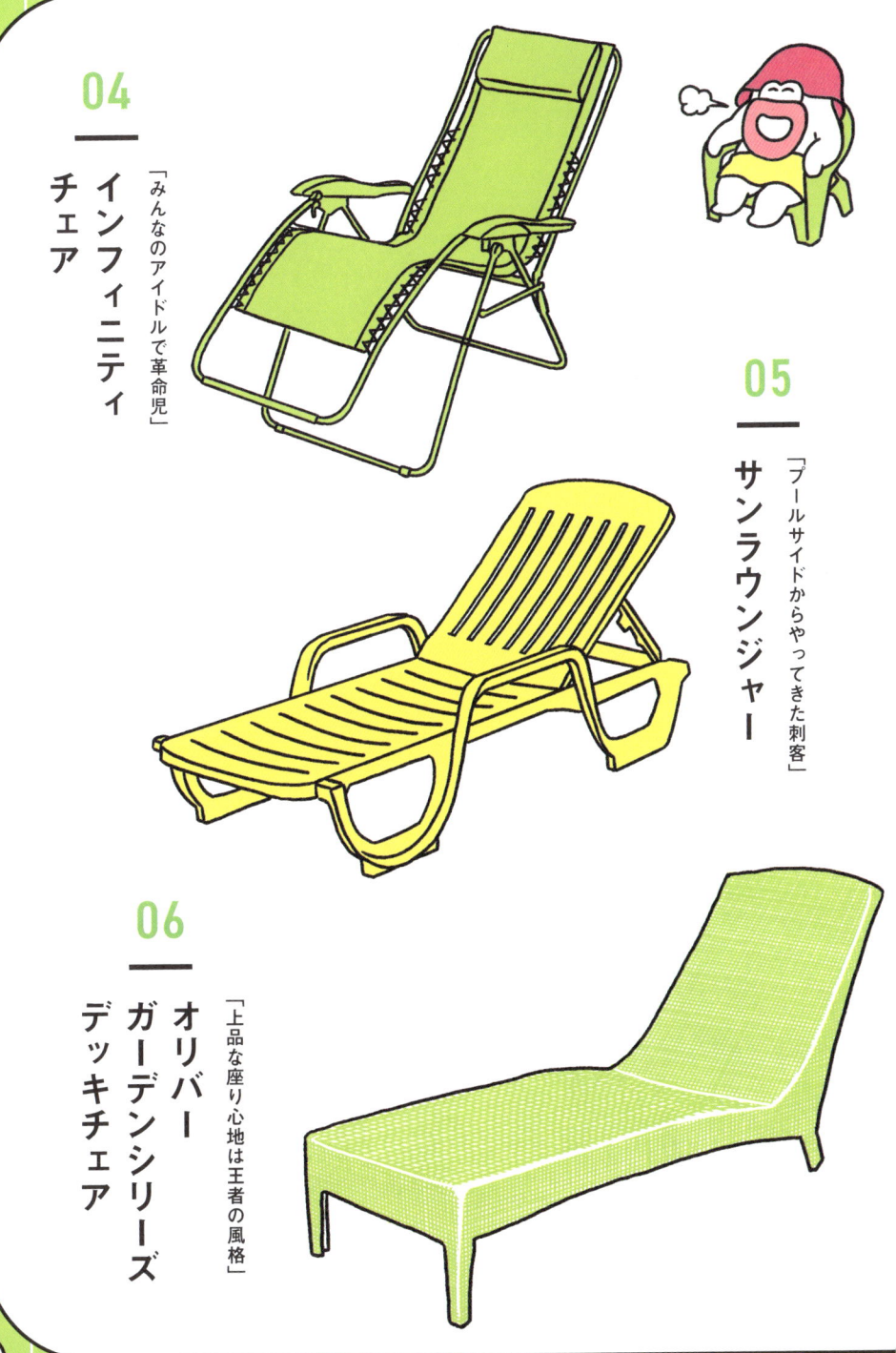

休憩ポーズ集

COLLECTION OF RESTING POSES

01

素のまま

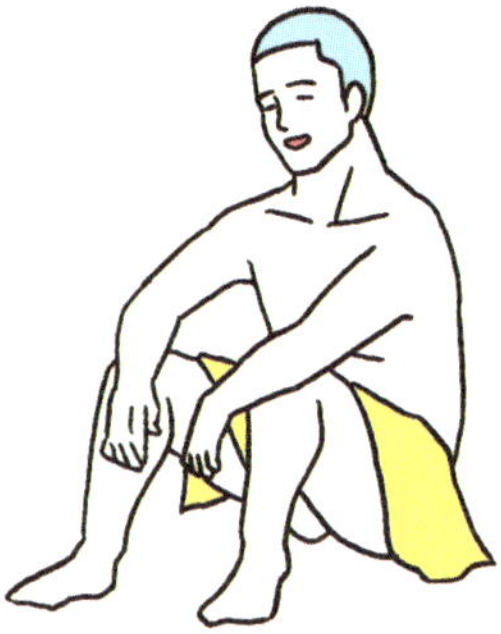

02

視界遮断

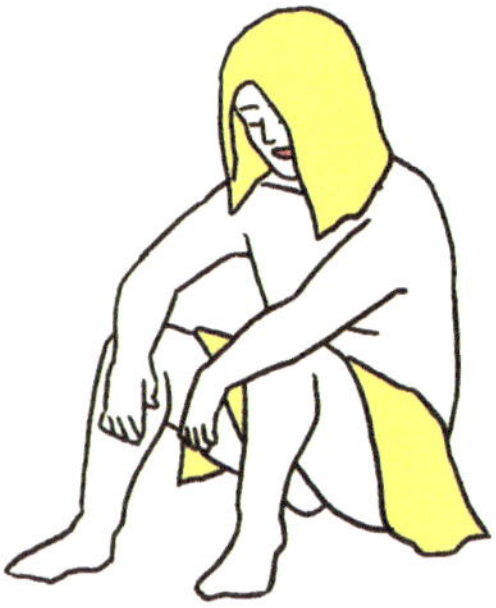

03

ととのい椅子

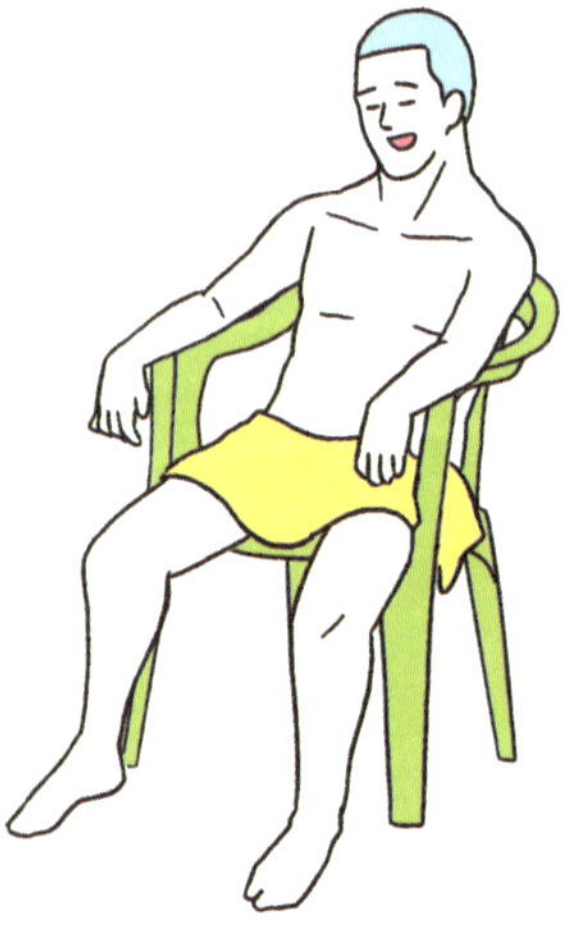

04

インフィニティチェア

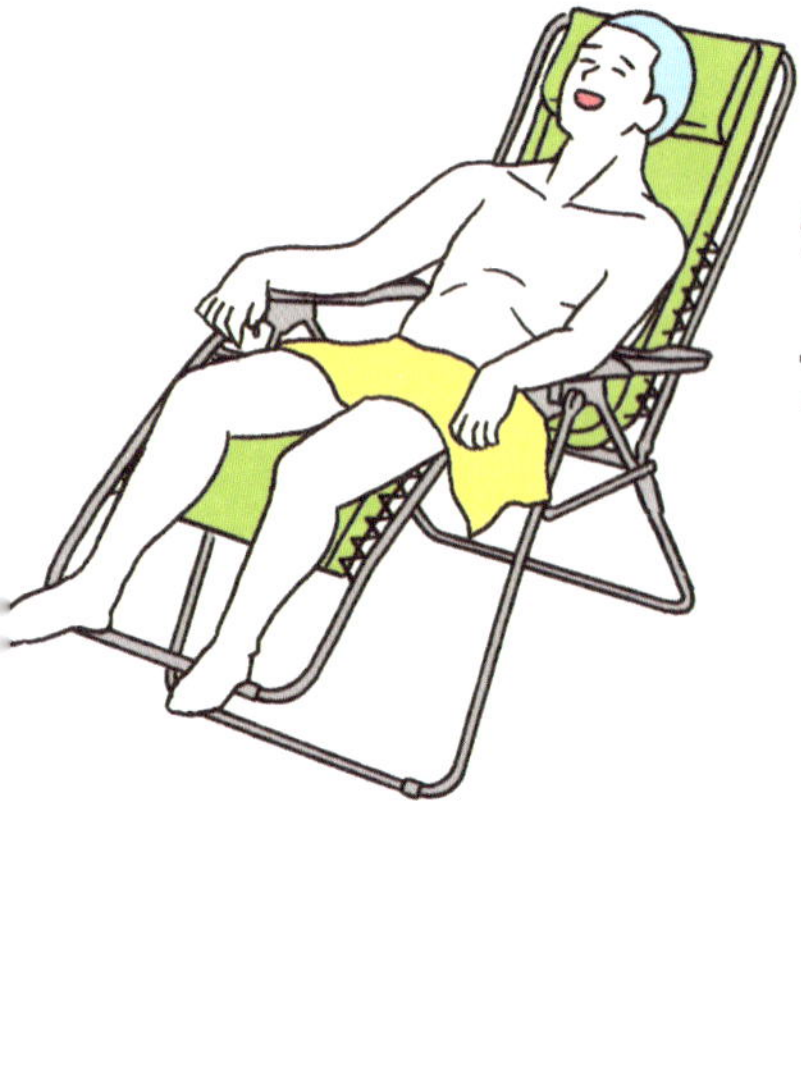

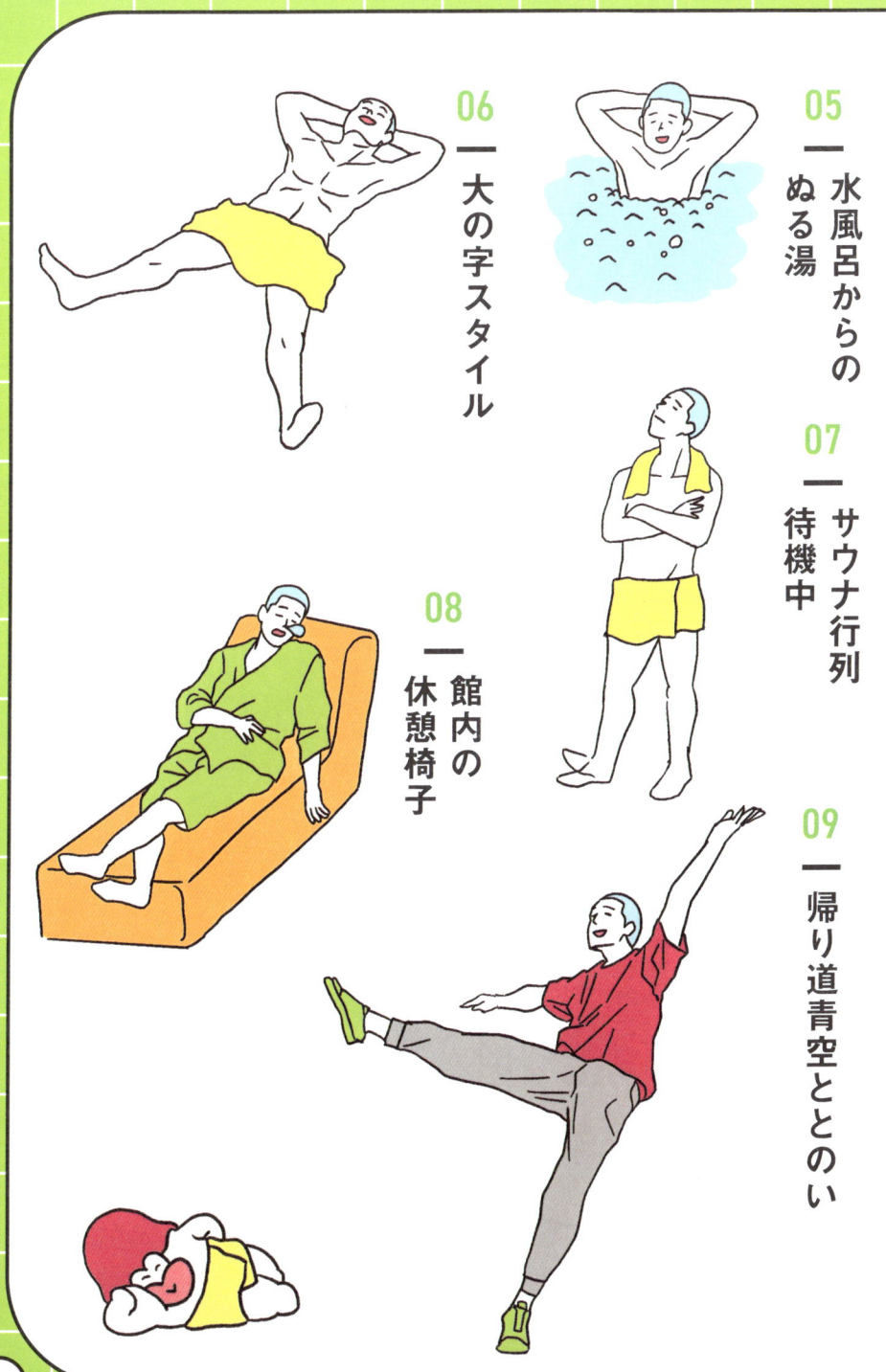

05

水風呂からのぬる湯

06

大の字スタイル

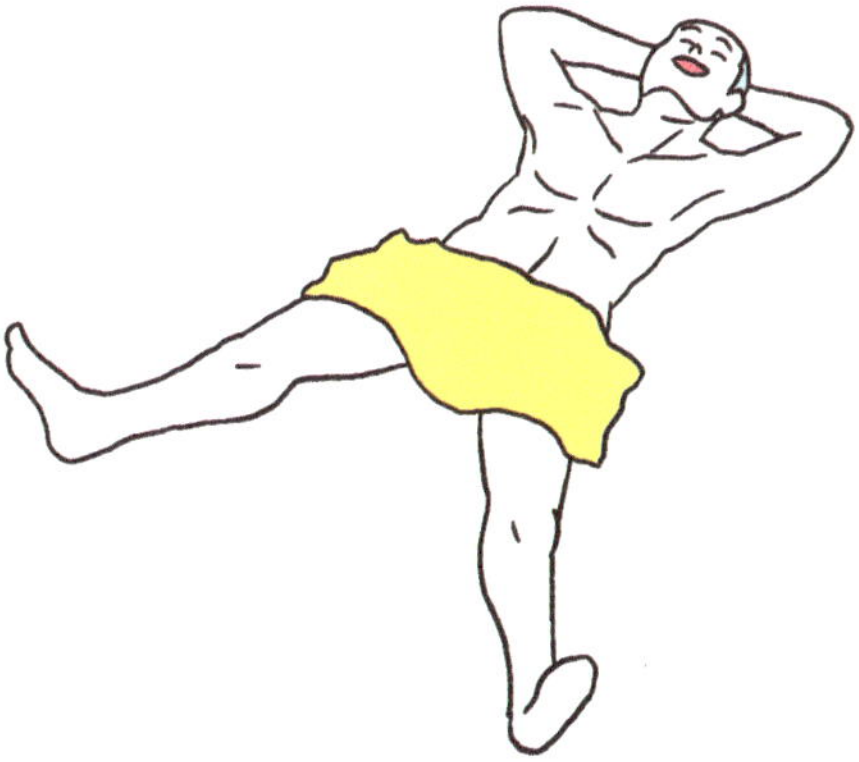

07

サウナ行列待機中

08

館内の休憩椅子

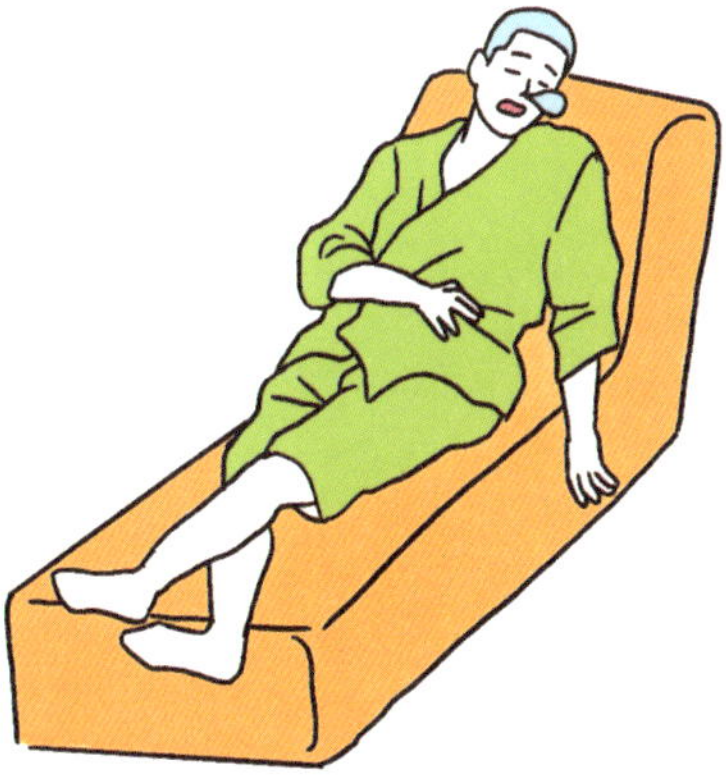

09

帰り道青空ととのい

[サウナあるある -休憩編-]

初心者から上級者まで！ サウナーだけが笑って泣ける、
あるあるネタを大公開！

あるあるレベル ★★★★★

サウナ、水風呂よりもむしろ本番は休憩

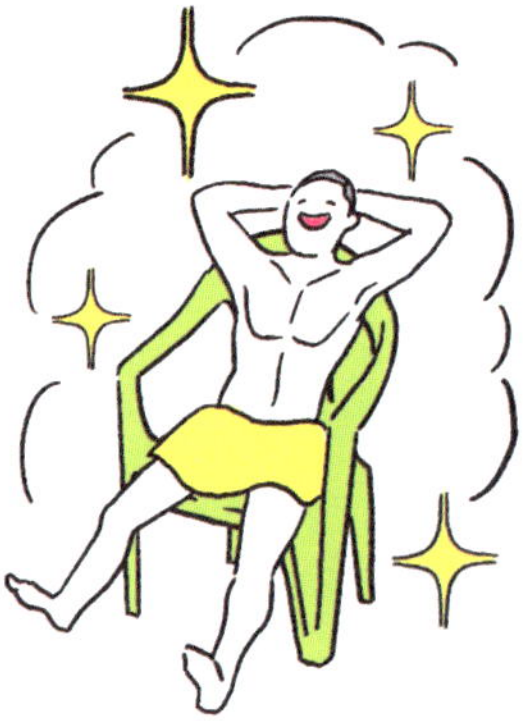

あるあるレベル ★★★★★

インフィニティチェアがあるとテンションが上がる

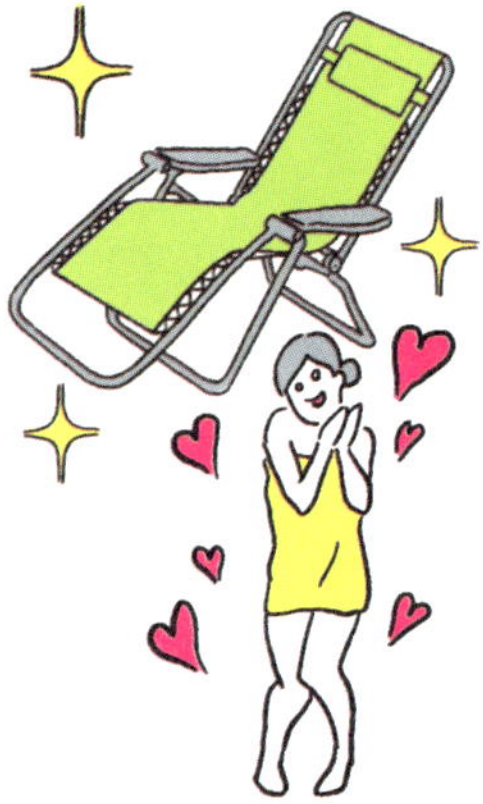

あるあるレベル ★★★★★

インフィニティチェアの倒し方が分からない

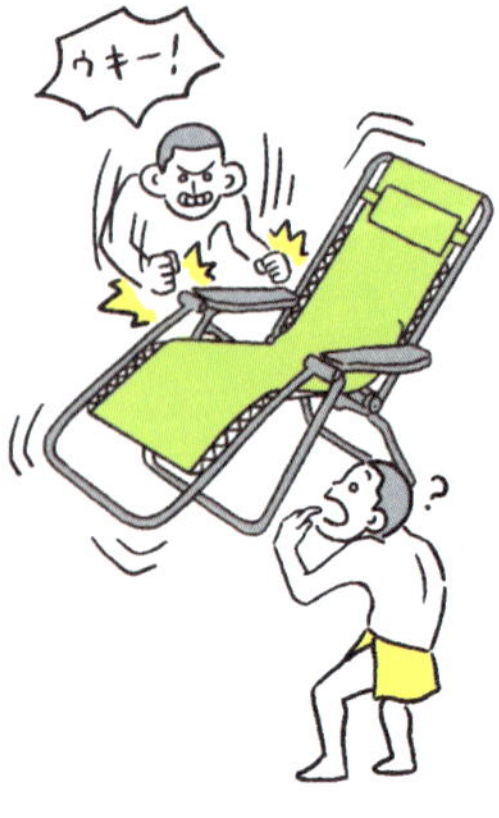

あるあるレベル ★★★★★

ととのっているときの自分の顔は、たぶん相当イっちゃってる

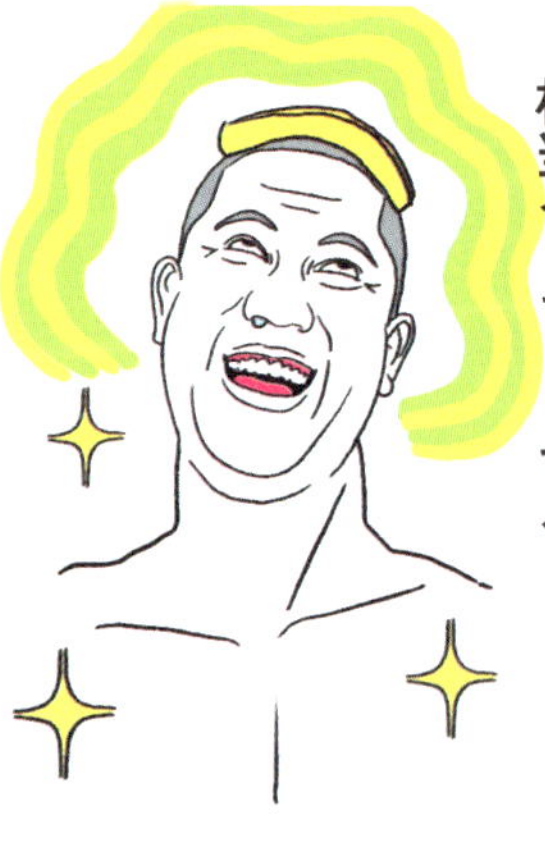

あるあるレベル ★★★★☆

休憩椅子が全て埋まっていると絶望する

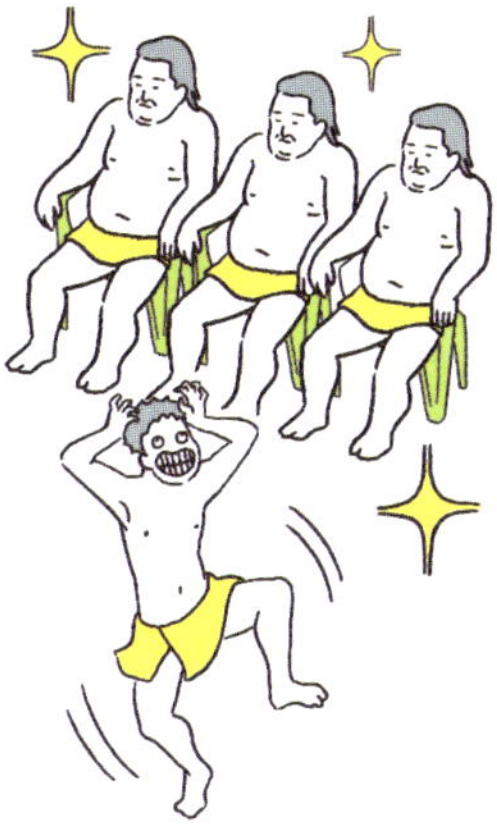

あるあるレベル ★★★★☆

インフィニティチェアを倒すときに椅子ごと転倒しないかとビビる

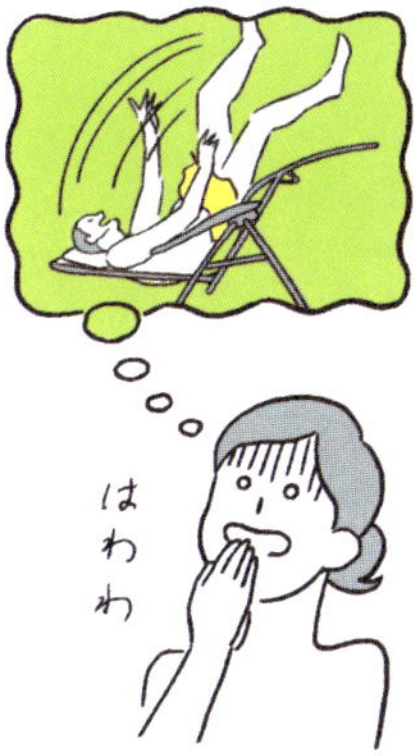

あるあるレベル ★★★★☆

水ってこんなにウマかったっけ？と思う

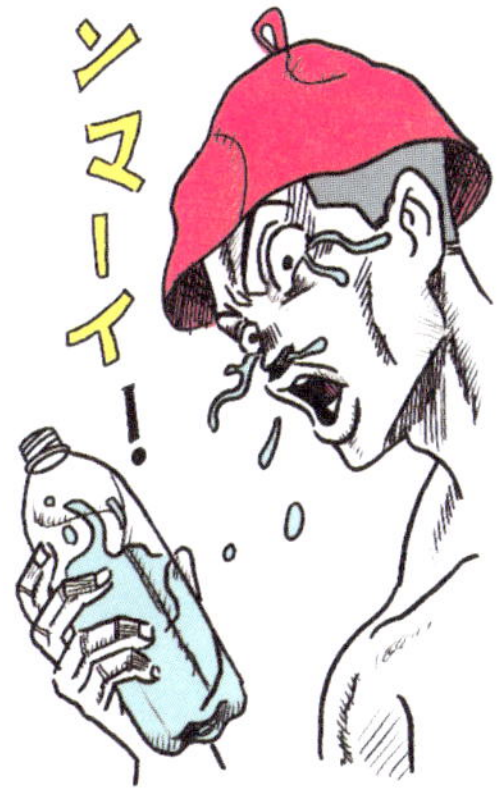

あるあるレベル ★★★★☆

紳士・淑女サウナーは椅子をかけ流す

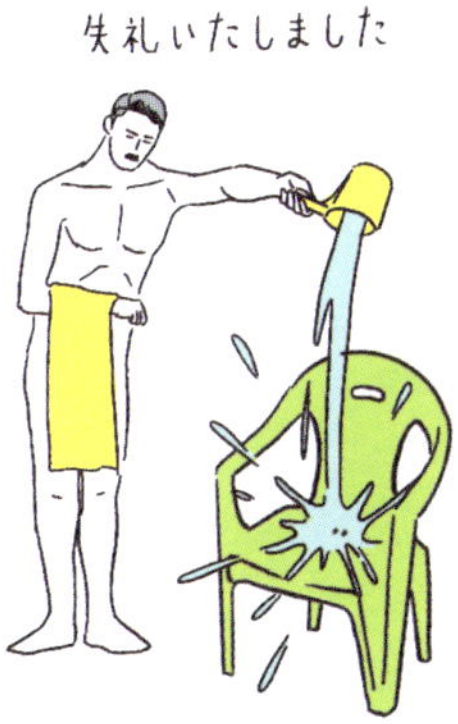

あるあるレベル ★★★★☆

お願いだから隣でしゃべらないでほしい

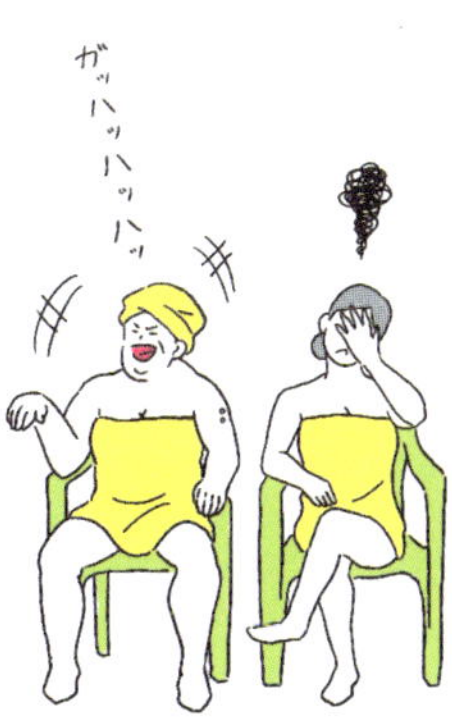

あるあるレベル ★★★☆☆

我慢できず寝落ちしちゃうことがある

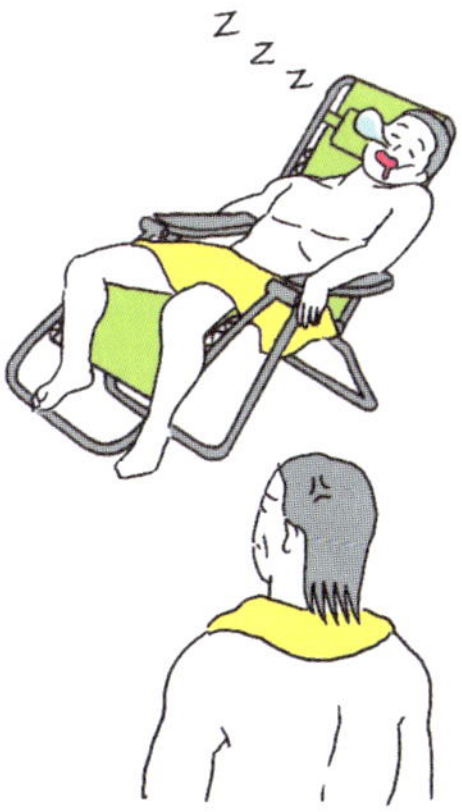

あるあるレベル ★★★☆☆

ホームサウナには
お決まりの席がある

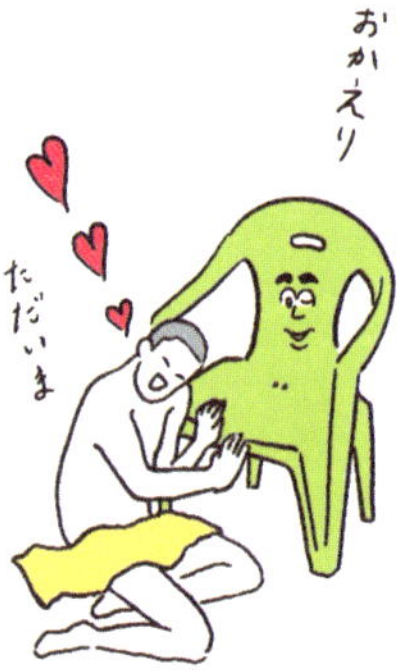
おかえり
ただいま

あるあるレベル ★★★☆☆

何セットもすると
最後の方は灰になってる

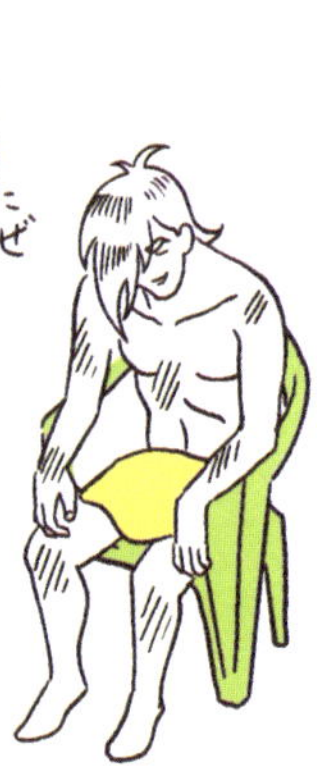
燃えつきたぜ
真っ白にな…

あるあるレベル ★★★☆☆

休憩椅子が全て埋まっている
とき、脱衣所で立ったまま
ととのえないか試みるが…無理

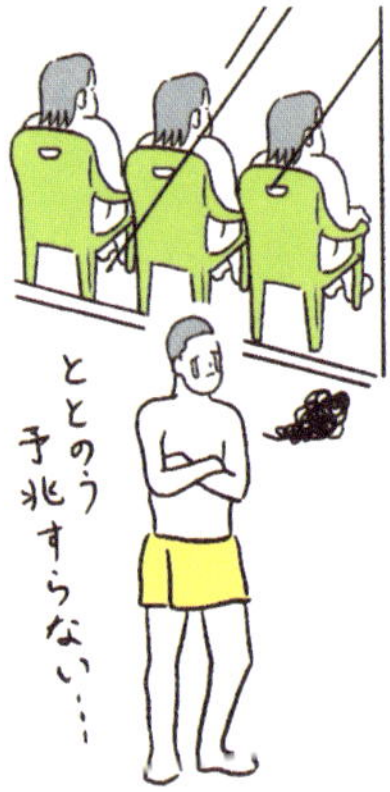
ととのう
予兆すらない…

あるあるレベル ★★★☆☆

外気浴中にふと思いもよらぬ
昔の記憶が蘇る

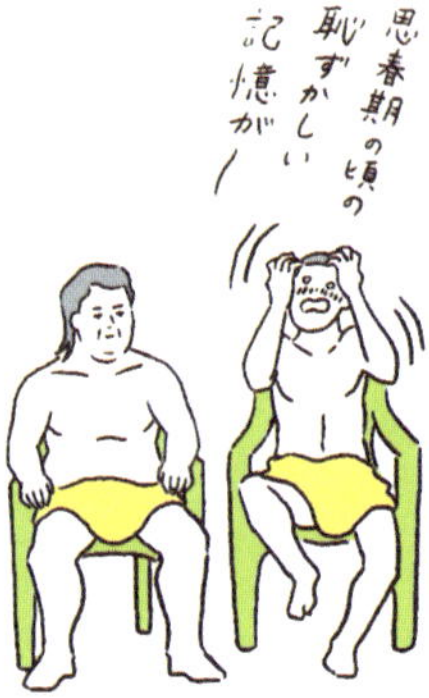
思春期の頃の
恥ずかしい
記憶が／

あるあるレベル ★★☆☆☆

顔を隠してアソコ隠さず、の
スタイルはおっさんに多い

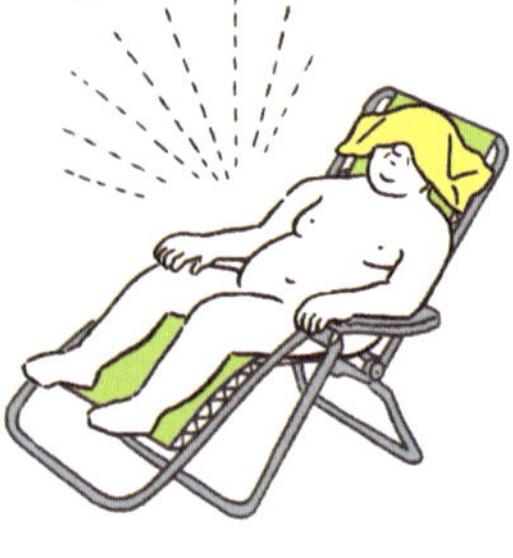
OPEN!

あるあるレベル ★★☆☆☆

サウナハットが盗られないか
少し心配になる

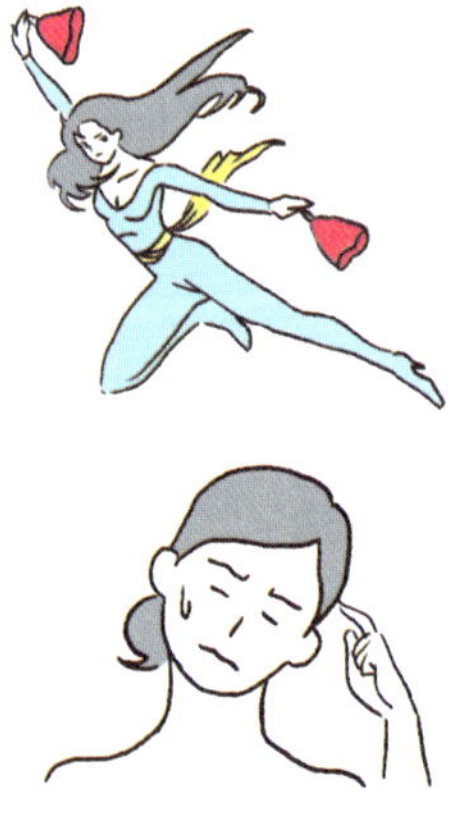

あるあるレベル ★★☆☆☆

1セット目はよくととのう気がする

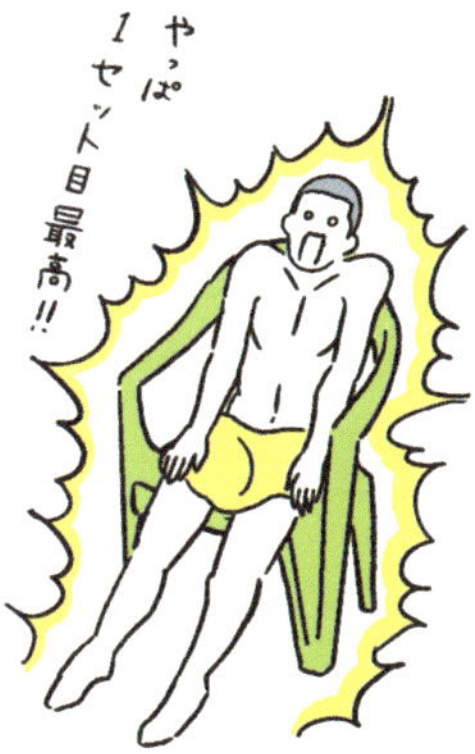

やっぱ1セット目最高!!

あるあるレベル ★★☆☆☆

水風呂後の縮みあがった股間を隠したい

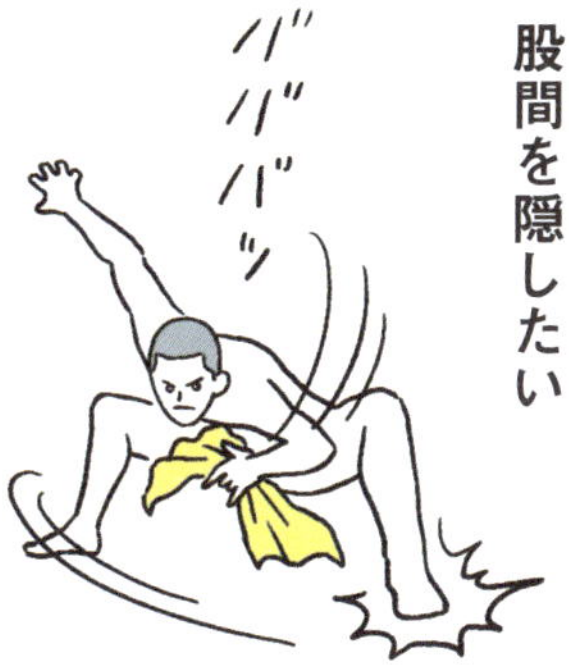

ババババッ

女湯あるある

サウナ後に鏡に映る自分がキレイに見える

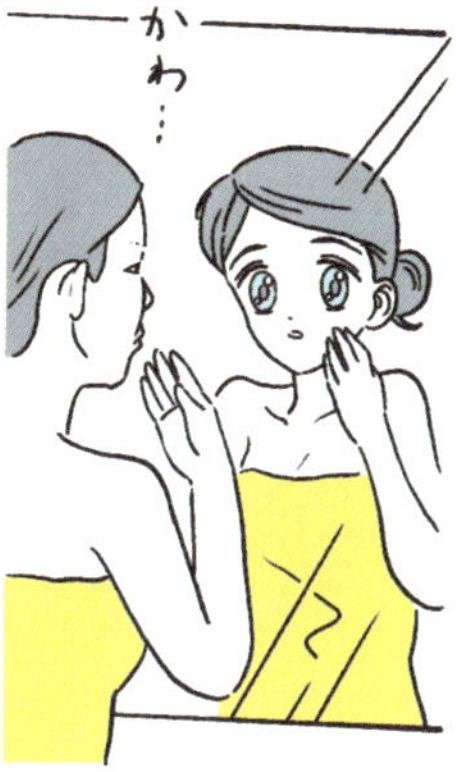

かわ…

女湯あるある

休憩スペースではヌシの存在感が薄まる

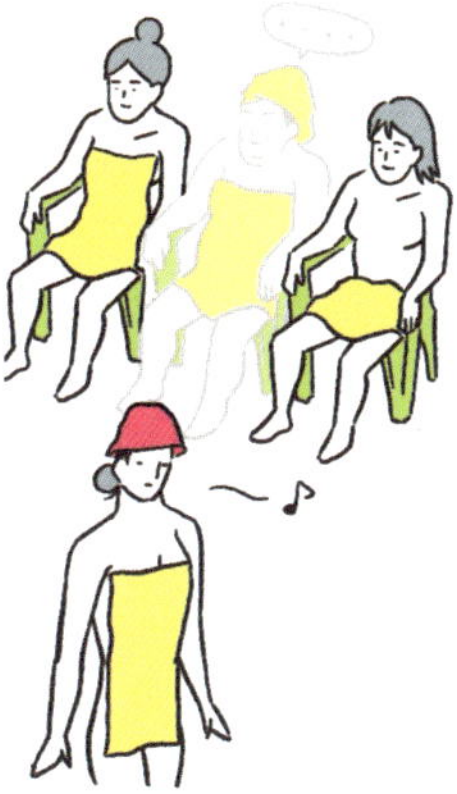

女湯あるある

脱衣所で美容パックする人の意識の高さに脱帽する

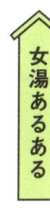

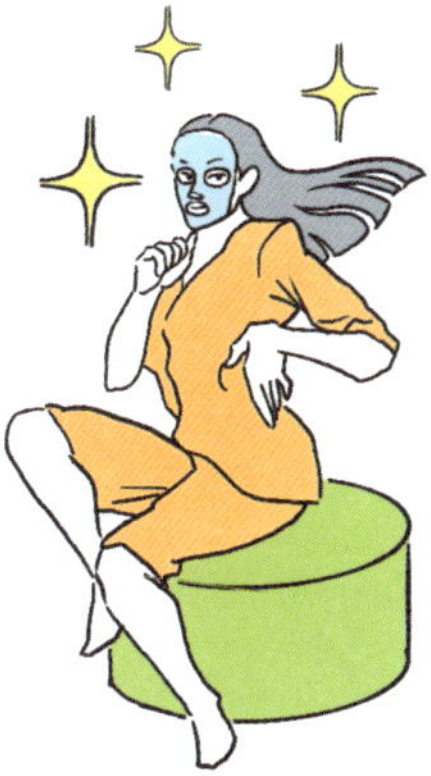

女湯あるある

高級ドライヤーやアメニティなど、施設のこだわりポイントを重視する

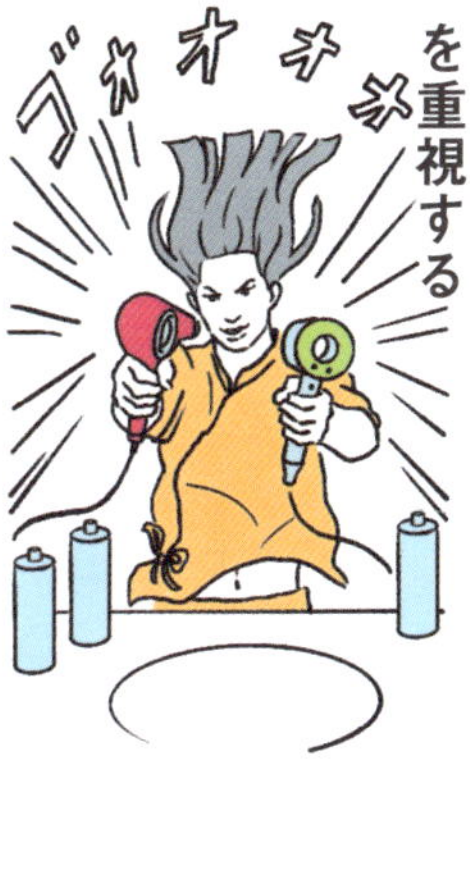

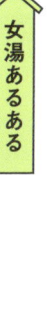

ゴォオオオ

究極の休憩所はここだ!!

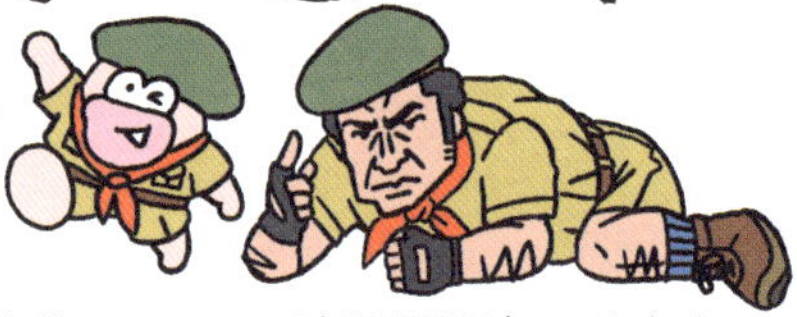

ととのいには、リラックスできる休憩スペースが必要不可欠。サウナー達から支持される休憩所はどこだろう？ 全国の「神」休憩空間を備えた施設を独断と偏見で５つピックアップ！ 究極の体験がここにある！

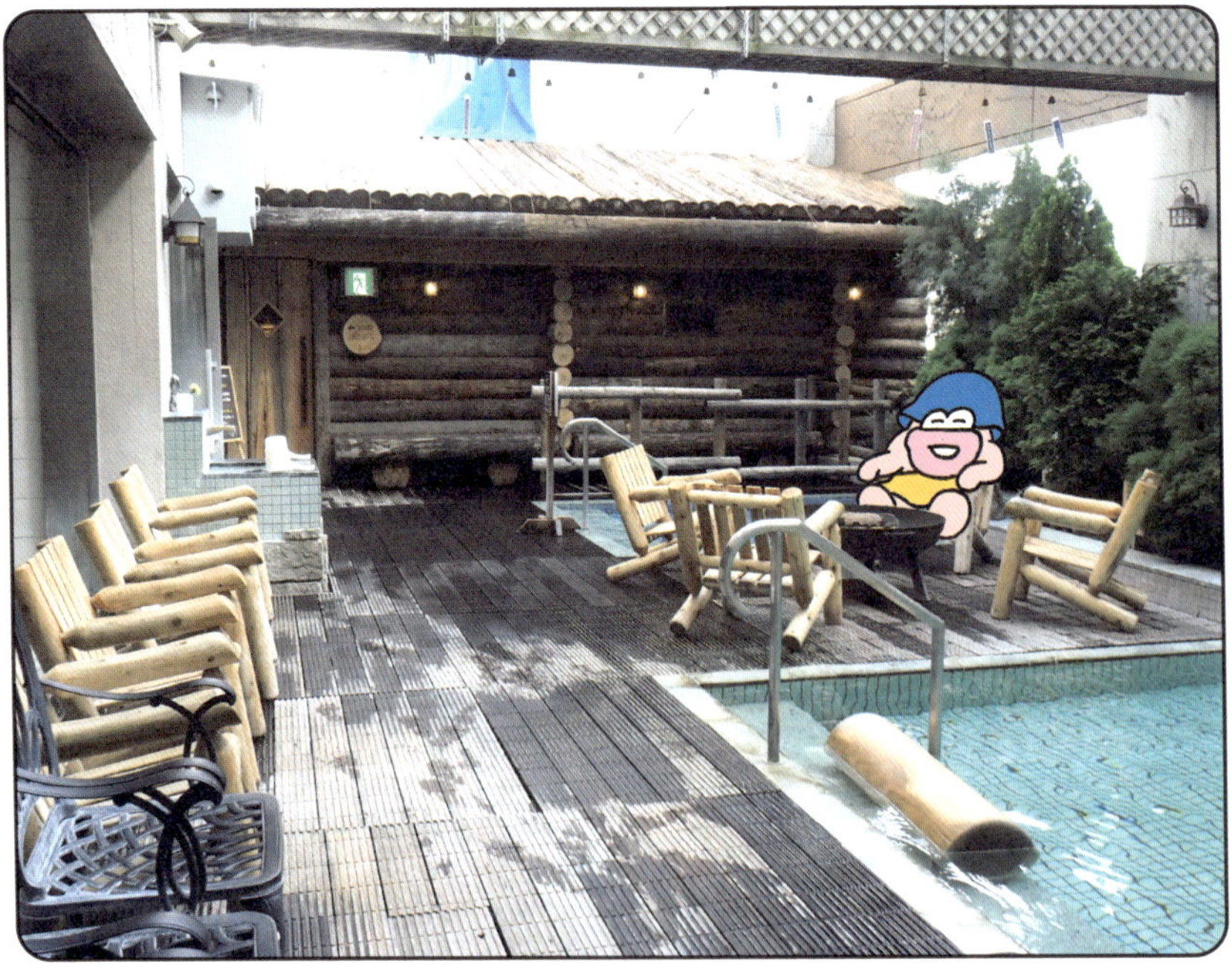

01 神戸サウナ＆スパ

兵庫県神戸市中央区下山手通２丁目2-10神戸サウナビル６階（メンズフロント

　神戸の中心・三宮で1954年から人々を温め続けてきた老舗サウナ。浴室に入った瞬間、「来てよかった」と思わせる露天外気浴スペースの神々しさ。風が通り抜けやすい設計で、丸太で作られたチェアに身をあずけると、六甲山からの六甲おろしが颯爽と体を撫でていく。戦後から高度経済成長期を経て、阪神・淡路大震災を乗り越えた神戸の街を常に支えてきた神戸サウナは、これからも人々に寄り添い続けるだろう。

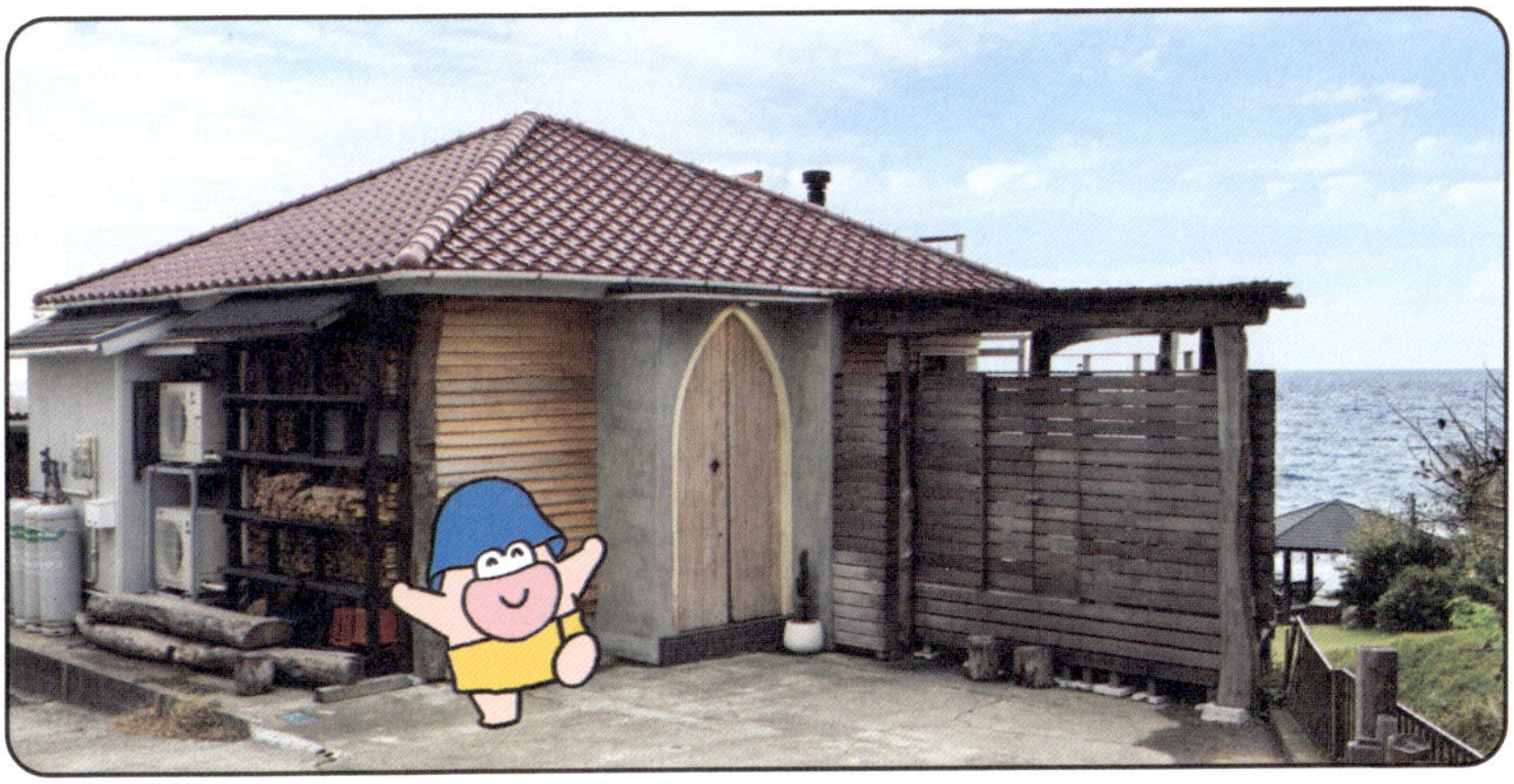

02 Sea Sauna Shack

千葉県館山市波左間 1063-2

千葉県は館山市、チーバくんのつま先の爪の先くらい先端に位置するサウナ小屋「Sea Sauna Shack」。

サウナ室の上が、館山湾を望むオーシャンビューの外気浴スペースになっている。座ってもよし、寝てもよし。雲ひとつない青空、風に揺れる木々、どこまでも続く青い海。こんなのサウナに入らなくたって絶対に気持ちいい。

もちろんサウナに入った後のこの体験は格別。夏に行って外気浴中の日焼けをお土産に持って帰りたい。

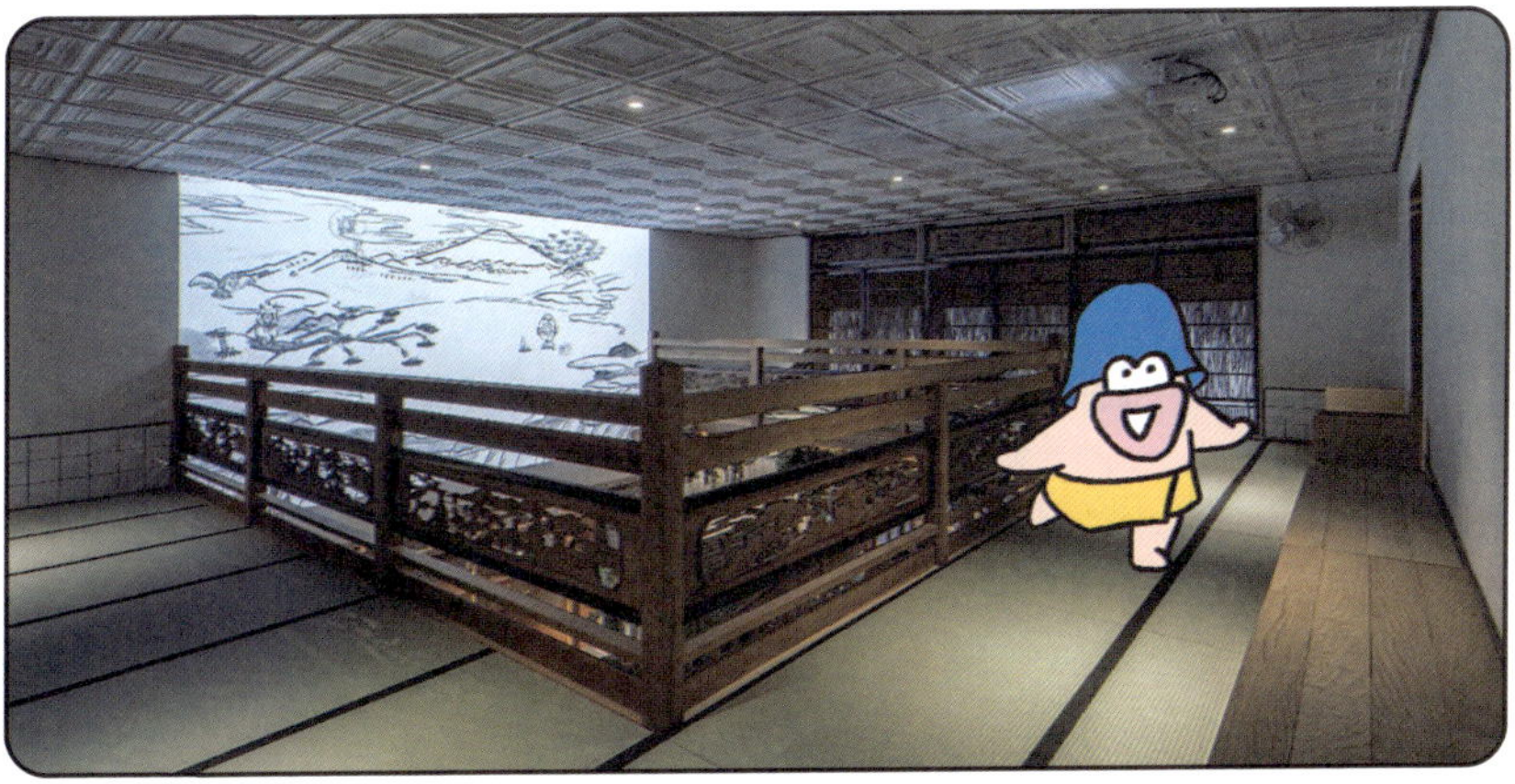

03 PARADISE

東京都港区芝 5 丁目 23-16

日本では「ガラパゴス化」という言葉は皮肉を込めて使われることが多いが、実際のガラパゴス諸島は、魅力溢れる豊かな自然と動物の楽園だ。東京・三田にある「PARADISE」も、日本におけるサウナのガラパゴス化の末、誕生した楽園である。

椅子に座ってもよし、畳に寝転んでもよし。目の前の壁にはプロジェクターで動く銭湯壁画が映し出されている。ガラパゴス化も悪いもんじゃない。

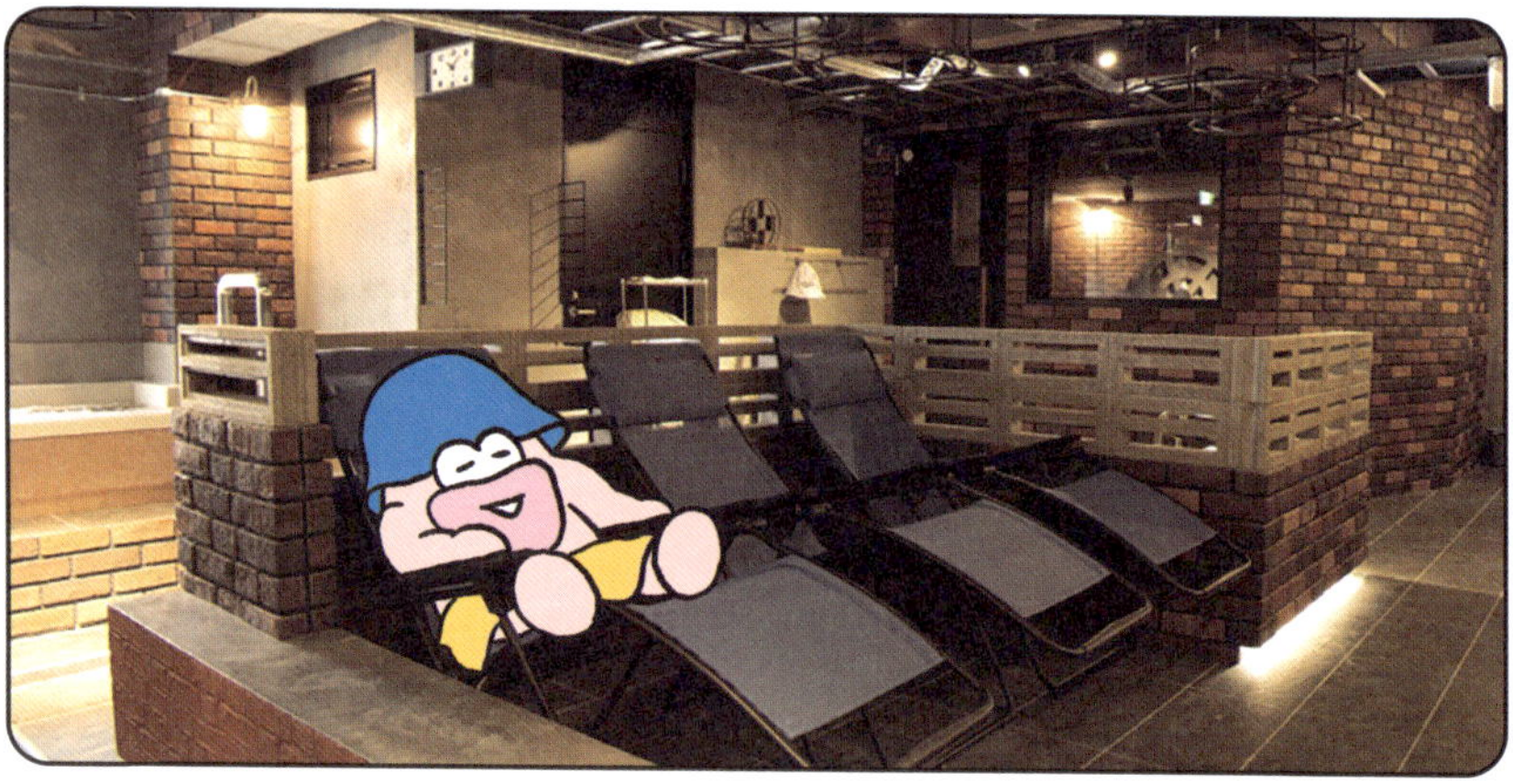

04 HARE-TABI SAUNA

神奈川県横浜市中区山下町 216 2F

サウナーという生き物は、サウナに入るだけで、オーナーのサウナ愛が分かってしまう生き物である。ここでの外気浴を体験したら、サウナーの多くが「ここのオーナーとは旨い酒が飲めそうだ」と思うだろう。横浜中華街のど真ん中という限られたスペースのなか、18 脚もの椅子を並べ、その全ての椅子の上にファンを設置するという徹底ぶり。さらに更衣室からオロポをはじめとしたドリンクをオーダーすることができる。

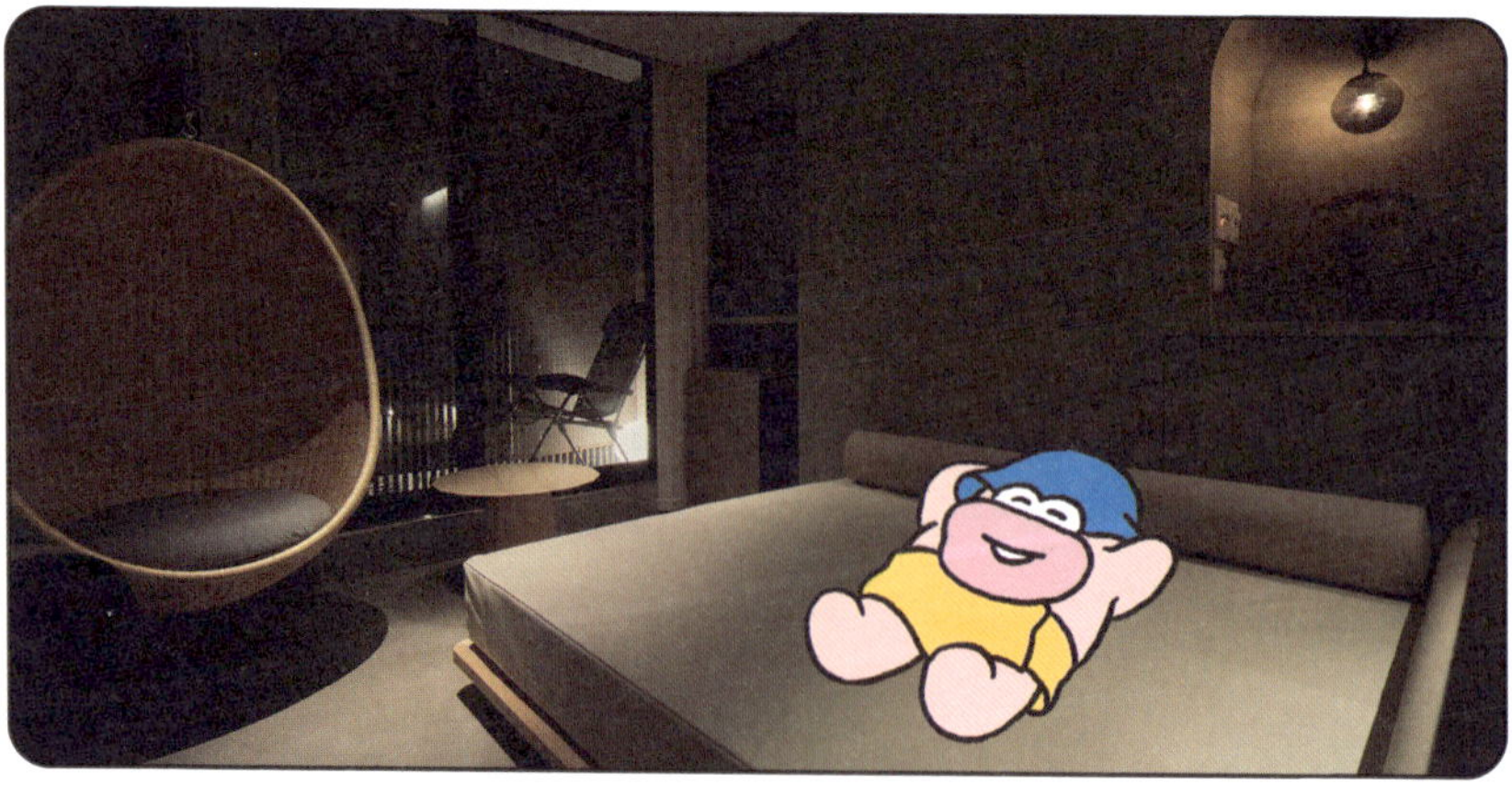

05 Boutique Sauna ARCH

東京都新宿区津久戸町 4 − 1

結局、ととのうために一番ベストな休憩方法は「寝転ぶこと」。東京・神楽坂にある ARCH では、この極上の「寝転び休憩」を味わうことができる。コンクリ打ちっぱなしのシンプルでモダンな部屋を貸切で利用することができ、サウナ後そのまま防水ベッドに飛び込むことができる。

休憩しながらそのままうっかり眠りについてしまうこのうたた寝の瞬間が一番気持ちいい。

怪奇UMAはサウナにいた

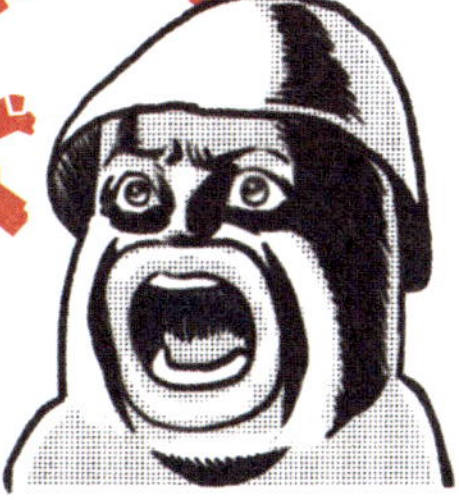

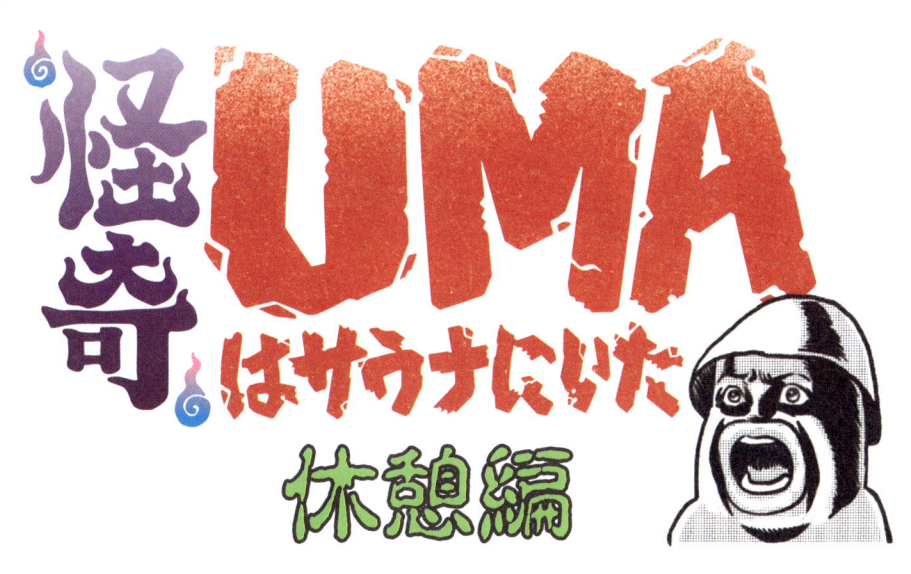

休憩編

長時間熟睡マン

不法椅子占拠のととのい邪魔虫

リラックスできる場が無ければ、いいサウナ・水風呂があってもととのえないもの。限られた椅子を長時間占拠して、他人のととのう機会を奪うだけにとどまらず、いびきまでかかれたらお手上げだ。疲れているんだろうと思うけど…せめて、わざとじゃないと信じたい。モラルを疑う迷惑行為だ。

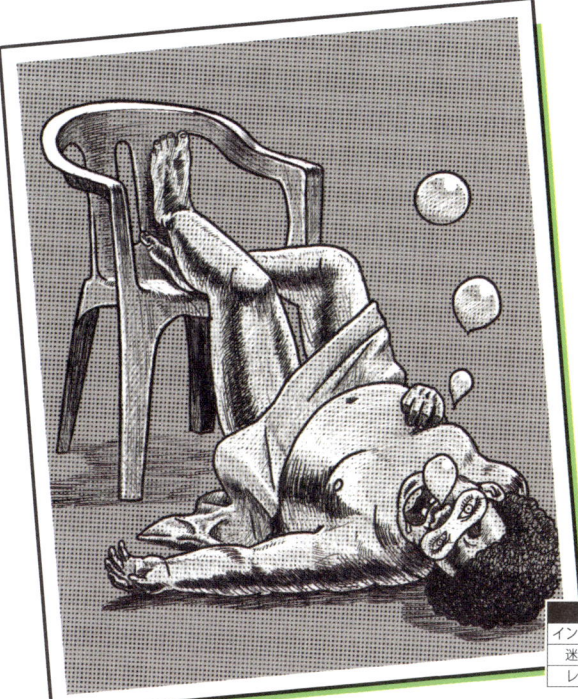

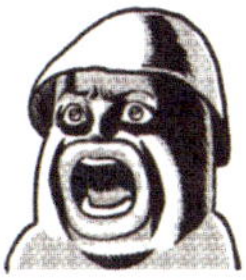

STATUS	
インパクト	★★★☆☆
迷惑度	★★★★★
レア度	★★☆☆☆

「あまみ」ってなに？ なぞのまだら模様の正体！

しっかり温まって冷やした証拠

「あまみ」は、富山県の方言が元
なんだって。いいサウナが多くて、
水も綺麗な土地なので納得だね！

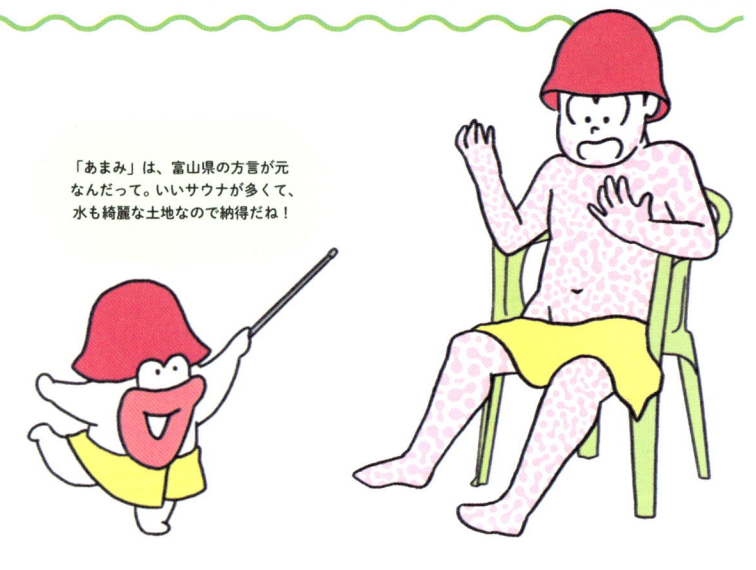

サウナ→水風呂後に出る赤い斑点「あまみ」

知らない人なら「サウナ後の赤い斑点？　怖っ！」と感じてしまう人もいるかも。キリン柄のような斑紋が広範囲に出ることが多いんだけど、火傷や病気ではないので大丈夫！　簡単に言うと、サウナ・水風呂の温度変化を体が感じて、毛細血管が伸縮することによって現れるものが「あまみ」なんだ。

①サウナ室内で体温が上昇→体内の熱を逃がそうとするので血流増加→体の内から外にかけて血管が広がるので皮膚が赤くなる。

②水風呂に入ると表皮が冷やされる→熱を逃がさないように血管が収縮→表皮の血色が薄くなって白っぽくなる。

その結果、皮膚に赤と白のまだら模様が現れるんだ！　最高にサウナの効果を引き出している証拠だったんだね。

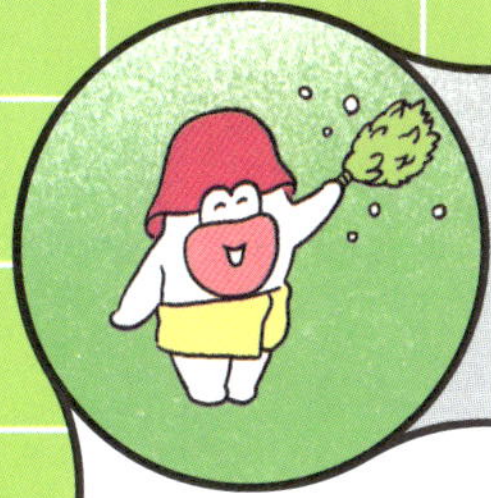

休憩で
よりととのうコツ！

Point-1　休憩椅子・場所の確保

せっかく休憩するなら、休憩椅子に座ってリラックスしたい。サウナ室、水風呂から休憩所が見える場合が多いので、他のサウナーを観察してタイミングを見計らい、流れに乗れればあぶれることはない！

Point-2　水滴を拭き、足先を冷やさない

体温を奪われずに休憩することがカギ。水滴を拭き取ることは基本として、外気浴では特に足先が冷えて集中できないことが多いよ。足置き台を用意してくれている施設では積極的に利用しよう！

Point-3　雑念を捨て、肉体と向き合う

休憩中は水風呂で冷えた体がじわじわと戻っている状態。自律神経によって体が活性化している瞬間を最も感じやすい瞬間だ。おしゃべりは後にして、肉体と向き合い、対話をしてみよう！

！ どうしても「ととのえ」ない人は

ととのうことに固執して、雑念が多くなると余計にととのえないかもしれない。インフィニティチェアを試してみる、疲れたときに行ってみる、など試行錯誤してみてほしいけど、体調や体質もあるので、あまり気負わずに！ サウナを楽しむうちに、ある日突然ととのいは訪れるかもしれないね。

休憩の復習テスト

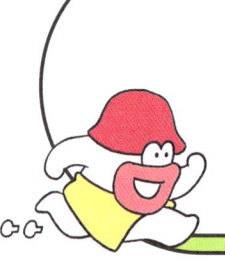

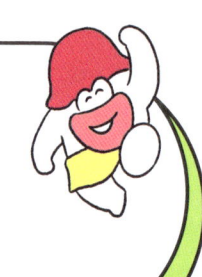

sauna test 1 休憩椅子の種類

学習日
月　日

休憩椅子にはさまざまな種類があり、それぞれに特徴があります。特徴を表す①〜③と、水風呂の種類㋐〜㋒を線で結びましょう。

1 角度調整機能のついた椅子。寝椅子のように倒して浮遊感を楽しめる

2 洗い場にある座面の低い椅子。休憩椅子としての使い心地はイマイチかも

3 全国のサウナで幅広く採用されている、樹脂製のシンプルなととのい椅子

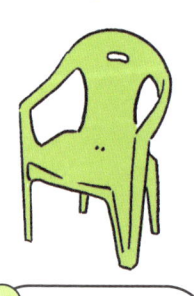

ア ガーデンチェア

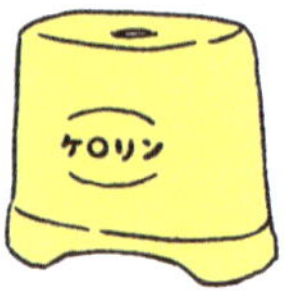

イ お風呂椅子

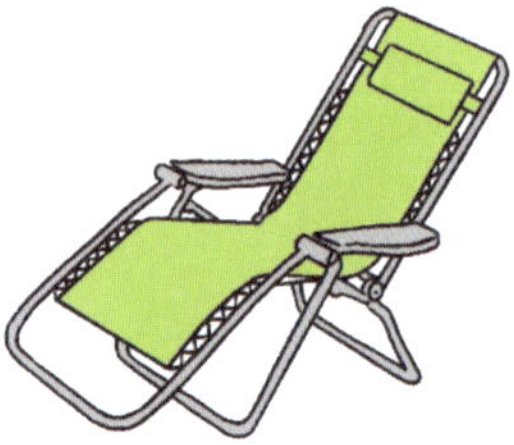

ウ インフィニティチェア

sauna test 2

休憩の作法

学習日
月　日

休憩所でととのっている人がいます。公衆サウナのマナーの観点において、正しい行動はどれですか。
〔　　〕に○をつけましょう。

ア〔　　　〕

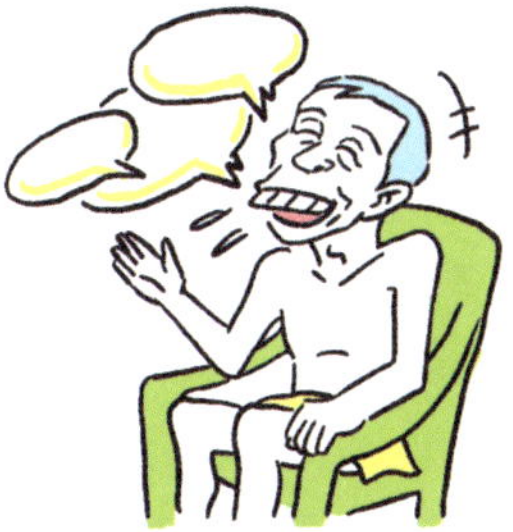

軽妙なMCで場を温める

イ〔　　　〕

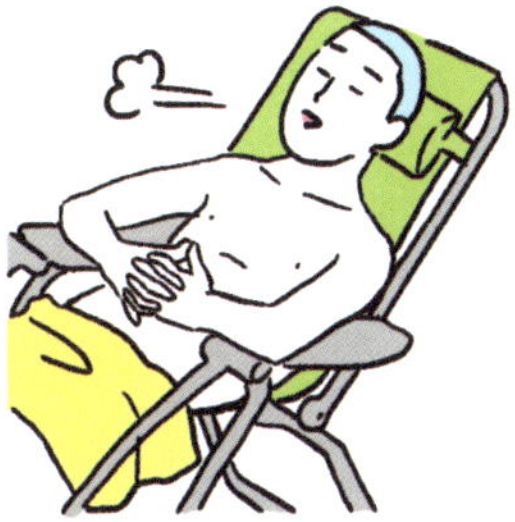

目を閉じ、安静にする

ウ〔　　　〕

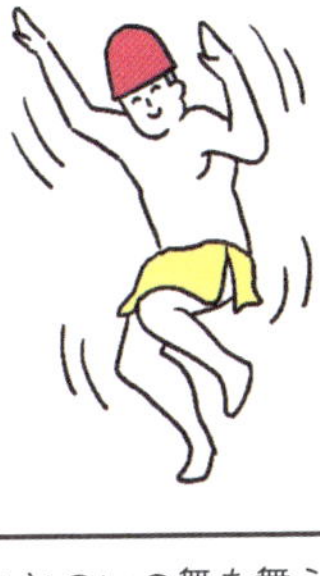

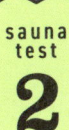

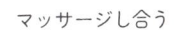

ととのいの舞を舞う

エ〔　　　〕

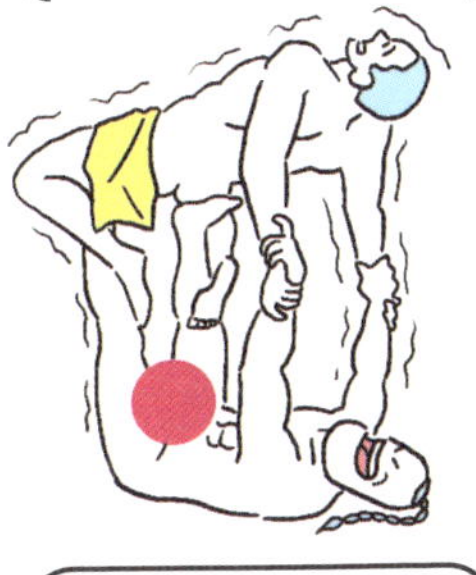

マッサージし合う

sauna test 3

サウナ用語クイズ

学習日
月　日

次のサウナ用語の意味として最も適当なものを１つ選びなさい。

①「ととのう」とは

- ア　水風呂直後でも髪型が乱れずキレイに仕上がっていること
- イ　すぐに「最近の若いもんは！」と憤る父親（＝とと）の脳みそ
- ウ　「○○とかけまして－」から始まる、お笑い芸人Ｎの代表的な持ちネタ
- エ　サウナ・水風呂・休憩を繰り返すことで訪れる快感

②「オロポ」とは

- ア　サウナ発祥の地とされる南米の国・オロポ共和国の略
- イ　休憩椅子が満席で、オロオロしながらポエムを詠むこと
- ウ　オロナミンＣとポカリスエットを混ぜた飲み物
- エ　サウナ飯のお魚定食に、おろしポン酢をかけて食べること

sauna test 4

サウナ間違い探し

学習日
月　日

この中に3つ間違いがあります。どれでしょう？

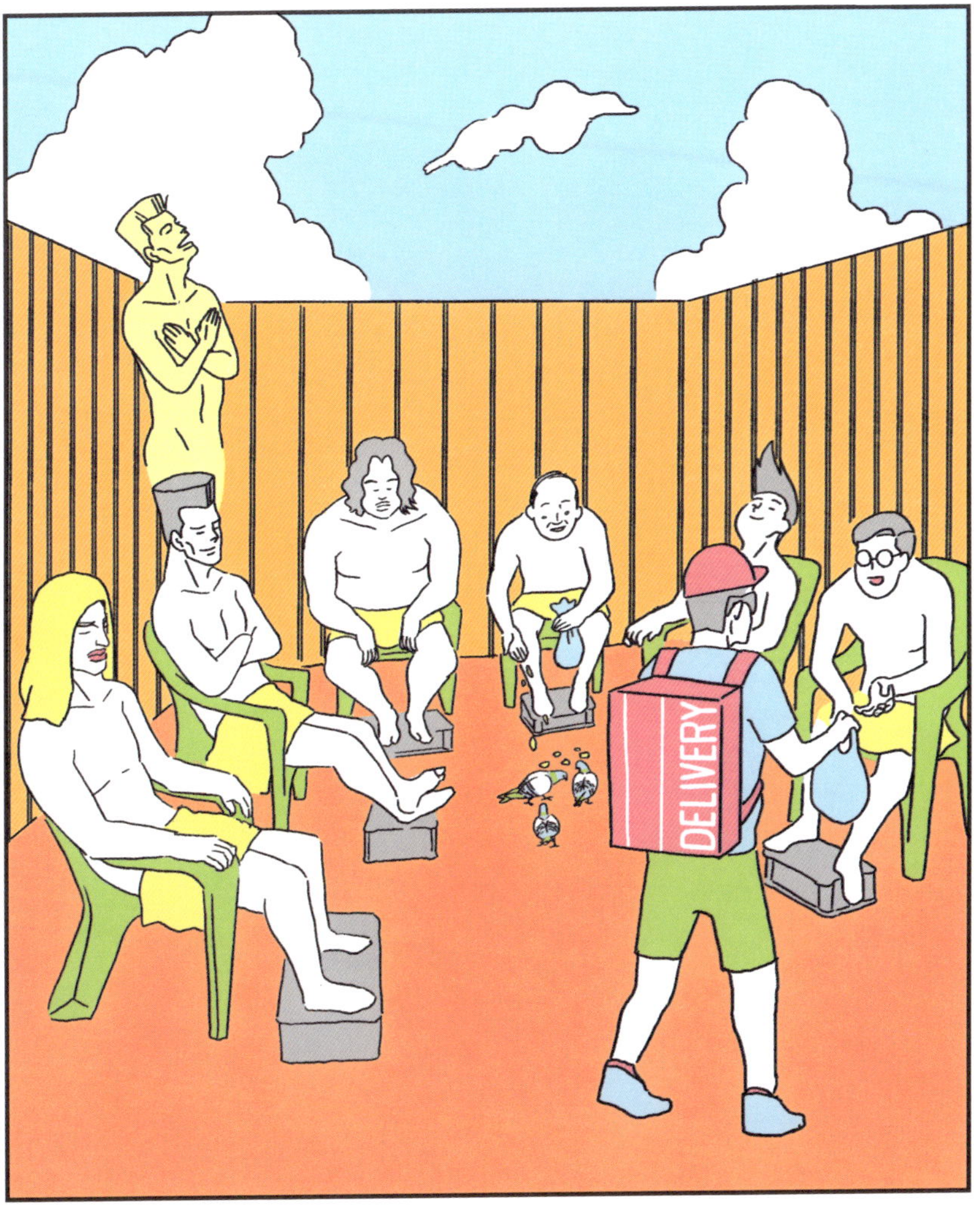

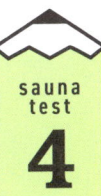

テストのこたえ

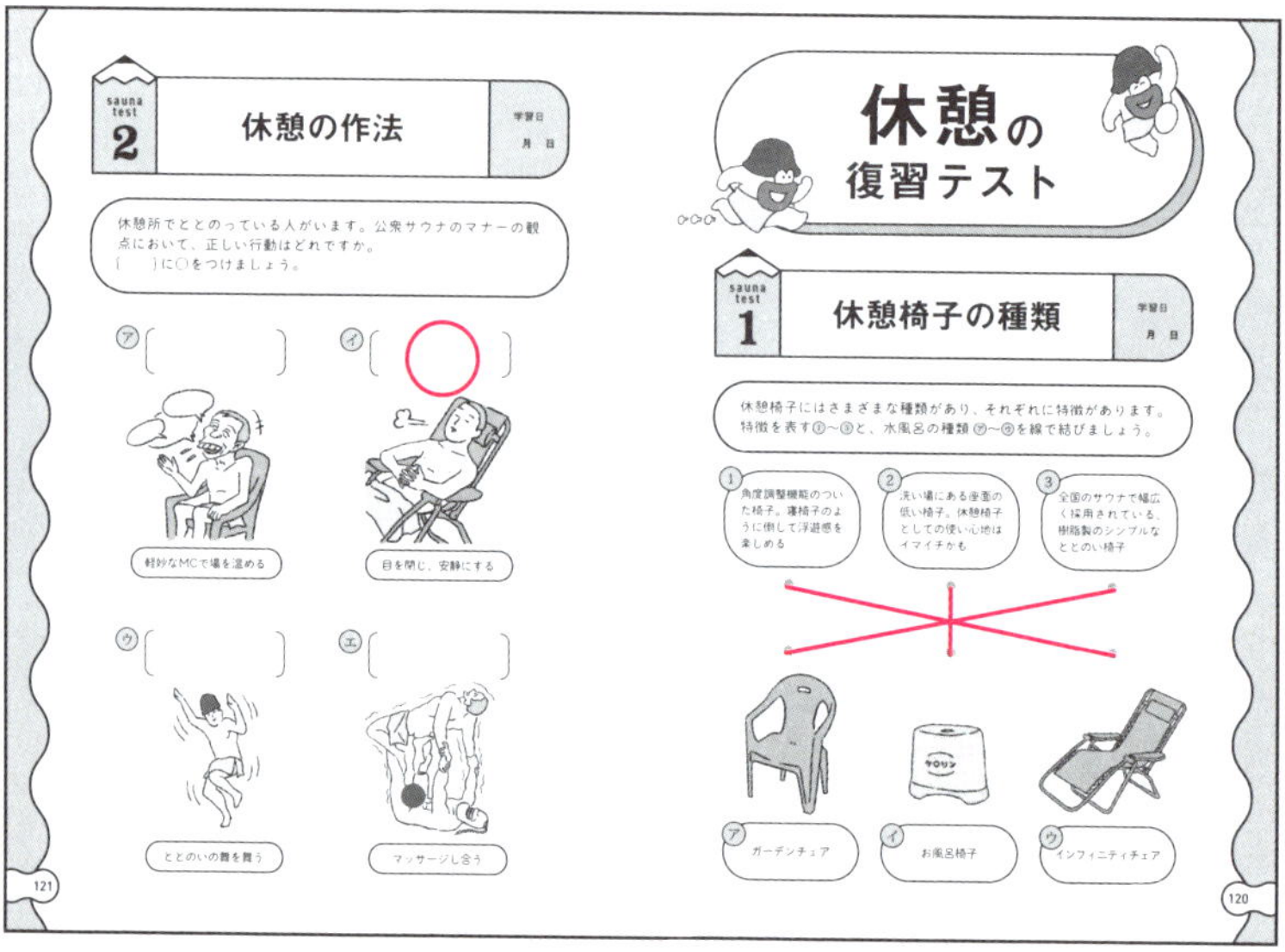
休憩の復習テスト

sauna test 1

休憩椅子の種類

学習日 月 日

休憩椅子にはさまざまな種類があり、それぞれに特徴があります。特徴を表す①～③と、水風呂の種類 ㋐～㋒を線で結びましょう。

① 角度調整機能のついた椅子。寝椅子のように倒して浮遊感を楽しめる

② 洗い場にある座面の低い椅子。休憩椅子としての使い心地はイマイチかも

③ 全国のサウナで幅広く採用されている、樹脂製のシンプルなととのい椅子

㋐ ガーデンチェア

㋑ お風呂椅子

㋒ インフィニティチェア

120

sauna test 2

休憩の作法

学習日 月 日

休憩所でととのっている人がいます。公衆サウナのマナーの観点において、正しい行動はどれですか。
［　　］に〇をつけましょう。

㋐［　　］ 軽妙なMCで場を温める

㋑［　　］ 目を閉じ、安静にする

㋒［　　］ ととのいの舞を舞う

㋓［　　］ マッサージし合う

121

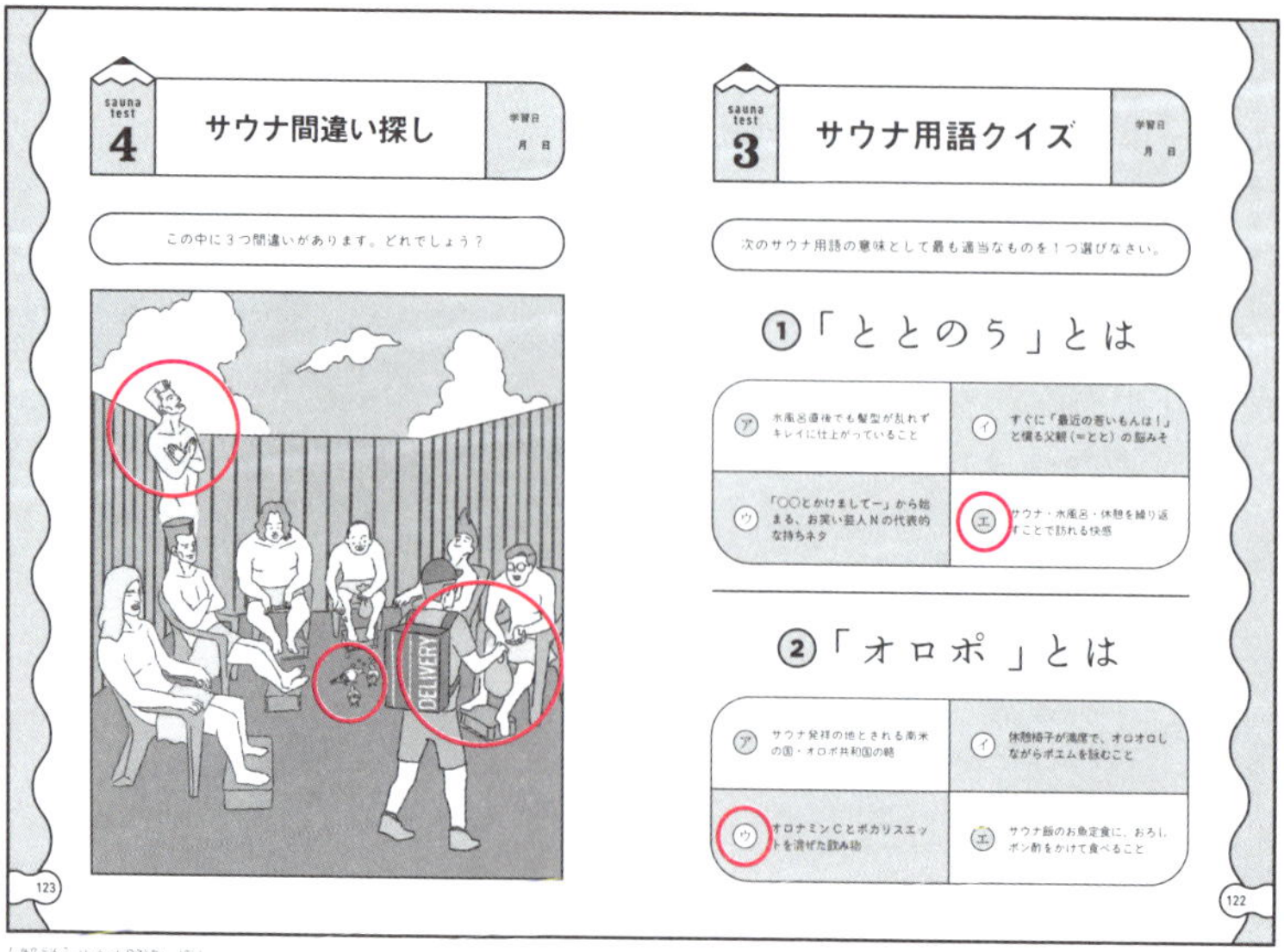
sauna test 3

サウナ用語クイズ

学習日 月 日

次のサウナ用語の意味として最も適当なものを１つ選びなさい。

①「ととのう」とは

㋐ 水風呂直後でも髪型が乱れずキレイに仕上がっていること

㋑ すぐに「最近の若いもんは！」と憤る父親（＝とと）の脳みそ

㋒ 「〇〇とかけまして一」から始まる、お笑い芸人Nの代表的な持ちネタ

㋓ サウナ・水風呂・休憩を繰り返すことで訪れる快感

②「オロポ」とは

㋐ サウナ発祥の地とされる南米の国・オロポ共和国の略

㋑ 休憩椅子が満席で、オロオロしながらポエムを詠むこと

㋒ オロナミンCとポカリスエットを混ぜた飲み物

㋓ サウナ飯のお魚定食に、おろしポン酢をかけて食べること

122

sauna test 4

サウナ間違い探し

学習日 月 日

この中に３つ間違いがあります。どれでしょう？

123

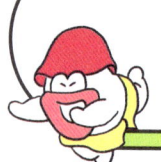

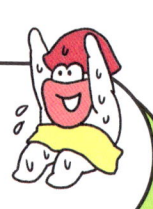

【解説】サウナ間違い探し
×フードデリバリーを頼む　（施設内でウーバーイーツを頼んではいけません）
×ハトの餌やり　（可愛くてもハトへのエサやりはやめましょう）
×幽体離脱している男性　（気持ちよくなるのはOKですが幽体離脱は行きすぎた行為です）

第四章

入浴後

［定番サウナ飯］

サウナ施設で、近隣のお店で、サウナ後に摂る食事の通称を「サウナ飯」またの名を「サ飯」というんだ。ととのって感覚が研ぎ澄まされた状態ではいつものメニューが何倍も美味しく感じられるんだ！

オロポ

多くのサウナーから支持を受けているドリンク「オロポ」は、「オロナミンC」と「ポカリスエット」からなる造語なんだ。やさしい甘さと清涼感、炭酸の爽快感でサウナ後の飲み物にぴったり。食堂で提供されていることが多いが、コンビニなどで2つのドリンクを購入して自作するのもオススメ。コップが無いときは口内調理もアリ！

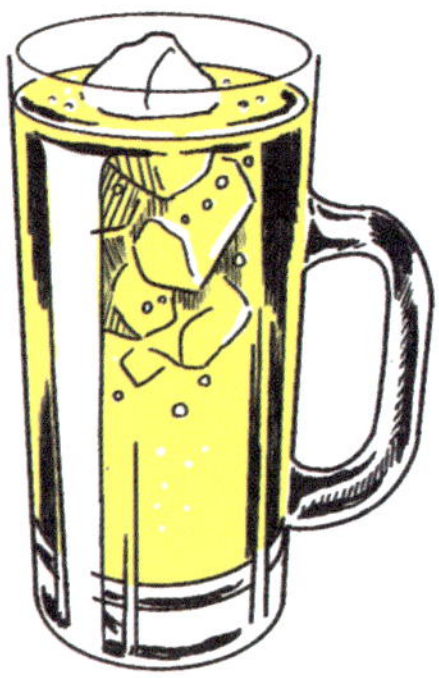

イオンウォーター

紹介の必要がないほど有名なドリンクだが、特にサウナ施設・銭湯の自販機では高確率で常備されているぞ。甘さひかえめ後味スッキリ。体液に近い成分だから、水分補給がスムーズ。ゴクゴク飲んでも低カロリーで嬉しい。温冷交代浴の水分補給にはベストな飲み物と言えるだろう。東京都サウナ・スパ協会による「サウナ公式飲料」として認定されている。

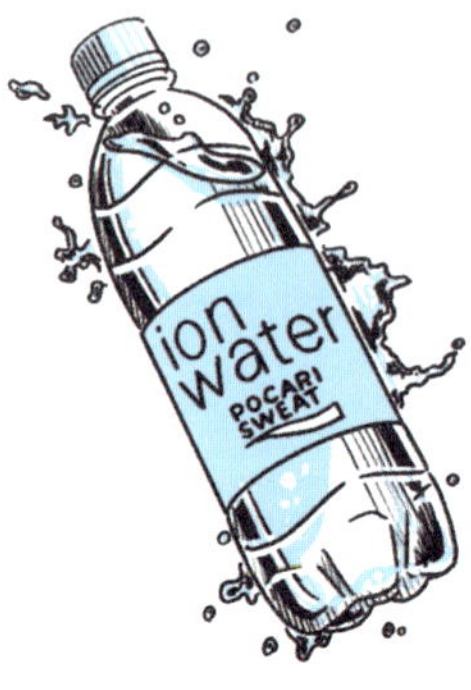

お酒

サウナには「呑んだら入るな」が鉄則だが、入浴後なら話は別！　身も心もさっぱりした後、キンキンに冷えたビールを煽れば至福のひとときだ。※サウナの前後にかけてしっかり「水分補給」は必須。アルコールが入ると身体は脱水が促され、水分を吸収しにくくなる。大量に汗をかいた直後に多量のアルコールを摂取すると脱水状態になる危険があるので注意。

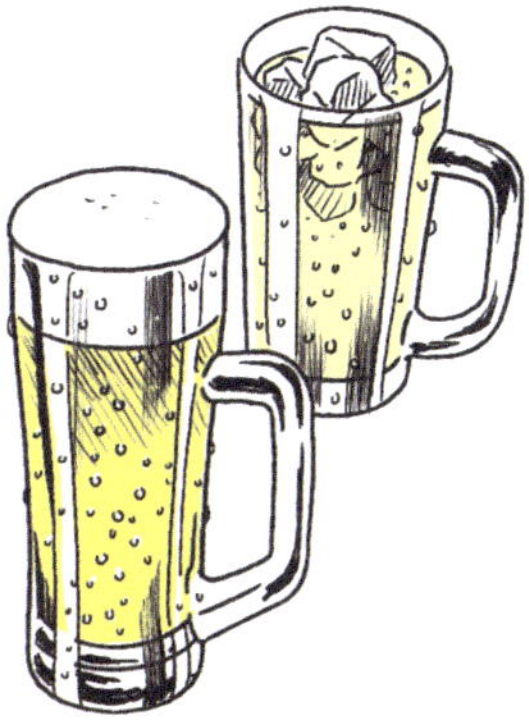

定食系メニュー

定食の中でも代表的なものといえば、「唐揚げ」や「生姜焼き」定食だ。すっきりさっぱりした後は、脂っこいものが食べたくなるもの。ほかほかの白米と一緒に無心でかきこみ、合間に啜るやさしい塩味の味噌汁はサウナ後の体に染み渡る。名脇役の漬物も忘れてはいけない。バランスよく栄養を摂取できる理想的なサウナ飯といえるだろう。

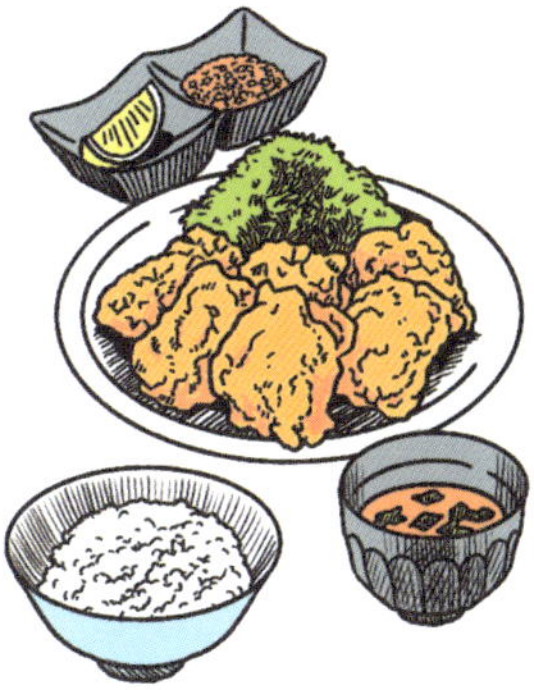

カレーライス

サウナ後にはスパイスの効いた濃い味のものが恋しくなる。カレーはサウナ飯の中でも特に定番の一品だ。ドラマ「サ道」にて、聖地「北欧」の名物カレーがたびたび登場していたので印象に残っている人も多いのではないだろうか。カレーといっても幅広いが、個人的には日本的なトロトロでコクのある欧風カレーライスを推したい。

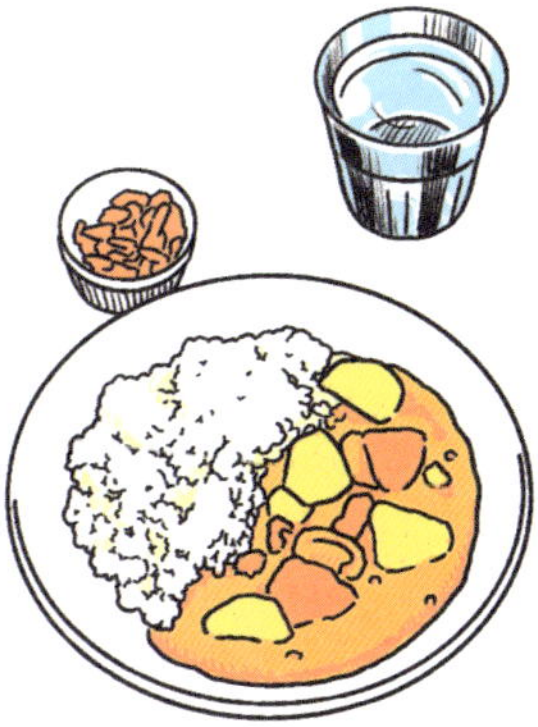

ラーメン

みんな大好き国民食、「ラーメン」。いつ食べても美味しいものだがサウナ後のラーメンはまた格別である。施設の食堂で食べてもいいが、お気に入りのサウナ施設近隣のラーメン店に目星をつけておき、入浴後に暖簾をくぐるのもオツなものである。醤油・塩・味噌・豚骨・油そばなど、その日の気分に合わせることができるのもポイントが高い。

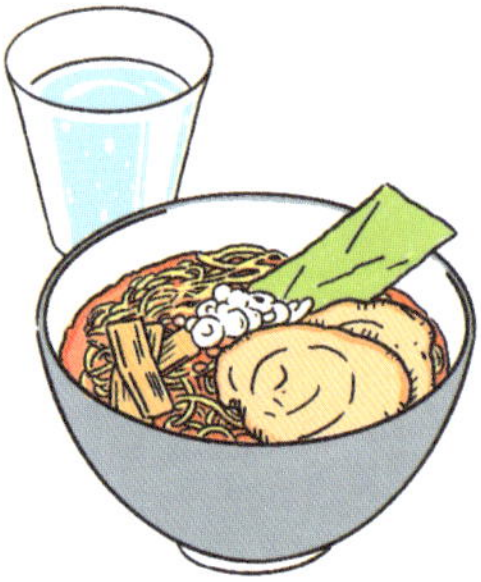

麻婆豆腐

食べ応えがあり、薬味や香辛料で味覚を刺激する麻婆豆腐は、サウナーからの支持が厚い定番メニューのひとつ。サウナ後は味覚が敏感になると言われているため、辛さだけじゃなく旨味もしっかり味わえるんだ。サウナで失った塩分を美味しく補給でき、ヘルシーなお豆腐も嬉しい。ご飯が進みすぎて食べすぎには注意だね。

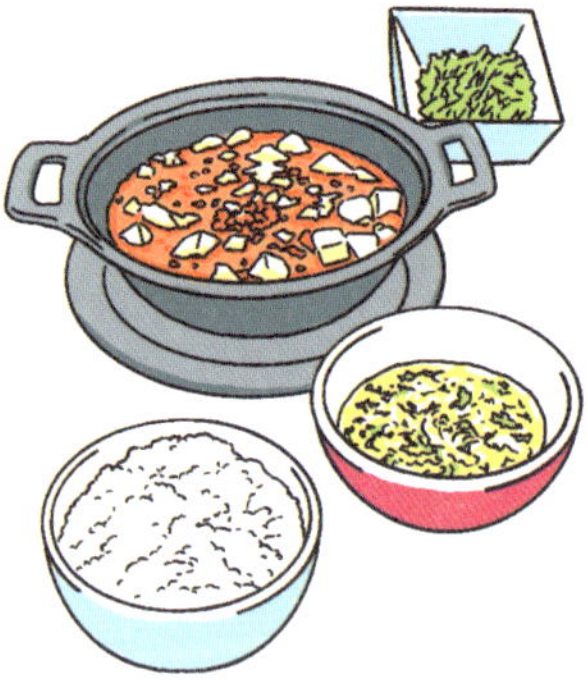

アイスクリーム

サウナ後の体は、糖分や塩分に加え、火照った体を冷却することも求めている。甘くて冷たいアイスクリームがとりわけ美味しく感じるのは自然の摂理だ！　施設によっては、かき氷やソフトクリームなど種類も豊富。特に冷却効果の面では、コンビニなどで購入できる飲むタイプの氷菓もオススメだ。

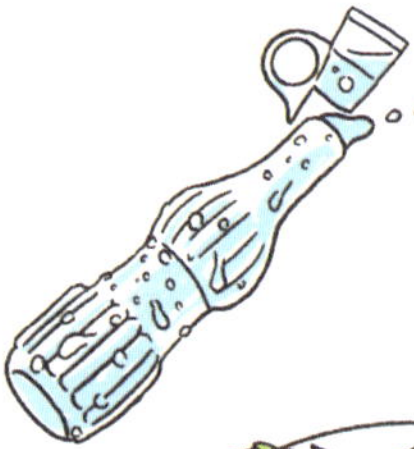

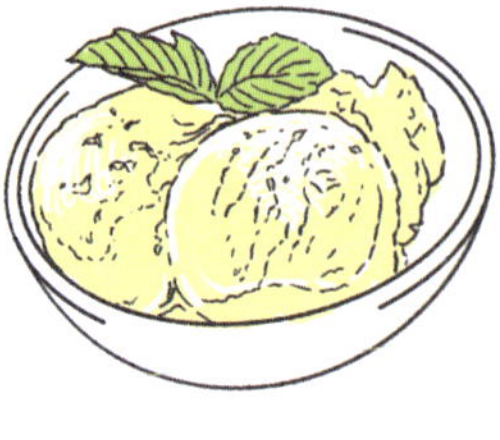

いくつ知ってる？ 増え続ける

サウナドリンク

VARIETY OF SAUNA DRINK

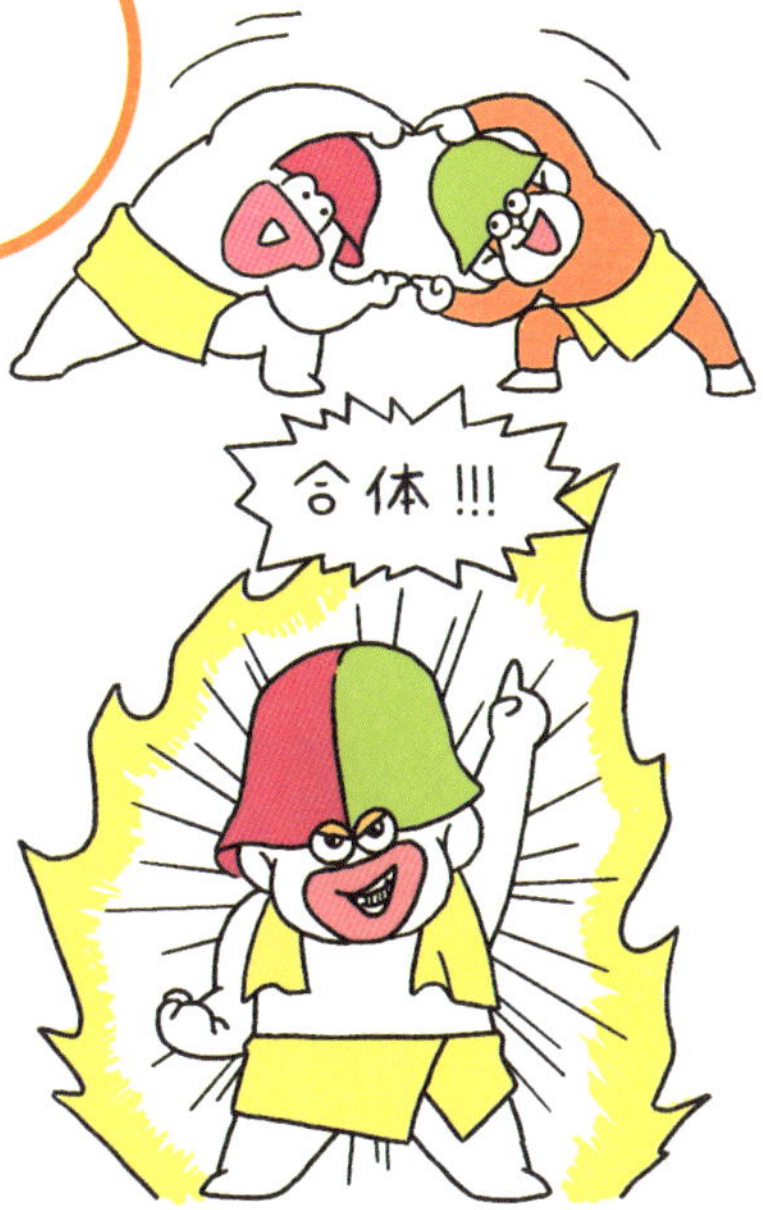

合体!!!

組み合わせは無限大！
爽快ミックスドリンク

合体ドリンクの先駆けとなる「オロポ」は、サウナーの基本知識として高い知名度を獲得したが、その他にもさまざまなミックスドリンクが考案されているんだ。施設によってはいろいろな組み合わせに出合うことができるぞ。組み合わせとしてはスポーツドリンクと、炭酸ドリンクが多いね。自分だけの組み合わせを追求してみても楽しいぞ！

ブルポ

ポカリスウェット × レッドブル

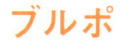

マッポ

ポカリスウェット × マッチ

アクリ

アクエリアス × リアルゴールド

オロックス

アイスボックス × オロナミンC

デカラ

グリーンダ・カ・ラ × デカビタC

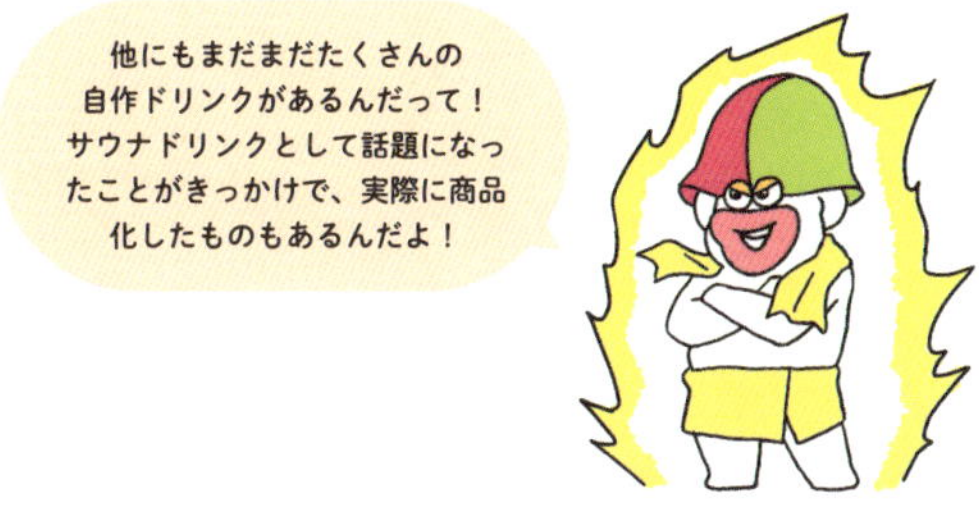

他にもまだまだたくさんの
自作ドリンクがあるんだって！
サウナドリンクとして話題になっ
たことがきっかけで、実際に商品
化したものもあるんだよ！

MASSAGE

[サウナでマッサージ]

サウナ施設によく見られるのがマッサージ室。みんなは受けたことはあるかな？　究極の＋α、「マッサージ」にどんな効果があるかを紹介するぞ！

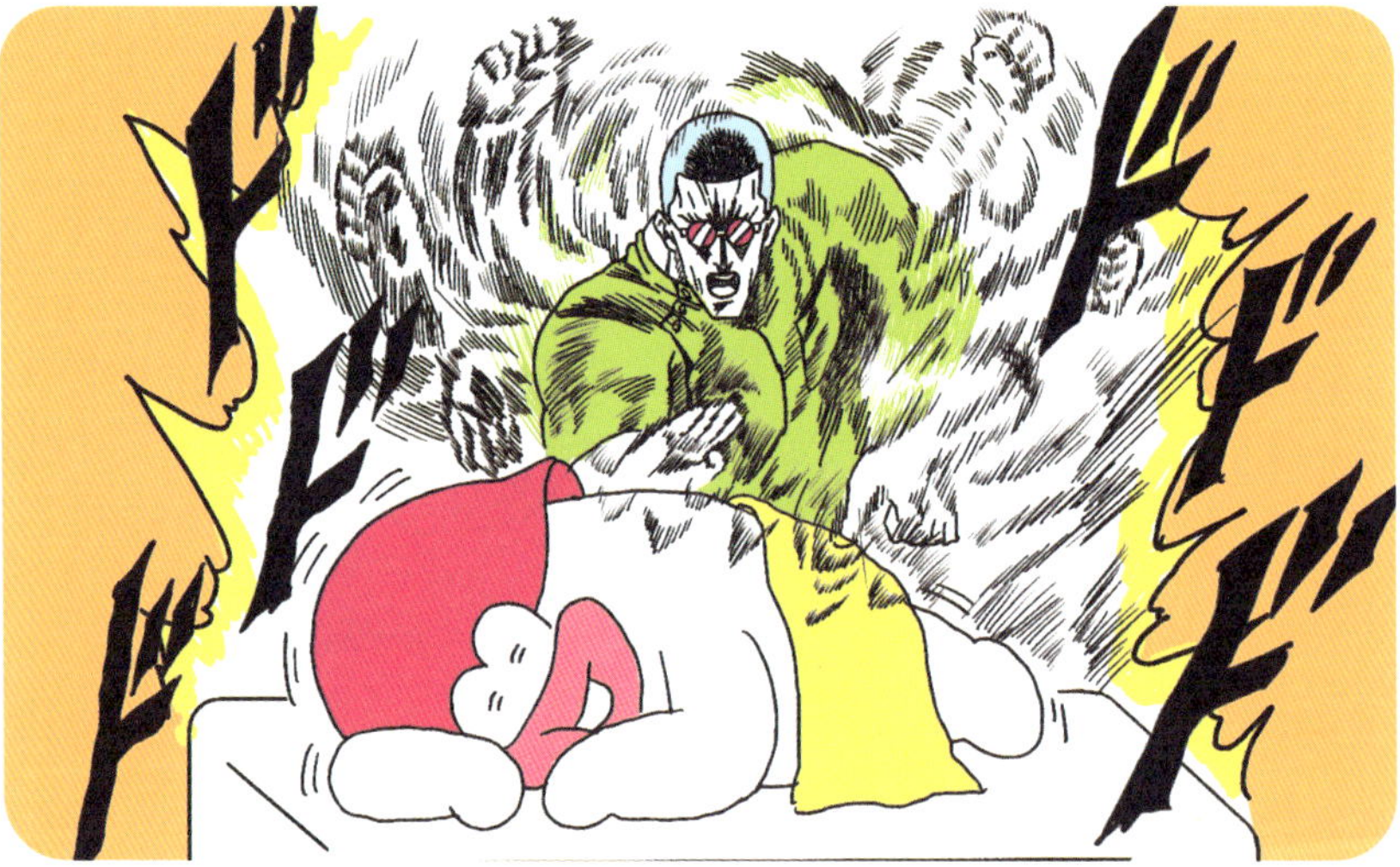

鉄は熱いうちに打て

なぜサウナ施設にはマッサージのサービスが多いのだろうか？　まずはマッサージの効果を見てみよう。「体が温められて筋肉がほぐれ、マッサージの刺激によって血流が改善し血行もよくなる。同時にリンパの流れも良くなるので、滞っていた老廃物や疲労物質が流れて体外に排出されやすくなる効果がある」んだ！

カンのいい人ならお気づきかな？　これらの効果はサウナの効用と多くの共通点があるね。

「鉄は熱いうちに打て！」。サウナで温まって血行が良くなった体をほぐすことで、マッサージ効果も格段にアップするんだね！

せっかくお金を払ってマッサージを受けるなら最大限の効果を期待したいのが人情。サウナとマッサージは互いが互いを高め合う関係と言えるんだ。

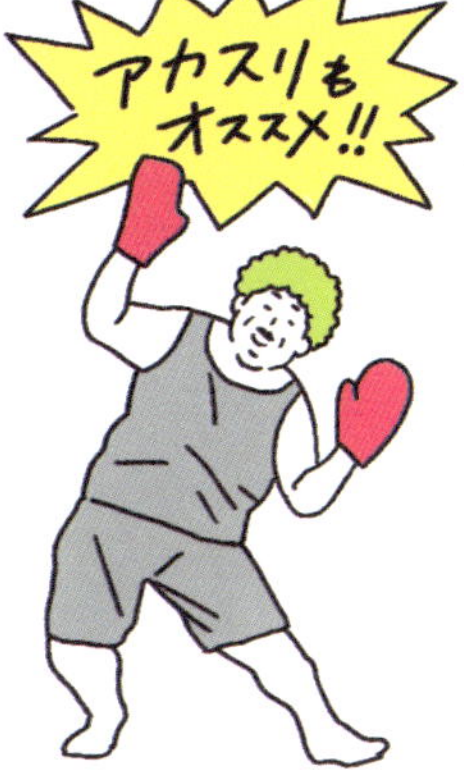
アカスリもオススメ!!

マッサージが先？サウナが先？

どちらが先の方がいいかは、一概にはいえない問題だけど、効果に少し差が出るかもしれないよ。

●サウナ→マッサージの場合、①体の芯までほぐれやすい ②むくみがとれてリンパの流れがよくなる、といった感じだよ。

●マッサージ→サウナの場合、①汗をかきやすくなる ②ほぐれた体が維持されやすい ③ととのいやすくなるかも？といったところ。

双方違う特色があるけど、おすすめはサウナ→マッサージ→サウナという順番だ！ マッサージ後のセットは高確率でフワフワして気持ちがいい実感を得ることができるよ！

頻繁にマッサージを受けるためには時間的な余裕も必要だけど、最近あまりととのえない…なんて人は、普段と趣向を変えて時間をとってマッサージを試してみよう！

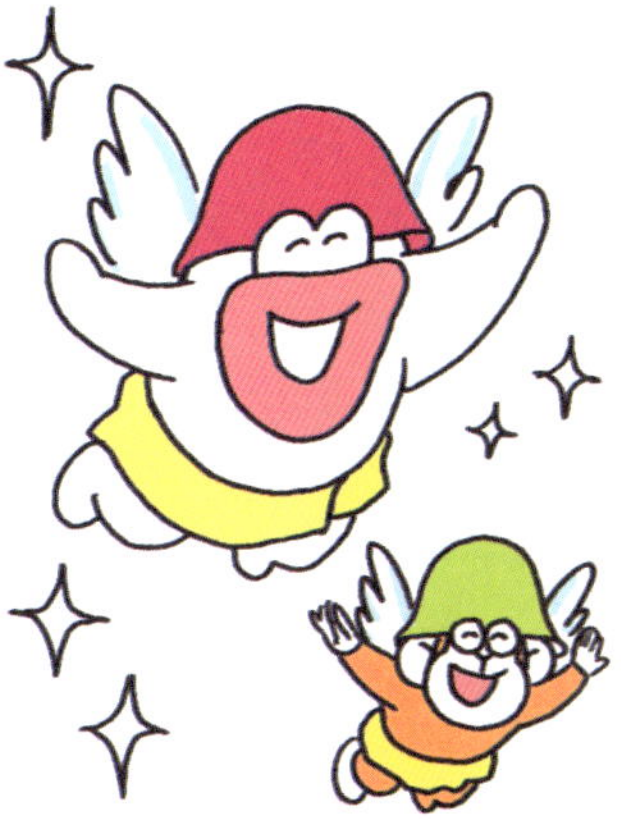

マッサージお高い…

サウナ施設の施術は大体、1回30〜40分で、4000〜5000円ほど。プロが詰めてくれているから当然だけど、通常のマッサージ屋さんと相場は変わらないね。確かにサウナ利用料と合わせるとお財布に優しくない…。

でも金額に見合った効果は分かりやすく感じることができるはずなので、普段のサウニングにマンネリを感じてきたサウナーは挑戦してみる価値があるぞ!!

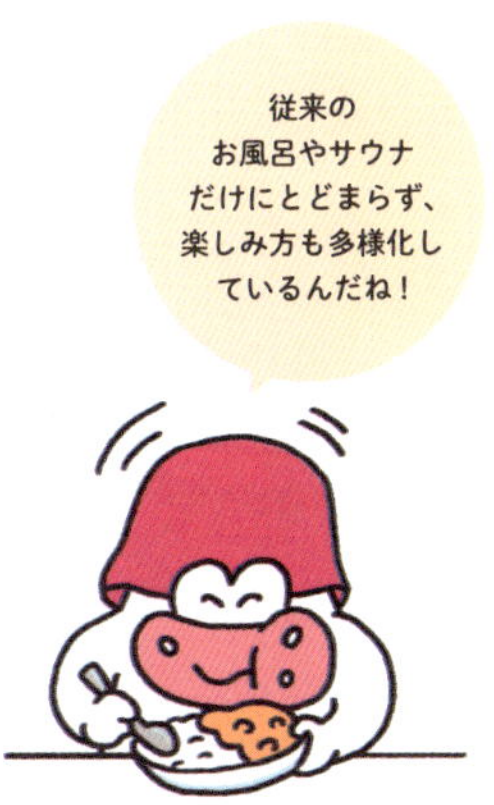
従来のお風呂やサウナだけにとどまらず、楽しみ方も多様化しているんだね！

［館内の過ごし方］

サウナ施設やスーパー銭湯では、入浴後にのんびり過ごすことのできる工夫がいっぱい！　館内着に着替えて施設探検しよう！

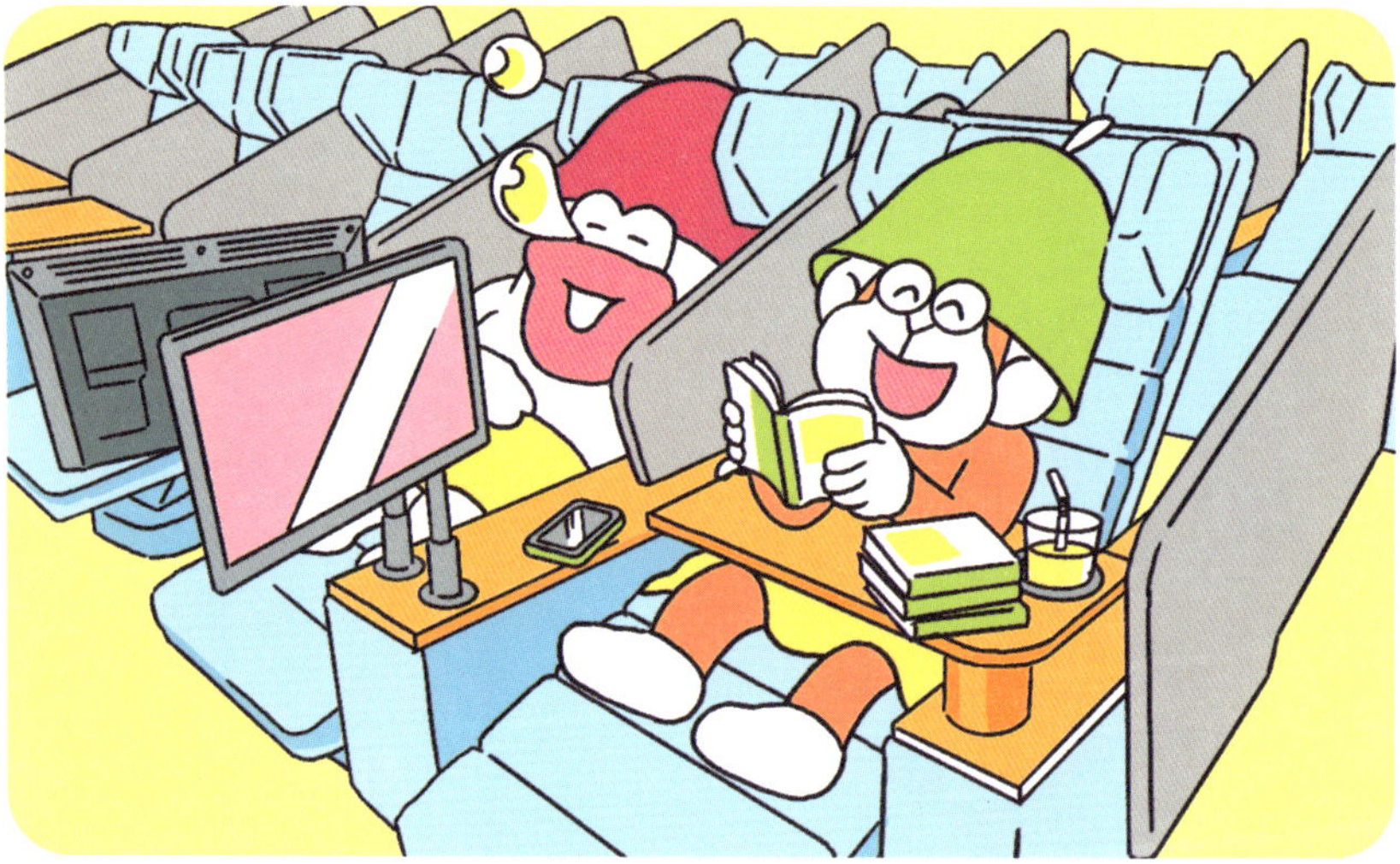

ホスピタリティあふれる館内設備

主に人気のスーパー銭湯などでは、館内着に着替えて思い思いの時間を過ごすことができるんだ。食事処やラウンジ、リラクゼーションスペース、漫画・雑誌コーナー、マッサージ、ゲームセンター、キッズコーナー、コワーキングスペースなどなど。一日中いても飽きない工夫が凝らされているぞ！

ゆったり休憩

リラクゼーションエリアで最も目にするものとしては、テレビモニター付きのリクライニングチェア！　ブランケットに包まりながら寝転んで、ゆったりと休憩ができるよ。漫画喫茶並に多くの漫画を揃えている施設が多く、時間を忘れて読み耽ってるうちに退館時間が迫ってしまうことも。マッサージチェアやおしゃれなハンモックなどがある施設もあり、新しい施設に行く度にワクワクしてしまうね！

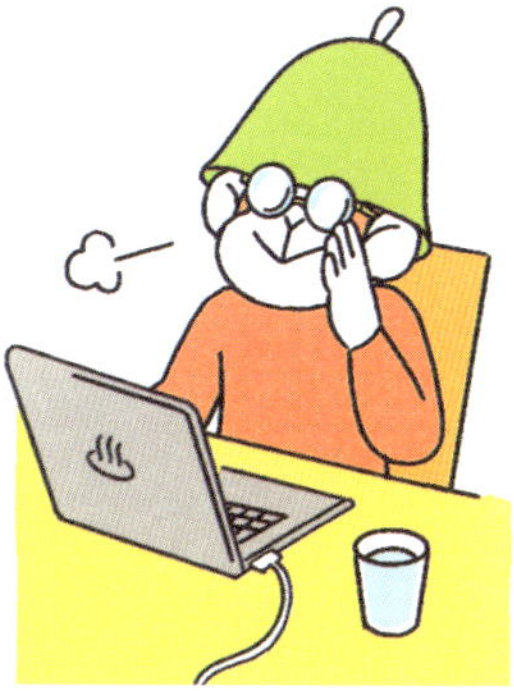

ゲームを楽しむ

ゲームセンターでは、クレーンゲームやメダル落としゲームなど定番モノから、本格的なアーケードゲームや、スロットなどで大人の方が夢中になっている光景も目にするよ。高得点が出せれば割引券をくれる施設もあるよ。珍しいところではなんと卓球や、カラオケ、占いまでも備えた施設がある！ ボールプールやプレイルームを備えたキッズコーナーも。これだけバラエティに富んだ設備があれば子どもを連れたファミリー層も安心だね。

仕事も捗る

コワーキングスペースは、社会人の隠れオアシスだ。デスクに充電タップ、Wi-Fi完備で、ノートパソコン1台あればサウナ施設が仕事場に！ スーパー銭湯は約1000円〜、サウナ施設は約2000〜3000円の料金で長時間の滞在ができるので、ただのコワーキングスペースよりもサウナ施設の方が確実にコスパがいいよね！

オススメの使い方は、仕事→サウナ（2セット）→昼食→仕事→サウナ（3セット）という感じかな。前半のサウナは疲れないように控えめに。午後の作業内容を整理しながらサウナに入るのもいいかも。頭がスッキリして、その後の仕事がとっても捗るよ！

仕事を終えた後のサウナは満足するまで堪能してリフレッシュ。帰宅前にサウナ飯をいただいてもいいね。最高に充実した一日になること請け合いだよ！

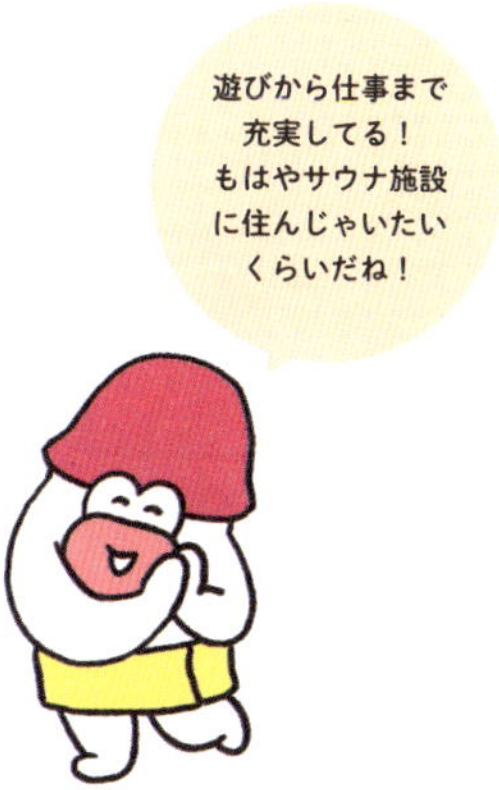
遊びから仕事まで充実してる！ もはやサウナ施設に住んじゃいたいくらいだね！

サウナシアター

SAUNA THEATER

男女混浴⁉ エンターテイメントサウナ

一部の有名サウナ施設が有する「サウナシアター」。これは浴室外、休憩スペースの一部をサウナ室に

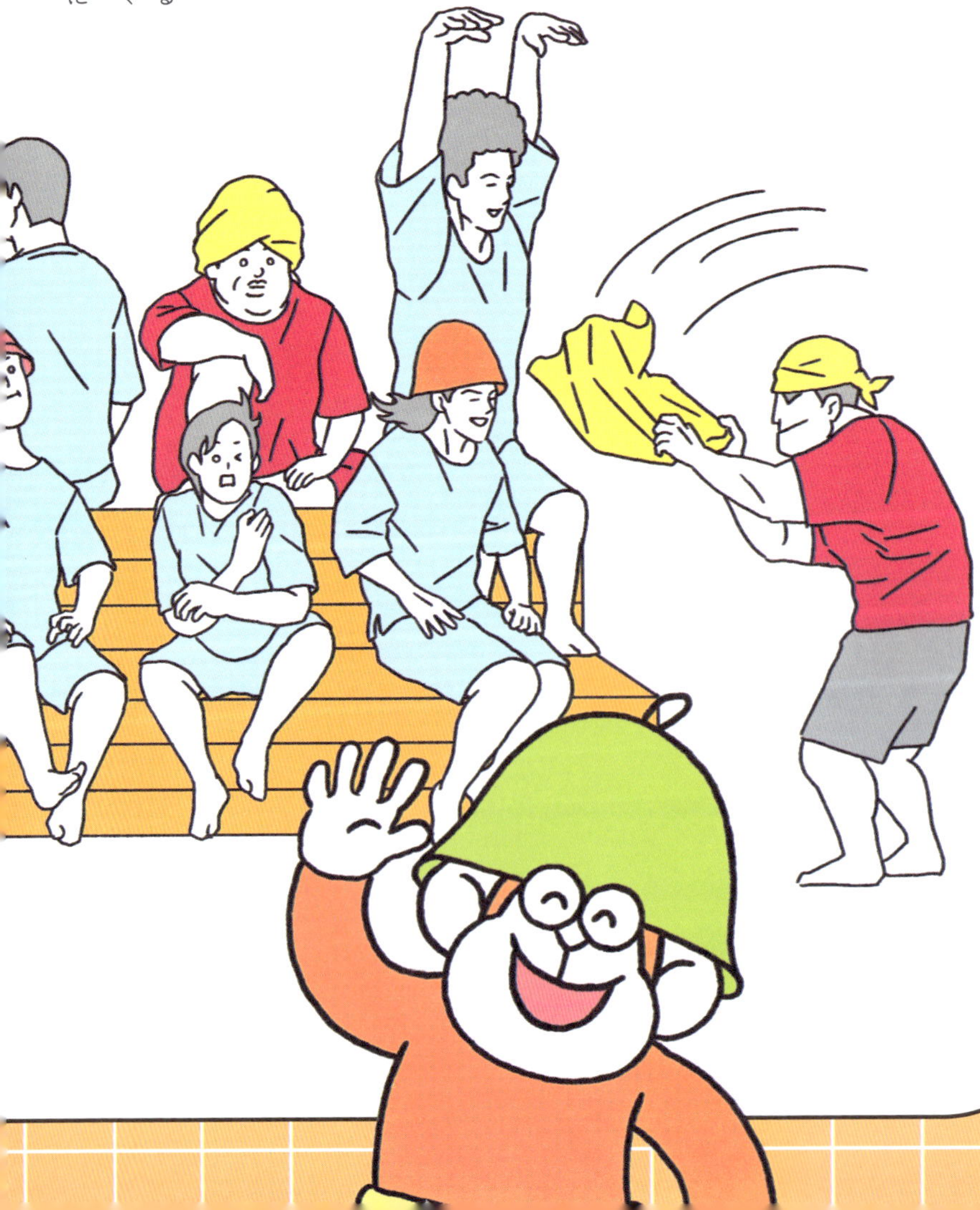

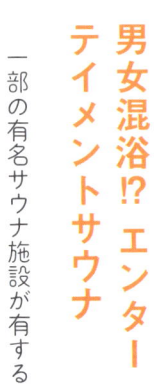

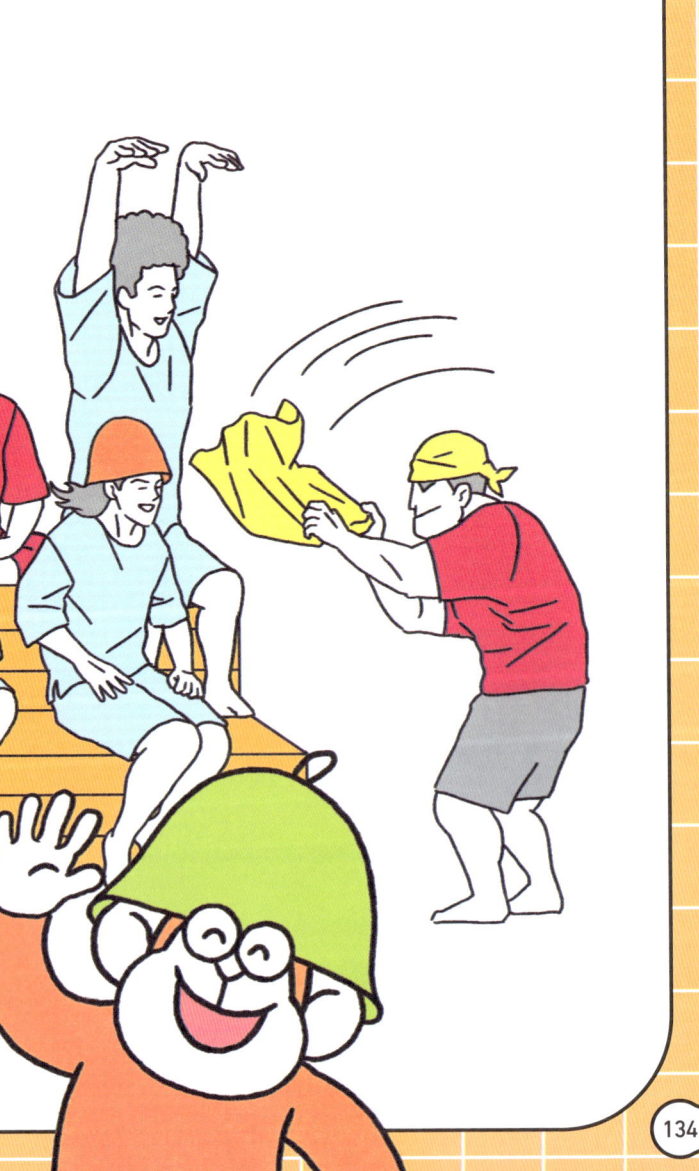

したものなんだ。館内着を着用するルールがあるので男女関係なく利用できる。岩盤浴やホットヨガのイメージに近いといえるね。

　通常のサウナ室のロウリュやアウフグースとは違い、特別な照明や音響によるプレミアムな演出をサウナと融合させた、まさに舞台のようなサウナなんだ。

　浴室のサウナ室より広い面積を取られるので大人数を収容でき、アウフギーサーが複数人でパフォーマンスしてくれることも。熱さは控えめな場合が多く、大量発汗して水浸しになることはないだろう。汗をかいたらクーラールームでクールダウンしよう。

　サウナシアターじゃないけど、水着着用で男女混浴できるサウナを有する施設もあるので、カップルや家族連れには嬉しいね！

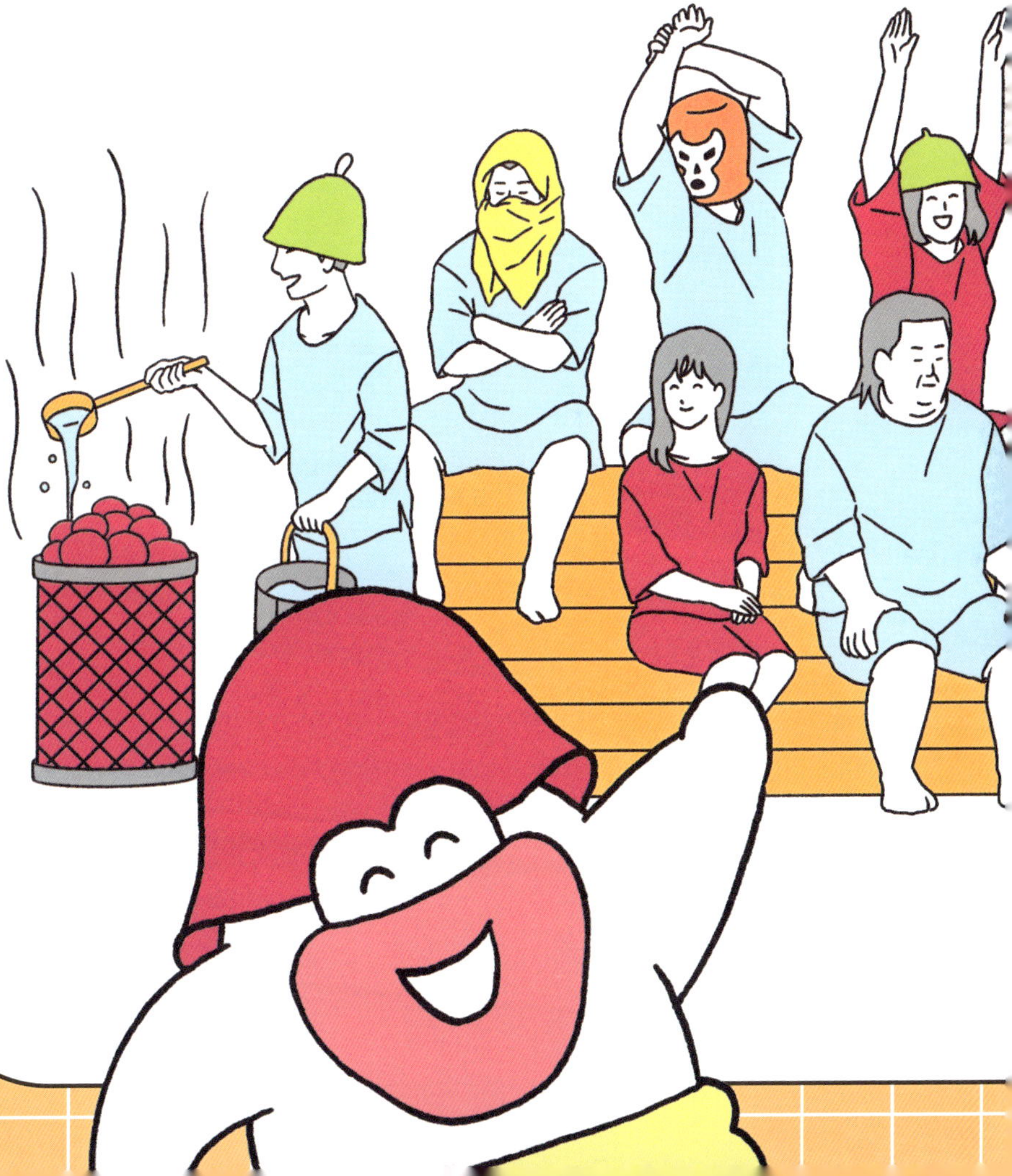

[サウナ用語 解説]

あ行

アイスサウナ

言葉の通り、最低室温がマイナス 10℃～ 25℃の冷凍サウナ。壁面は冷凍庫さながら霜や氷が覆っている。アイスサウナを備えている施設は珍しいので近所にある人は運がいい。水温が氷点下手前の極冷水風呂が併設することも。

アウフグース

和訳すると「熱波」。ロウリュ（熱いサウナストーンに水をかけて蒸気を発生させること）による蒸気を、施設スタッフがタオルなどであおぎ、入浴者に熱風を送るサービスのこと。アウフグースをする人＝アウフギーサー（熱波師）。

アカスリ

ナイロン繊維や特殊なグローブなどで皮膚表面をこすり、垢や古い角質を削ぎ落とす行為のこと。中規模以上のサウナ施設に併設されていることが多い。新陳代謝が活発になり、血行促進や美肌効果があると言われる。

あまみ

温冷交代浴を繰り返すことにより表皮に浮かび上がる赤い斑点のこと。血行がよくなって毛細血管が伸縮することで発生する現象であり、よく温まって冷やすことができている証拠。由来は富山県の方言からきているそう。

アロマ水（キューゲル）

ロウリュをする際に用いられるアロマオイル入りの水のこと。よく使われるアロマに、白樺やシトラス、ほうじ茶などがあり、ブレンドを試すのも楽しい。球状に凍らせたものをキューゲルという。香りでととのいを後押ししてくれる。

iki サウナ

「iki サウナ」はサウナの原型「スモークサウナ」を再現した、METOS 社のサウナストーブ、サウナ室のこと。大量のサウナストーンが山のように積み上げられたストーブは、ロウリュを行うのにぴったり。

イズネス

サウナストーンを用いたストーブと、ガス遠赤外線ヒーターが融合したMETOS 社のサウナストーブ。遠赤外線で芯から温まるだけでなく、サウナストーンにロウリュもできるハイブリッド。大型施設で見ることができる。

井戸水

多くの銭湯や温泉は地下水を利用できる立地に建てられている。それを井戸水として利用し、溜められたり汲まれたりした水のこと。地域によって水質が違い、その水が施設名物になることもある。井水（せいすい）とも呼ばれる。

ウィスキング

サウナの本場フィンランド発祥の、ヴィヒタで身体を叩いたり葉を身体に押し付けたりしながらトリートメントやマッサージを楽しむこと。テントサウナに自前のヴィヒタを持ち込むのも Good。

ヴィヒタ

白樺の枝葉を束ねたもの。香りがよくサウナ室のインテリアに使われたりし、ヴィヒタで身体を叩くマッサージ「ウィスキング」には血行促進や殺菌作用がある。白樺以外に樫やユーカリなどの素材が使われることもある。

遠赤外線サウナ

ストーブから遠赤外線を放射し、輻射熱で温める方式のサウナ。昔ながらの日本のサウナは大体これ。主な燃料はガスで、運用コストが安いことから銭湯サウナで採用されていることが多い。基本的にロウリュはできない。

塩素殺菌

浴槽水の消毒に、塩素系薬剤を使用すること。塩素濃度は頻繁に測定され、通常 0.2 ～ 0.4mg/L 程度が保たれている。殺菌作業を怠ると、レジオネラ属菌が大量発生し最悪の場合は死に至ることもある。

おかわり（おかわり熱波・おかわりロウリュ）

ロウリュ、アウフグースが一通り終わった後に、もう一度ロウリュ、アウフグースを受けること。だいたいの場合、スタッフがロウリュ、アウフグース終了後に「おかわりの方はいらっしゃいませんか？」と聞いてくるので挙手しよう。

オロポ

オロナミンＣとポカリスエットを混ぜた飲み物。爽やかな喉越しで水分補給できるため大人気。サウナドリンクは２種類のブランド・製品を組み合わせて作られ、他にも「ブルポ」「キレポ」「アクリ」などさまざまなブレンドが存在する。

温度の羽衣

サウナ後に水風呂に入って少し経つと、肌の表面に生成される。温度を中和させ、冷たさを感じなくさせてくれるもの。まるで羽衣をまとっているかのようであることからこう呼ばれる。「サ道」の著者タナカカツキ氏発祥のワード。

か行

外気浴

サウナ→水風呂の後に、屋外休憩スペースで外の風にあたりながら身体を休めること。雨天でも気にせず自然を感じることのできる貴重な機会。冬季は身体を冷やしすぎないよう、水風呂の時間を控えめにするのがおすすめ。

カプセルホテル

簡易宿泊所に設置されているカプセル型のベッドスペース。寝具の他、テレビや目覚まし時計が設置されている。日本では法律上、施錠をすることができない。1970 年代のカプセルホテル誕生以来、サウナとセットのイメージが根強い。

カラン

一般的には蛇口の水栓金具のことをカランと呼ぶが、温浴施設では洗い場のことも指す。蛇口とシャワーがセットで切り替えるタイプが多い。ボタン式カランのシャワーを使用中、節水のため途中で止まってしまうのは銭湯あるある。

乾式サウナ

高温で湿度が低いタイプのサウナ室の総称。ドライサウナともいう。遠赤外線やストーンタイプなどのメジャーなサウナ室は概ね乾式サウナに大別でき、一般的に湿式サウナに比べて設定温度が高いといえる。

休憩

サウナ→水風呂の後に、椅子や寝椅子を使って身体を休めること。水風呂後に身体の水気を切って急な体温低下を防ぐことがポイント。発汗で失われた水分をしっかり補給して次のセットに向かおう。

グルシン（シングル）

10℃以下の水風呂のことを「シングル」というが、そこから由来したサウナ用語。水風呂好きなサウナーでも 30 秒も入れば冷たすぎて痛い。しっかり掛け水をして、冷たさに身体を慣らしてからグルシン水風呂に入ろう。

ケロ

樹齢 200 年を超える欧州赤松がそのまま立ち枯れ、さらに 40 年以上経った希少な木材のこと。 高い断熱性と芳醇な木の香り、美しい光沢を持つことから「木の宝石」といわれている高級木材。ケロを用いたサウナ室をケロサウナと呼ぶ。

さ行

サウナ

別名「蒸し風呂」とも。高温の室内に入り、体を温め発汗する温浴法。蒸し風呂文化は古来、日本を含む世界各地にあったが、現代日本のサウナは 1964 年の東京オリンピックでフィンランド選手団が普及させたものが脈づいているとされる。

サウナー

サウナを愛し、日常的にサウナ浴を楽しんでいる人のこと。TV の特集や漫画、ドラマなどの影響を受け、近年急激にサウナーが増えているそう。

サウナ遠征・サウナ出張

遠方のサウナに入るために旅行すること。新幹線や飛行機を使うサウナーも珍しくない。サウナーなら遠方出張はむしろラッキー。ご当地サウナで疲れた体をほぐす瞬間は格別。上司同行の場合は泣く泣く諦めざるを得ない場合も。

サウナストーブ

サウナ室を高温に温めるための装置。その熱源は、薪を燃やしたり、電気、ガス、蒸気など多種多様。「輻射式」の遠赤外線型、「対流式」のストーン型など。熱心なサウナーは一目見るだけでストーブのメーカーも分かるとか？

サウナストーン

サウナストーブ上に置かれる専用の石。この石にアロマ水などをかけることによりロウリュが可能になる。昔からフィンランドで使われる熱に強くて崩れない石である、「香花石（火成岩［マグマが冷えて固まった岩石の一種］)」が主流。

サウナゾンビ

無限ループでサウナ・水風呂・休憩を繰り返し、ととのいの境地を求めて意識朦朧となりながらもウォーキングするサウナーのこと。無理な入浴は身体に毒！ ほどほどに楽しもう。

サウナタイマー（12 分計）

サウナ室に設置されている特殊な時計。高温のサウナ室に耐えることができるため、普通の時計に比べてかなり高価。赤い針は 1 分で一周、黒い針は 12 分で一周する。

サウナハット

サウナ浴中、熱から頭部を守る帽子のこと。素材は、フェルト・コットン・化繊などさまざま。施設がロゴ入りで販売していたり、サウナハットブランドも存在する。近年コレクターズアイテムとして収集するサウナーが増えている。

サウナパンツ

貸し出しのトランクス型布パンツのこと。主にサウナ室と休憩時に着用し、水風呂の際には脱ぐ必要がある。汗で濡れると交換していくのが一般的。西日本の施設で採用されていることが多く、関東サウナーには馴染みが無い。

サウナマット

サウナ室内の座面に敷かれた布製マット。またはビート板を採用している施設も多い。2～3時間に一度スタッフによりマット交換が行われるので、その際には一時退室して協力しよう。個人的に小型マットを持参するサウナーも多い。

サウナ飯

サウナ施設内のレストラン、もしくはサウナ施設近隣の飲食店で提供される食事のこと。施設ごとに特色があり、サウナ活動の楽しみのひとつである。サウナ後は五感が研ぎ澄まされ、さらに美味しく感じることが多い。

サ道

日本サウナ・スパ協会公認のサウナ大使であるマンガ家、タナカカツキ氏による サウナをテーマにした一連の著作。サウナーからはバイブルとして名高く、これがきっかけでサウナにハマった人も多い。2019年に実写ドラマ化。

塩サウナ

塩が置いてあるスチームサウナのこと。塩を少量とり、体に載せるように置いていく。肌を傷つけてしまうので、塩を皮膚に擦り付けずゆっくり溶けるのを待つのがポイント。ドライサウナより温度が低いのでじっくり入ろう。

湿式サウナ

湿度が高いサウナ室の総称。室温はさほど高くないが、湿度が高いため熱が身体に伝わりやすい。スチームサウナ・ミストサウナ が代表的。施設によっては、そこらのドライサウナより強力な熱〜い薬草スチームサウナなどもある。

スチームサウナ

水蒸気で室内を充満させたサウナのことで、温度が低く湿度が高い。一般的に乾式サウナよりもゆっくりと入ることができるが、中にはとんでもなく熱く感じられ、水蒸気で前が見えないほどのストロングなスチームサウナもある。

スモークサウナ

サウナ室で薪を燃やして煙を充満させ、十分に温まったところで煙を排出して入る古式フィンランドサウナ。準備に大変な労力を要するため現代では激レアサウナだが、独特の香りや雰囲気から、キング・オブ・サウナとも言われている。

セルフロウリュ

自分でサウナストーンに水などをかけて蒸気を発生させること。最近はセルフロウリュできる施設が増えてきている。禁止されているにもかかわらずストーブに水をかける行為は、故障の原因になるので絶対ダメ！

た行

タワーサウナ

腰掛けを階段状に高く積み上げた形式のサウナ。収容人数が多く座席が何段にも分かれているため、最高部と最低部の温度差が大きい。座る位置を選ぶことで初心者から上級者まで好みの温度でサウナを楽しめる。

炭酸泉風呂

炭酸ガスがお湯に溶け込んだお風呂のこと。体に気泡がつくことから「ラムネ湯」とも呼ばれる。お湯1Lあたり炭酸ガスが0.25g以上溶けたものが炭酸泉として定義されるそう。健康効果もあり医療現場でも使用されている。

地下水

地面より下にある水の総称。温浴施設においては井戸水とほぼ同じ意味。カルキ臭が無く水温が1年を通してほぼ一定。場所によって水質が違うため、100%安全な水質とは限らず、塩素処理されることもある。

チラー

水風呂を冷やすための冷却装置のこと。業務用の大きなチラーは目が飛び出るほど高価。チラー故障が直せない銭湯を見かけるが納得。北海道など涼しい気候の地域は地下水や水道水などが十分冷たいので設置されていないことが多い。

チンピリ

高濃度薬湯に入る、またはその直後サウナに入ると、薬湯の生薬から溶け出したカプサイシンなどの成分により、皮膚の粘膜の薄い部分にピリピリとした刺激を感じること。通常時と比べ、発汗量がとんでもないことになること請け合い。

テントサウナ

断熱性が非常に高い生地で作られた専用のテントの中に、サウナの熱源となるストーブやベンチを設置したもの。プライベート空間なので人目を気にせずロウリュやアウフグース、ウィスキングに没頭することができる。

ととのい椅子

サウナ→水風呂の後に、休憩をするために使う椅子のこと。安価なガーデンチェアが最も主流だが、ロッキングチェアやリクライニングできるもの、ハンモックに至るまで施設によってさまざまなバリエーションがある。

ととのう

サウナ→水風呂→休憩を繰り返し心身が完璧に調和された状態。五感が冴え、疲労が取れ、雑念が消えるなどさまざまな効果があると言われている。プロサウナーの濡れ頭巾ちゃん発祥の言葉。

トントゥ

北欧フィンランドに古くから伝わる小柄な妖精・小人。森や建物、またサウナなどいたるところに住んでいると言われている。クリスマスに大忙しのサンタクロースのお手伝いをする妖精としても知られている。

な行

熱波（熱波師）

アウフグースによる熱風や、ロウリュによる熱い蒸気のこと。熱波を送ってくれる施設スタッフのことを熱波師（アウフギーサー）ともいう。熱波師が熱波を送る際は、タオル・巨大うちわ・工事用ブロワーなどを用いる。

ヌシ

主にサウナ室内を仕切り、支配しようとしてくる常連客の俗称。単純にマナーやルールにうるさい人がほとんどだが、自分のオリジナルルールを強いてくることもあるので目をつけられないよう注意が必要。女性サウナに特によく出没する。

は行

バイブラ

浴槽床の噴射口から気泡がブクブクと吹き出しているお風呂のこと。 気泡が弾けるときの超音波が、血行促進などに効くといわれている。水風呂の場合、バイブラがあると体感温度が2℃下がると言われている。

不感温浴（不感風呂）

体温に近い温度のぬるま湯風呂。熱くも冷たくもない温度なので長湯が可能。不感湯に長く入ることにより、脈拍や血圧も下がり、副交感神経が優位になってリラックスできる。冷たい水風呂の直後に入ると特に気持ちいい。

ホームサウナ

略して「ホーム」。多くのサウナーたちには足繁く通うホームサウナがあるもの。サウナーにとって自らの「本拠地」としているサウナのこと。自宅用サウナという意味もあるが、大抵は前者の意味で使われる。

ボナサームサウナ

ヒーターがサウナ室のベンチに格納されているタイプのサウナ。高温の空気が上部に上ることを利用し、対流でサウナ室全体を温めている。サウナストーブの面積が節約できるぶん室内を広く開放的に利用できる。

ま行

MAD MAX

熊本の名施設「湯らっくす」の水風呂に設置されているボタン。MAD MAX ボタンを押すと頭上から滝が流れ落ちる。そのインパクトのある名称から、滝が落ちてくる装置のことを総じて MAD MAX と表すこともある。

水風呂

サウナで火照った身体をクールダウンする冷たいお風呂。約 18℃くらいの水温が多いと言われている。名水や地下水を使用した水風呂は、それ自体が名物とされサウナーたちを惹きつける。浴槽が無く水シャワーのみの施設もある。

メガネ（お風呂・サウナ用）

熱に強くひび割れしにくいサウナ用の耐熱メガネ。通常のメガネはレンズもフレームも熱に弱いのでメガネ置きに置いてサウナに入室することが勧められる。昨今のブームをきっかけに大手メガネブランドからもサウナメガネが発売された。

や行

薬草サウナ

スチームサウナの一種。よもぎやハーブなどの薬草を燻すことで、薬草の効能を活かしたり、いい香りにつつまれてリラックス効果を高めることができる。設置している施設があまり多くない少しレアなサウナ。

ら行

ラドル

ロウリュ時、サウナストーンにアロマ水をかける際に使う木製のひしゃくのこと。セルフロウリュができるサウナでは、持ち手が信じられないくらい熱くなっていることもあるので注意しよう。

ロウリュ

サウナの本場フィンランド発祥の入浴方法で、熱したサウナストーンに水やアロマ水をかけて蒸気を発生させること。日本においてはタオルや大きなうちわなどで熱波を送るサービスのことを指す場合もある。

ロッキーサウナ

ロッキー山脈のように積み上げたサウナストーンを熱するサウナのこと。丸太で囲いが作られていることが多く、迫力のあるストーブを有するサウナ。

あとがき

ここまで読んでいただきいかがだったでしょうか。現在のサウナ愛好家たちの多くは、最初からサウナや水風呂が大得意ではなかったでしょう。むしろ、熱いサウナにすぐに音をあげ、水風呂には怖くて入れないといった人も多かったと思います。人がサウナにハマるきっかけ…それは、よい施設との出合いや、気持ちよかったという実体験。それらがあったからこそ、サウナの魅力にとりつかれ、サウナーとして目覚めることになったのでしょう。

興味はあってもサウナのよさがいまいちわからないという人とサウナに訪れ、入り方を説明しながら入浴する際、「黙浴」のルールもあって伝えることの難しさ、上手く伝わらないもどかしさを感じることがあると思います。サウナとは自分の身体との対話。自身でよい体験ができない限りは口頭のレクチャーには限界があります。

本書では、現役サウナーの方にも楽しんでもらえるようネタやトリビアもちりばめながら、イラストなどのビジュアルを通して楽しくサウナの魅力を伝えることに注力しました。ネタやイラストの力を通してサウナ初心者の方のお手伝いができれば嬉しいです。

これからの皆さんの素敵なサウナライフをお祈りしています。

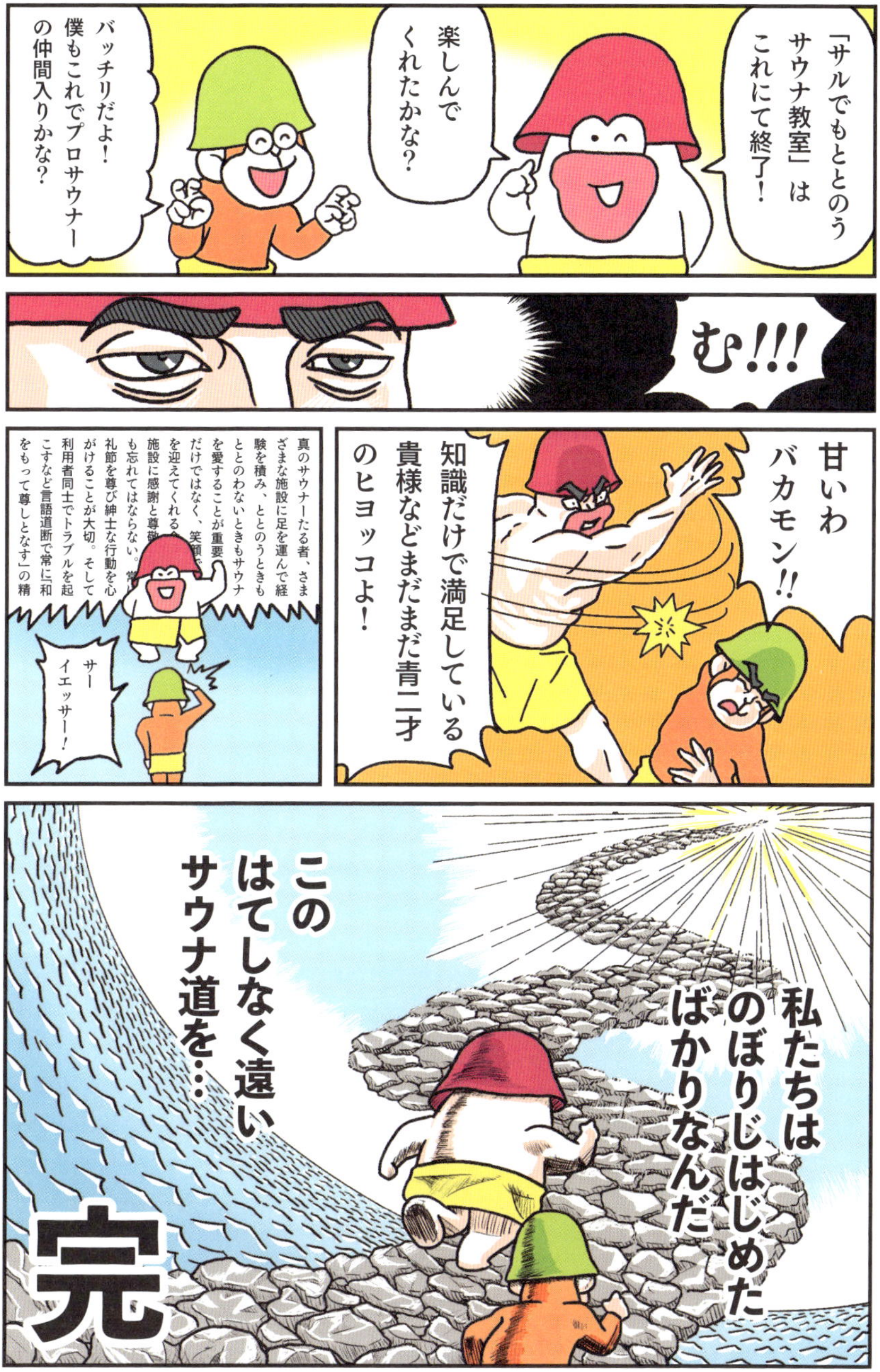
「サルでもととのうサウナ教室」はこれにて終了！
楽しんでくれたかな？
バッチリだよ！僕もこれでプロサウナーの仲間入りかな？
む!!!
甘いわバカモン!!
知識だけで満足している貴様などまだまだ青二才のヒヨッコよ！
真のサウナーたる者、さま
ざまな施設に足を運んで経
験を積み、ととのうときも
ととのわないときもサウナ
を愛することが重要
だけではなく、笑顔
を迎えてくれる
施設に感謝と尊
も忘れてはならない。
礼節を尊び紳士な行動を心
がけることが大切。そして
利用者同士でトラブルを起
こすなど言語道断で常に「和
をもって尊しとなす」の精
サーイエッサー！
私たちはのぼりはじめたばかりなんだ
このはてしなく遠いサウナ道を…
完

サルでもととのうサウナ教室

2024年12月10日　第1刷発行

企画・執筆　周田心語

編集協力　品田晃一
蒸しゴリくん（松本湯）

執筆協力　サウナコレクション
深田憲作

デザイン・イラスト　周田心語

発行者　山本周嗣
発行所　株式会社 文響社
〒105-0001
東京都港区虎ノ門2-2-5 共同通信会館9F
ホームページ　https://bunkyosha.com
お問い合わせ　info@bunkyosha.com
印刷・製本　株式会社光邦
三晃印刷株式会社